全国中医药行业高等教育"十四五"规划教材
全国高等中医药院校规划教材（第十一版）

护理心理学

（新世纪第四版）

（供护理学专业用）

主　编　郝玉芳

中国中医药出版社

·北　京·

图书在版编目（CIP）数据

护理心理学 / 郝玉芳主编 . —4 版 . —北京：
中国中医药出版社，2021.6（2022.11 重印）
全国中医药行业高等教育"十四五"规划教材
ISBN 978-7-5132-6910-0

Ⅰ . ①护… Ⅱ . ①郝… Ⅲ . ①护理学－医学心理学－
中医学院－教材 Ⅳ . ① R471

中国版本图书馆 CIP 数据核字（2021）第 054894 号

融合出版数字化资源服务说明

全国中医药行业高等教育"十四五"规划教材为融合教材，各教材相关数字化资源（电子教材、PPT 课件、视频、复习思考题等）在全国中医药行业教育云平台"医开讲"发布。

资源访问说明

扫描右方二维码下载"医开讲 APP"或到"医开讲网站"（网址：www.e-lesson.cn）注册登录，输入封底"序列号"进行账号绑定后即可访问相关数字化资源（注意：序列号只可绑定一个账号，为避免不必要的损失，请您刮开序列号立即进行账号绑定激活）。

资源下载说明

本书有配套 PPT 课件，供教师下载使用，请到"医开讲网站"（网址：www.e-lesson.cn）认证教师身份后，搜索书名进入具体图书页面实现下载。

中国中医药出版社出版

北京经济技术开发区科创十三街 31 号院二区 8 号楼
邮政编码 100176
传真 010-64405721
廊坊市祥丰印刷有限公司印刷
各地新华书店经销

开本 889×1194 1/16 印张 14.5 字数 377 千字
2021 年 6 月第 4 版 2022 年 11 月第 3 次印刷
书号 ISBN 978-7-5132-6910-0

定价 56.00 元
网址 www.cptcm.com

服 务 热 线 010-64405510 微信服务号 zgzyycbs
购 书 热 线 010-89535836 微商城网址 https://kdt.im/LIdUGr
维 权 打 假 010-64405753 天猫旗舰店网址 https://zgzyycbs.tmall.com

如有印装质量问题请与本社出版部联系（010-64405510）
版权专有 侵权必究

全国中医药行业高等教育"十四五"规划教材
全国高等中医药院校规划教材（第十一版）

《护理心理学》编委会

主　编

郝玉芳（北京中医药大学）

副主编

沈　玮（山东中医药大学）　　　　　张　斌（湖南中医药大学）

编　委（以姓氏笔画为序）

于婷婷（黑龙江中医药大学）　　　　井晓磊（河南中医药大学）

付　蓓（湖北中医药大学）　　　　　乔　雪（北京中医药大学）

刘维婷（安徽中医药大学）　　　　　孙　晶（山西中医药大学）

肖文莉（广州中医药大学）　　　　　余　汇（贵州中医药大学）

洪菲菲（天津中医药大学）　　　　　董　雪（长春中医药大学）

程　琳（南阳理工学院）

《护理心理学》
融合出版数字化资源编创委员会

全国中医药行业高等教育"十四五"规划教材
全国高等中医药院校规划教材（第十一版）

主　编

郝玉芳（北京中医药大学）

副主编

沈　玮（山东中医药大学）　　　　　张　斌（湖南中医药大学）

编　委（以姓氏笔画为序）

于婷婷（黑龙江中医药大学）　　　　井晓磊（河南中医药大学）

付　蓓（湖北中医药大学）　　　　　乔　雪（北京中医药大学）

刘维婷（安徽中医药大学）　　　　　孙　晶（山西中医药大学）

肖文莉（广州中医药大学）　　　　　余　汇（贵州中医药大学）

洪菲菲（天津中医药大学）　　　　　董　雪（长春中医药大学）

程　琳（南阳理工学院）

谷晓红（教育部高等学校中医学类专业教学指导委员会主任委员、北京中医药大学党委书记）

冷向阳（长春中医药大学校长）

宋春生（中国中医药出版社有限公司董事长）

陈　忠（浙江中医药大学校长）

陈可冀（中国中医科学院研究员、中国科学院院士、国医大师）

金阿宁（国家中医药管理局中医师资格认证中心主任）

周仲瑛（南京中医药大学教授、国医大师）

胡　刚（南京中医药大学校长）

姚　春（广西中医药大学校长）

徐安龙（教育部高等学校中西医结合类专业教学指导委员会主任委员、北京中医药大学校长）

徐建光（上海中医药大学校长）

高秀梅（天津中医药大学校长）

高树中（山东中医药大学校长）

高维娟（河北中医学院院长）

郭宏伟（黑龙江中医药大学校长）

曹文富（重庆医科大学中医药学院院长）

彭代银（安徽中医药大学校长）

路志正（中国中医科学院研究员、国医大师）

熊　磊（云南中医药大学校长）

戴爱国（湖南中医药大学校长）

秘书长（兼）

卢国慧（国家中医药管理局人事教育司司长）

宋春生（中国中医药出版社有限公司董事长）

办公室主任

张欣霞（国家中医药管理局人事教育司副司长）

李秀明（中国中医药出版社有限公司副经理）

办公室成员

陈令轩（国家中医药管理局人事教育司综合协调处副处长）

李占永（中国中医药出版社有限公司副总编辑）

张峘宇（中国中医药出版社有限公司副经理）

沈承玲（中国中医药出版社有限公司教材中心主任）

全国中医药行业高等教育"十四五"规划教材
全国高等中医药院校规划教材（第十一版）

编审专家组

组　长

余艳红（国家卫生健康委员会党组成员，国家中医药管理局党组书记、副局长）

副组长

张伯礼（中国工程院院士、天津中医药大学教授）

王志勇（国家中医药管理局党组成员、副局长）

秦怀金（国家中医药管理局党组成员、副局长）

组　员

卢国慧（国家中医药管理局人事教育司司长）

严世芸（上海中医药大学教授）

吴勉华（南京中医药大学教授）

王之虹（长春中医药大学教授）

匡海学（黑龙江中医药大学教授）

刘红宁（江西中医药大学教授）

翟双庆（北京中医药大学教授）

胡鸿毅（上海中医药大学教授）

余曙光（成都中医药大学教授）

周桂桐（天津中医药大学教授）

石　岩（辽宁中医药大学教授）

黄必胜（湖北中医药大学教授）

前 言

为全面贯彻《中共中央 国务院关于促进中医药传承创新发展的意见》和全国中医药大会精神，落实《国务院办公厅关于加快医学教育创新发展的指导意见》《教育部 国家卫生健康委 国家中医药管理局关于深化医教协同进一步推动中医药教育改革与高质量发展的实施意见》，紧密对接新医科建设对中医药教育改革的新要求和中医药传承创新发展对人才培养的新需求，国家中医药管理局教材办公室（以下简称"教材办"）、中国中医药出版社在国家中医药管理局领导下，在教育部高等学校中医学类、中药学类、中西医结合类专业教学指导委员会及全国中医药行业高等教育规划教材专家指导委员会指导下，对全国中医药行业高等教育"十三五"规划教材进行综合评价，研究制定《全国中医药行业高等教育"十四五"规划教材建设方案》，并全面组织实施。鉴于全国中医药行业主管部门主持编写的全国高等中医药院校规划教材目前已出版十版，为体现其系统性和传承性，本套教材称为第十一版。

本套教材建设，坚持问题导向、目标导向、需求导向，结合"十三五"规划教材综合评价中发现的问题和收集的意见建议，对教材建设知识体系、结构安排等进行系统整体优化，进一步加强顶层设计和组织管理，坚持立德树人根本任务，力求构建适应中医药教育教学改革需求的教材体系，更好地服务院校人才培养和学科专业建设，促进中医药教育创新发展。

本套教材建设过程中，教材办聘请中医学、中药学、针灸推拿学三个专业的权威专家组成编审专家组，参与主编确定，提出指导意见，审查编写质量。特别是对核心示范教材建设加强了组织管理，成立了专门评价专家组，全程指导教材建设，确保教材质量。

本套教材具有以下特点：

1.坚持立德树人，融入课程思政内容

把立德树人贯穿教材建设全过程、各方面，体现课程思政建设新要求，发挥中医药文化育人优势，促进中医药人文教育与专业教育有机融合，指导学生树立正确世界观、人生观、价值观，帮助学生立大志、明大德、成大才、担大任，坚定信念信心，努力成为堪当民族复兴重任的时代新人。

2.优化知识结构，强化中医思维培养

在"十三五"规划教材知识架构基础上，进一步整合优化学科知识结构体系，减少不同学科教材间相同知识内容交叉重复，增强教材知识结构的系统性、完整性。强化中医思维培养，突出中医思维在教材编写中的主导作用，注重中医经典内容编写，在《内经》《伤寒论》等经典课程中更加突出重点，同时更加强化经典与临床的融合，增强中医经典的临床运用，帮助学生筑牢中医经典基础，逐步形成中医思维。

3.突出"三基五性",注重内容严谨准确

坚持"以本为本",更加突出教材的"三基五性",即基本知识、基本理论、基本技能,思想性、科学性、先进性、启发性、适用性。注重名词术语统一,概念准确,表述科学严谨,知识点结合完备,内容精炼完整。教材编写综合考虑学科的分化、交叉,既充分体现不同学科自身特点,又注意各学科之间的有机衔接;注重理论与临床实践结合,与医师规范化培训、医师资格考试接轨。

4.强化精品意识,建设行业示范教材

遴选行业权威专家,吸纳一线优秀教师,组建经验丰富、专业精湛、治学严谨、作风扎实的高水平编写团队,将精品意识和质量意识贯穿教材建设始终,严格编审把关,确保教材编写质量。特别是对32门核心示范教材建设,更加强调知识体系架构建设,紧密结合国家精品课程、一流学科、一流专业建设,提高编写标准和要求,着力推出一批高质量的核心示范教材。

5.加强数字化建设,丰富拓展教材内容

为适应新型出版业态,充分借助现代信息技术,在纸质教材基础上,强化数字化教材开发建设,对全国中医药行业教育云平台"医开讲"进行了升级改造,融入了更多更实用的数字化教学素材,如精品视频、复习思考题、AR/VR等,对纸质教材内容进行拓展和延伸,更好地服务教师线上教学和学生线下自主学习,满足中医药教育教学需要。

本套教材的建设,凝聚了全国中医药行业高等教育工作者的集体智慧,体现了中医药行业齐心协力、求真务实、精益求精的工作作风,谨此向有关单位和个人致以衷心的感谢!

尽管所有组织者与编写者竭尽心智,精益求精,本套教材仍有进一步提升空间,敬请广大师生提出宝贵意见和建议,以便不断修订完善。

国家中医药管理局教材办公室

中国中医药出版社有限公司

2021 年 5 月 25 日

编写说明

本教材为全国中医药行业高等教育"十四五"规划教材之一，用于护理学专业教学。

随着人类健康需求的变化，现代"生物－心理－社会"医学模式及"以人的健康为中心"的护理等新型模式的建立，护理专业承载着更多维护人类身心健康的使命。护理工作者不仅要关注患者的情绪变化、预测患者的心理反应、满足患者的心理需要、化解患者的心理危机、为患者建立良好的心理环境等，还要注重自身的身心健康维护、职业心理素质的优化。护理心理学理论知识、技能已成为护理学专业人才培养的重要内容。为了适应我国高等中医药院校护理学专业教育发展的需要，满足护理学专业人才对护理心理学的需求，来自全国 10 余所高等中医药院校护理学、心理学专家共同编写了本版《护理心理学》教材。

教材编写的指导思想是注重遵循高等中医药院校护理学专业的办学规律，满足人才培养目标和要求。在章节及其内容安排上，力求突出重点，但又不失理论知识体系的系统性和科学性；体现护理学专业特色，突出实用性和针对性；结合案例，融入职业情感教育，增强生动性和启发性。

全书共 11 章，第一章绪论由郝玉芳和肖文莉编写，第二章心理过程由张斌编写，第三章人格由刘维婷编写，第四章心理应激由程琳编写，第五章心身疾病由董雪编写，第六章患者心理由付蓓和余汇编写，第七章护士职业心理由乔雪编写，第八章社会认知与护患沟通由井晓磊编写，第九章临床心理评估由沈玮编写，第十章心理干预由洪菲菲和于婷婷编写，第十一章临床心理护理实施由孙晶编写。本教材数字化工作在主编领导下，由全体编委共同完成。

本教材是在全国中医药行业高等教育"十三五"规划教材《护理心理学》的基础上编写而成，既继承了上一版的精华内容，又体现了学科进展，另外融入了思政元素以及叙事医学。在此特别感谢上一版编委会全体成员所付出的努力。另外，本教材在编写中，参考了诸多护理学、心理学专家的著作和论文，在此谨向他们表示深深的谢意。

《护理心理学》编委会

2021 年 5 月

目　录

在当今社会经济快速发展的过程中，人们体验到更多的压力。各种身心疾患的人群快速增长，抑郁、焦虑、网瘾等现象随处可见，高血压、冠心病、糖尿病、癌症等心身疾病的发病率和死亡率逐年上升。而护理工作承载着维护人类身心健康的使命。一方面，护士不仅要帮助患者维持和恢复身体健康，同时还要关注患者的情绪变化、预测患者的心理反应、为患者建立良好的心理环境、化解患者的心理危机、满足患者的心理需要；另一方面，护士还需维护自身的身心健康，注重职业心理素质优化。为此，护士需要学习护理心理学理论知识、掌握心理护理技能。

第一节 心理学概述

护理心理学是心理学与护理学相结合的一门交叉学科，是心理学在护理领域的应用和发展。了解心理学的概念、人的心理的实质和心理学发展简史是学习护理心理学的前提和基础。

一、心理学的概念

（一）心理学的定义

心理现象人皆有之，它是宇宙中较为复杂和奇妙的一种现象，从古至今为人们所关注，科学家们对它进行了不懈的探索。人的心理活动中，意识是心理发展的最高层次，只有人才有意识。但是，心理的本质是什么，意识的本质又是什么；心理现象是怎么发生的，它又是在什么条件下得以发展和完善，最后达到意识水平；心理活动遵循什么样的规律，掌握这些规律怎样为人类的实践活动服务，所有这些问题都是心理学研究所要解决的。因此，心理学（psychology）是研究心理现象发生、发展和活动规律的科学。

【知识链接1-1：心理学的门类】

从心理现象发生、发展的角度进行研究，形成了动物心理学和比较心理学。从人类个体心理的发生和发展的角度进行研究，形成了发展心理学。研究社会对心理发展的制约和影响，形成了社会心理学。研究心理现象的神经机制，形成了生理心理学。把心理学研究的成果运用于解决人类实践活动中的问题，以服务于提高人的工作水平，改善人的生活质量，又形成了应用心理学的众多分支，例如服务于人类健康的医学心理学和护理心理学、服务于教育的教育心理学、服务于管理的人力资源管理心理学，此外还有工程心理学、环境心理学、体育运动心理学、司法心理学、航空航天心理学、文艺心理学和心理测验学等。

（二）心理现象的组成

人眼可以看到五彩缤纷的世界，人耳可以聆听旋律优美的钢琴协奏曲，人脑可以存储异常丰富的知识，事过境迁而记忆犹存。人有"万物之灵"的智慧，人能运用自己的思维去探索自然和社会的奥秘，用语言交流思想和情感；人还有七情六欲，能通过活动去满足自己的各种需要，并在周围环境中留下自己意志的印迹……总之，心理现象是心理活动的表现形式，包括心理过程（mental process）和人格（personality）两个方面。

心理过程是指心理活动发生和发展的过程，也就是人脑对客观现实的反映过程。心理过程包括认知过程（cognitive process）、情绪情感过程（feeling process）和意志过程（will process）。认知过程是人们获取信息的过程，即人脑对客观事物的现象和本质的反映过程，包括感觉、知觉、记忆、思维和想象等；情绪情感过程是人们对客观事物是否满足主观需要而产生的态度体验；意志过程是人自觉地确定目标，并根据目标来支配、调节自己的行动，克服各种困难，从而实现目标的心理过程。这三个过程既相互区别又相互联系，是统一的整体。认知过程是最基本的心理活动，情绪情感过程和意志过程都是在认知过程的基础上产生和发展起来的，同时，情绪情感和意志活动又促进了人的认知过程。

由于先天素质与后天环境的不同，人在心理活动过程中，明显地带有个性色彩，形成个性特征。个体具有一定倾向性和稳定性的心理特征的总和即人格。人格包括人格倾向性和人格心理特征。人格倾向性包括需要、动机、兴趣、理想、信念和世界观等，是人对客观世界的态度和行为的内部动力。人格心理特征包括能力、气质和性格，是一个人本质的、稳定的内在特征。

心理现象的两个方面相互影响、密不可分，一个人的人格通过心理过程形成并表现出来，又反过来制约和调节心理过程的进行。

二、心理的实质

（一）心理是脑的功能

心理是脑的功能，脑是心理活动的器官。没有脑的心理，或者说没有脑的思维是不存在的。正常发育的大脑为心理发展提供了物质基础。人的大脑是最为复杂的物质，是物质发展的最高产物。

无机物和植物没有心理，没有神经系统的动物也没有心理，心理现象是在动物适应环境的活动过程中，随着神经系统的产生而出现的，又是随着神经系统的不断发展和不断完善，才由初级不断发展到高级的。无脊椎动物发展到环节动物阶段，开始有了感觉的心理现象，但它们的心理现象又是非常简单的，只具有某种感觉，心理发展处于感觉阶段。这是因为它们的神经系统非常简单，如蚯蚓只有一条简单的神经链，它们只有皮肤作为感觉器官，所以能起信号作用的只能是触觉的刺激。脊椎动物，从鱼类到两栖类、爬虫类、鸟类，再到哺乳类动物，在种族发展过程中出现了脊髓和脑，神经系统有了很大的发展，它们有了各种感觉器官，能够认识到整个事物而不只是事物的个别属性，即有了知觉的心理现象。灵长类动物，像猩猩、猴子，大脑有了很高程度的发展，它们能够认识到事物之间的外部联系，有了思维的萌芽，但是还不能认识到事物的本质和事物之间的内部联系。只有人类，才有了思维，有了意识。

人的心理是心理发展的最高阶段，人的大脑又是神经系统发展的最高产物。所以，心理现象产生和发展的科学事实，充分说明了心理是神经系统，特别是大脑活动的结果，神经系统，特别是大脑，是从事心理活动的器官。

（二）心理是人脑对客观现实的反映

健全的大脑为心理现象的产生提供了物质基础，但大脑只是从事心理活动的器官，心理并不是大脑本身所固有的。客观外界事物作用于人的感觉器官，通过大脑的活动将客观外界事物变成映象，从而产生了人的心理。所以客观现实是心理的源泉和内容。离开客观现实来考察人的心理，心理就变成了无源之水、无本之木。对人来说，客观现实既包括自然界，也包括人类社会，还包括人类自己。

【知识链接 1-2：狼孩的故事 】

1920 年，印度人辛格在狼窝里发现两个小女孩，大的约 7 岁，小的约 2 岁。这两个小女孩被送到当地孤儿院抚养，大的取名叫卡玛拉，小的叫阿玛拉。第二年阿玛拉死了，而卡玛拉一直活到 1929 年。她们刚被发现时用四肢行走，昼伏夜行，怕火、怕光、怕水，拒绝洗澡。不吃素食而要吃肉，吃时不用手拿，而是放在地上用牙齿撕开吃。每天午夜到早上 3 点钟，她们像狼似的引颈长嚎。据研究，卡玛拉刚被发现时，智力相当于初生婴儿，花了很大气力都不能使她很快地适应人类的生活方式，2 年后才会直立，6 年后才艰难地学会独立行走，4 年内只学会 6 个词，7 年才学会 45 个词。卡玛拉死时已 16 岁左右，但她的智力只相当于 3 ～ 4 岁儿童的水平。

心理的反映不是镜子式的反映，而是能动的反映。因为通过心理活动不仅能认识事物的外部现象，而且还能通过事物的外部现象认识到事物的本质和事物之间的内在联系，并用这种认识来指导人的实践活动，改造客观世界。此外，心理是大脑活动的结果，却不是大脑活动的物质产品，因为心理是一种主观映象，这种主观映象既可以是事物的形象，也可以是概念，还可以是体验。

心理是在人的大脑中产生的客观事物的映象，这种映象本身从外部是看不见也摸不着的。但是，心理支配人的行为活动，又通过行为活动表现出来。因此，可以通过观察和分析人的行为活动，客观地研究人的心理。

三、心理学发展简史

（一）科学心理学的建立

德国著名心理学家艾宾浩斯（Ebbinghaus H.）说过："心理学有一个长的过去，但只有一个短的历史。"这句话正确地概括了心理学发展的历史事实。

自古以来，人们就对心理现象有着浓厚的兴趣，古代中外哲学家、思想家在说明物质和意识的关系的时候，都阐述过他们对心理现象的观点。也有学者通过观察和总结个人的经验，发现一些带有规律性的现象。

例如，孔子说："性相近也，习相远也。"即认为人生而具有的本性是相近的，后天生活才造成人和人之间很大的差别。在人性善恶的问题上，孟子主张所有的人都是性善的；荀子主张所有的人都是性恶的；世硕主张人性是有善有恶的；告子主张人性都是无善无恶的。先天遗传和后天环境对人的心理发展影响的争论，在中国已有两千多年的历史。在西方，两千多年前，古希腊哲学家、"西医之父"希波克拉底（Hippocrates）把人分为四种类型，即胆汁质、多血质、黏液质和抑郁质。他解释说，这四种类型是由人体内四种液体，即黄胆汁、血液、黏液和黑胆汁所占的比例不同造成的。后来，罗马医生盖伦（Galen C.）提出了气质这个概念，把希波克拉底的分类叫作人的气质类型。

古代的心理学思想中还可以发现许多有价值的观点。但是，那时对心理现象的研究用的是思辨和总结个人经验的方法。用这种方法获得的结果，只能说是一种心理学思想，不具备实证的性质，因而并不能使心理学成为一门独立的学科。在19世纪以前，心理学一直隶属哲学的范畴。

直到19世纪中叶，由于在对心理现象的研究中引进了实验方法，才使心理学成为一门实证科学，并最终从哲学中分化出来，成为一门独立的学科。这一时期心理学的实验研究有很多成果，例如，德国生理学家韦伯（Weber E. H.）于1840年发现了差别感觉阈限的定律，即韦伯定律；德国心理学家费希纳（Fechner G. T.）于1860年发现了费希纳定律，开创了心理物理学的研究领域；德国心理学家艾宾浩斯开创了记忆的实验研究等。这些研究都为心理学成为一门独立的学科奠定了基础。

然而，对心理学的发展影响最大的则是德国心理学家冯特（Wundt W.）。他创建了世界上第一个研究心理现象的实验室，相继创办了《哲学研究》《心理学研究》杂志，出版了大量的心理学著作，培养了大批学生，这些人后来到了世界各地，在世界范围内对推动心理学的发展产生了重大的影响。为纪念冯特对心理学的贡献，人们把他于1879年在莱比锡大学建立世界上第一个心理学实验室，看作是科学心理学诞生的标志。

（二）学派的纷争

19世纪末20世纪初，在心理学发展的初期，人们对心理现象的认识还处在初级阶段。心理现象是十分复杂的现象，人们在这个时候很难对它做出全面的解释，往往会从一个侧面去认识心理现象，并把自己这种片面的认识当作对心理现象正确、全面的认识。发现这种片面性的人，为了批评这种片面性，又从另一个侧面去说明心理现象。这样，各种不同观点之间的争论便形成了各种心理学的派别，使心理学进入一个学派林立、相互纷争的时代。这种现象在科学发展的初期是难以避免的，而且百家争鸣的局面对推动学术研究的发展具有一定的积极意义。这个时期比较有影响的学派有构造心理学、机能主义心理学、行为主义、格式塔心理学和精神分析。

1. 构造心理学　构造心理学的创始人是冯特和他的学生铁钦纳（Titchener E. B.）。这个学派主张心理学应该采用内省实验的方法，分析意识的内容，并找出意识的组成部分以及它们如何联结成各种复杂心理过程的规律。也就是企图从意识经验的构造方面来说明整个人的心理，只问意识经验由什么元素构成，不问意识内容的来源、意义和作用。由于构造心理学派把心理学的内容规定得太狭窄，太脱离生活实际，又把内省实验的方法，即由被试者在严格控制的实验条件下进行自我观察的方法，当作心理学的主要研究方法，因而遭到许多心理学家的反对。

2. 机能主义心理学　机能主义心理学作为一个自觉的学派由杜威（Dewey J.）始创，它是在达尔文（Darwin C.）进化论的影响和詹姆士（James W.）实用主义思想的推动下建立起来的。机能主义反对把意识分解为感觉、情感等元素，主张意识是一个连续的整体；反对把心理看作一种不起作用的副现象，强调心理的适应功能；反对把心理学只看作一门纯科学，重视心理学的实际应用。因为它强调心理学应该研究心理在适应环境中的机能作用，所以被称为机能主义心理学。

3. 行为主义　美国心理学家华生（Watson J. B.）反对构造心理学的观点，创立了行为主义。这一学派认为，构造主义研究人的意识，而意识是看不见、摸不着的，研究意识很难使心理学成为一门科学，因此主张心理学要抛开意识，径直去研究行为。所谓行为，就是有机体用于适应环境变化的各种身体反应的组合，这些反应不外是肌肉的收缩和腺体的分泌。例如，思维不过是肌肉，特别是言语器官声带的变化；情绪不过是内脏和腺体活动的变化。华生认为，心理学研究行为的任务，就在于查明刺激与反应之间的规律性关系，由此就能根据刺激推知反应，根据反应推知刺激。只要确定了刺激和反应（即 S－R）之间的关系，就可以预测行为，并通过控制环境去塑造人的心理和行为。因此，这一学派的观点是一种典型的环境决定论。

4. 格式塔心理学 德国心理学家魏特海墨（Wertheimer M.）、克勒（Köhler W.）和科夫卡（Koffka K.）认为，整体不等于部分的相加，意识、经验也不等于感觉和感情等元素的集合，行为也不等于反射弧的集合，因而反对把心理现象分解为组成它的元素，主张从整体上来研究心理现象，并由此建立了完形心理学，或叫格式塔心理学。完形即整体的意思，格式塔是德文"整体"的译音。

5. 精神分析 奥地利的弗洛伊德（Freud S.）是一名精神病医生，他从自己的医疗实践中发展了精神分析的治疗方法，同时也建立了精神分析学说。弗洛伊德认为，人的心理包含着两个主要的部分，即意识和无意识。意识是能够觉察得到的心理活动，无意识包含人的本能冲动以及出生以后被压抑的人的欲望。这种欲望因为社会行为规范不允许满足，而被压抑到内心深处，意识不能将其唤起。它不同于觉察不到的通常意义上的无意识，为区别起见，后来经常将其叫作潜意识。后来，弗洛伊德又提出前意识的概念，认为前意识是介于意识和无意识之间的一种中间心理状态，是那些此时此刻虽然意识不到，但是在集中注意力、认真回忆、不断搜索的情况下，可以回忆起来的经验。弗洛伊德还把人的心理结构分为三个层次，即本我、自我和超我，并认为三者发展平衡，就是一个健全的人格，否则就会导致精神疾病的发生。

（三）当代心理学研究的主要方向

从 20 世纪 30 年代起，人们逐渐把主要精力转移到对心理现象规律的探讨上，学派之争逐渐结束，这为心理学研究的发展开辟了更广阔的天地。第二次世界大战后，新的心理学思想相继产生，它们以新的思潮或发展方向影响着心理学的各个研究领域，从而加强了心理学研究的整合趋势。其中最具影响的有人本主义心理学、认知心理学和生理心理学的研究。

1. 人本主义心理学 20 世纪 50～60 年代的美国，在社会物质文明快速发展的同时，出现了各种社会问题，加之冷战的影响，在人们心理上造成了很大的压力。以罗杰斯（Rogers C. R.）和马斯洛（Maslow A. H.）为代表的人本主义心理学家认为，这一切不安的根源在于缺乏对人的内在价值的认识，心理学家应该关心人的价值与尊严，研究对人类进步富有意义的问题，反对贬低人性的生物还原论和机械决定论。人本主义心理学既反对把人的行为归结为本能和原始冲动的弗洛伊德主义，也反对不管意识，只研究刺激和反应之间联系的行为主义。由于行为主义和精神分析是近代心理学的两大传统学派，人本主义心理学与它们有明显的分歧，因此在西方，人本主义心理学被称为心理学的第三势力。人本主义认为，人有自我的纯主观意识，有自我实现的需要，只要有适当的环境，人就会努力去实现自我、完善自我，最终达到自我实现。所以，人本主义重视人自身的价值，提倡充分发挥人的潜能。

2. 认知心理学 20 世纪 60 年代发展起来的认知心理学，或者叫作信息加工心理学，是心理学研究的新方向。它把人看作是一个类似于计算机的信息加工系统，并以信息加工的观点，即从信息的输入、编码、转换、储存和提取等的加工过程来研究人的认知活动。认知心理学用模拟计算机的程序来建立人的认知模型，并以此作为揭示人的心理活动规律的途径。认知心理学和计算机科学的结合，为心理学的研究开辟了新的途径，也为计算机科学的发展奠定了基础。人工智能领域的开辟和发展就是计算机科学和心理学结合的显著成果。当前，认知心理学又与认知神经科学相结合，把行为水平的研究与相应的大脑神经过程的研究结合起来，深入探讨认知过程的机制。

3. 生理心理学　生理心理学是心理学研究的重要组成部分，它探讨的是心理活动的生理基础和脑的机制。它的研究包括脑与行为的演化，脑的解剖与发展及其和行为的关系，认知、运动控制、动机行为、情绪和精神障碍等心理现象和行为的神经过程和神经机制。对心理活动的生理基础的研究由来已久，从解剖学、生理学的研究发现大脑功能定位，到心理活动的脑物质变化的生化研究，再到脑电波、脑成像技术的应用，历经一百多年，特别是最近几十年，生理心理学的研究已经获得了巨大的成就。当前，生理心理学在技术上已经能够记录到脑内单个神经元的活动，已经能够探索人在从事某种工作时，脑内各部分的物质代谢活动的变化，观察与某种功能障碍有关的脑内局部病变的情况。

第二节　护理心理学的概念、研究对象与任务

护理心理学是一门新兴的交叉学科，正确认识其学科性质、内涵与外延、研究对象和任务，具有导向性作用，是发展护理心理学的首要前提。

一、护理心理学的概念

（一）护理心理学的学科性质

1. 护理心理学是介于心理学和护理学之间的一门交叉学科　护理心理学（nursing psychology）既需要用心理学理论来揭示患者、护士的心理活动规律，阐明其心理活动和生理活动的相互关系，研究护士与护理对象间的互动作用，探索心理、社会因素对人类健康与疾病的影响及其相互转化过程中的作用，还需要广泛吸收心理学、医学、护理学等学科的研究成果，运用心理学理论和技术，解决护理领域中的心理问题。护理心理学是心理学应用研究向护理领域的延伸和渗透。

2. 护理心理学是自然科学和社会科学相结合的一门学科　护理领域中的心理现象与其他领域中的心理现象一样，既有自然科学的性质，又具有社会科学的性质。当涉及心理的生理机制时，心理较低层次的活动如感觉、知觉、记忆等，便具有自然科学的性质；而当涉及护患关系、应激源的内容及个体心理护理方法时，又具有社会科学的性质。所以，它是自然科学和社会科学相结合的学科。

3. 护理心理学是一门独立的新兴学科　护理心理学是一门新兴学科，有 20 多年的发展历史。起初护理心理学是以医学心理学的一个分支学科出现。半个多世纪以来，医学心理学的迅速发展，对护理心理学的形成与建立起到了极其重要的理论引导和技术支撑作用。随着人类健康观的普及及护理学的发展，护理领域面对越来越多的心理健康问题，大批接受高等教育的护理人才从事护理心理领域的研究，从而促进护理心理学的发展。1996 年在全国高等教育护理学专业教材编审委员会上将护理心理学从医学心理学中分离出来，正式命名为《护理心理学》，并将其列为"九五"国家重点教材，从此护理心理学成为一门独立的学科。

（二）护理心理学的定义

护理心理学是从护理情境与个体相互作用的观点出发，研究在护理情境这个特定的社会生活条件下个体心理活动发生、发展及其变化规律的学科。定义所指"个体"，包括护士和护理对象。护理心理学在护理情境这个特定社会生活条件下，同时研究护士、护理对象两类个体的心理活动规律。"护理情境"作为"特定的社会生活条件"，并不局限于医院。广义的"护理情境"还包括所有影响护理对象、护士心理活动规律的社会条件。

要深入了解护理心理学的定义，须从以下几个方面考虑：①研究个体心理活动的规律，必须注重护理情境与个体的相互作用。如对患者个体心理活动规律的研究，既要了解患者个体心理活动如何受护理情境中相关人物的影响，又要了解患者个体心理活动如何影响护理情境中的其他人。②注重护理情境对个体心理活动的影响。不同护理情境，对个体心理活动的影响不同。如繁忙、嘈杂的病室环境，使患者因视、听觉疲劳而产生焦虑、烦躁不安的不良情绪；而在过度封闭的病室环境中，患者长时间与外界、亲友隔离，易产生孤独、忧郁等心理。③注重研究对象个性化心理因素。相同护理情境下，因个性特征、生活背景、经济条件或社会支持等的不同，个体常发生不同的心理反应。通常个性乐观开朗、经济压力小、得到家人及社会较多关注的患者，大多有较为积极的心理，采取积极的就医行为；相反，个性内向、经济压力大、社会支持少的患者，易产生消极心理，常伴不良行为。

二、护理心理学的研究对象

护理心理学的研究对象包括护理对象心理、护士心理和护理情境研究三个方面。

（一）护理对象心理的研究

1. 患者心理的研究　研究患者的感觉、知觉、注意、记忆、思维、性格、情绪等各种心理现象，掌握患者的心理状态和心理活动规律。如研究不同年龄、性别、职业、地域、民族患者的心理特点，不同系统疾病及疾病不同阶段患者的心理活动规律等，这将有利于护士了解患者、有效帮助患者进行自我心理调节，有助于护士针对各类患者的个性特点采取有效的心理护理措施。

2. 亚健康状态人群心理的研究　研究健康状况受到潜在因素威胁的亚健康状态人群的心理及影响因素，如社会文化、情绪、人格、不良行为方式等潜在因素对健康的影响。

（二）护士心理的研究

研究护士的感觉、知觉、注意、记忆、思维、情绪、性格等心理现象及外显行为模式。在临床上，对垂危患者的抢救、给药治疗的执行、情绪状态的了解、生活的照顾、并发症预防、病情观察、健康教育等，都包含着心理护理。护士与患者接触最多，护士的一言一行都在患者的感受之中，都会引起患者复杂的心理反应。护士的思想、言语、情绪、行为都会直接影响患者的情绪，影响治疗效果与患者的身心健康。因此，研究护士心理非常重要。

（三）护理情境的研究

护理情境的研究主要探索医院、病房、社区或家庭的心理文化氛围、护理相关社会因素（卫生保健政策、风俗、社会支持等）对护士、患者心理活动的影响。

三、护理心理学的研究任务

（一）研究生理与心理因素之间的相互作用

一般而言，无论患者患了什么病，均会对其心理活动产生负面影响，如恶性肿瘤、心肌梗死等常常导致患者产生严重的心理障碍；另外，一些心理因素也会促发疾病，导致各器官产生一系列的生理病理变化。如美国心脏病专家弗里德曼和罗森曼等人，在进行冠心病的心理和生理研究中发现，A 型性格的人冠心病的发病率比 B 型性格的人高 2 倍。护士应了解疾病对人心理的影响及心理因素对健康的作用，以便在临床实践中能更好地理解患者的言行并妥善处理，及时帮助患者调整心理状态，保持最佳健康状态，提高其生活质量。

（二）研究患者的心理特点和心理护理的方法

疾病种类、发病程度、年龄、性别、社会背景、经济状况等不同，患者的心理常常差异很大。例如对于一个曾经是领导干部，如今由于高龄导致机体各脏器功能减退、记忆力差、反应迟钝的老人，在护理时要满足其自尊的需要；而对于一些罹患传染性或隐秘性比较强的疾病，如肝炎、性病、肿瘤疾病等的患者，床头卡上疾病名称会成为其很大的心理负担。护理工作者必须掌握各种特殊患者在不同时期的心理特征，采取相应的心理护理措施，以取得良好的护理效果。

（三）研究心理评估的理论和技术

心理评估能有效地帮助护士了解患者在认知、情绪、人格、行为等方面存在的心理问题和评估心理护理的效果，并且为护理科研提供各项评估工具。随着科学的发展，国内外已发展了许多用于评估智力、人格、临床症状、治疗效果等方面的测验和量表。在护理心理研究领域，也开发了专门用于评价护士和患者的评估工具，如护士职业承诺问卷、护士自我概念问卷等。

（四）研究和应用心理干预理论和技术

心理护理中很重要的任务是对患者进行干预，以解决或缓解其所存在的心理问题。因此护士应掌握一些心理咨询与心理治疗的理论与技术，以更加有效地对患者实施心理干预。目前用于临床心理护理的干预方法有音乐疗法、支持疗法、放松疗法、认知行为疗法等。各种方法都有其自身的理论基础和适用对象，护士需要根据护理对象的人格特征、心理问题的性质以选用恰当的心理干预方法。

（五）研究护理过程中的有效沟通和护患关系问题

建立良好的护患关系，并能有效沟通，不仅有助于护士及时、准确地获取信息，为护理诊断与干预提供保障，还能缓解不良因素对患者的影响，提高患者对诊治护理措施的依从性。建立良好的护患关系和有效沟通的方式有很多种，需要护士根据特定的护理情景，运用心理学的理论和技术选择恰当的护理方式。

（六）研究护士职业心理素质

护理心理学除了研究患者的心理外，同时还研究护士的心理，包括研究护士职业心理素质的结构和影响因素，护士的个人成长所面临的工作压力及护士心理健康的维护，护士职业心理素质的教育途径和管理模式的优化等。

第三节 学习护理心理学的意义

将护理心理学理论及其技术引入护理教学体系中，不仅丰富了护理学专业的内涵，而且顺应现代护理发展趋势，同时满足了优化护士职业心理素质、提高护理质量的需要。

一、丰富护理学专业的内涵，促进护理学发展

现代科学的发展趋势表明，学科划分越精细，越有利于学科领域问题得到更有针对性的解决。护理学专业逐步向多方向、多层次、多学科体系不断延伸和拓展，从而促进其学科地位不断提高。教育部护理教学指导委员会把护理心理学列入我国高等护理教育的主干课程，使护理学专业学生及在职护士广泛地开展护理心理学的学习，推动心理护理真正有效地落实到临床护理实践工作中，拓宽了护理学的发展领域，丰富了护理学的专业内涵，促进了学科发展。

二、贯彻整体护理观念，顺应现代护理发展趋势

医学模式由传统的"生物医学"向"生物－心理－社会医学"转变，促进了健康观念的更新，同时也促进了现代护理模式的建立。强调人是一个有机整体，倡导整体护理，人是现代护理模式的核心，护理工作者应摒弃"以疾病为中心"的传统思想，强化"以患者为中心""以人的健康为中心"的现代护理理念。患者是生理活动与心理活动的统一体，因此在护理实践中，护理不仅帮助患病的人恢复健康，也帮助健康及亚健康的人保持健康，预防疾病；不仅要关注疾病对患者生理功能的影响，同时还应重视患者的情绪变化等心理状态；既要实施有效的生理护理，又要开展积极的心理护理，满足患者身心两方面的需求，保证其始终处于有利于治疗与疾病康复的最佳状态。开展有针对性的心理护理，需要具备专业的基础理论知识及相关技能，这就要求护士在原有知识结构的基础上学习护理心理学，才能主动适应现代护理模式的需要。

三、满足患者需求，提高护理质量

大量临床实践表明，当人患病以后，会表现出复杂的心理活动，这将直接影响疾病的疗效。此外，疾病谱和死亡谱的研究表明，现代社会中，死亡率高的疾病（如心脑血管疾病、癌症等）都是多因素致病。无数研究已充分证实心理因素在疾病的发生、转归中都起到了重要的作用。由于患者所患疾病不同、所处社会环境不同，个人体质也不尽相同，思维方式、神经类型、性格等各有特点，故心理障碍表现也各不相同。要提高临床护理质量，需要学习护理心理学的理论知识与技术。通过心理学知识的学习，不仅可以帮助护士理解患者的行为方式，了解患者心理活动发生、发展的规律，以及其心理状态对疾病演变过程的影响，而且通过学习心理学的交往技巧可以改善护患关系，获得准确的信息，从而消除患者的不良刺激因素，为患者营造有利于治疗与康复的心理环境。针对不同的心理状态采取相应护理措施，使心理护理更具针对性，最大限度地满足患者心理与生理的需求，同时帮助患者更好地适应角色，从而提高整体护理质量。

四、优化护士职业心理素质，完善知识结构

护士与患者接触最多，护士的一言一行都在患者的感受之中，都会引起患者复杂的心理反应，影响治疗效果与患者的身心健康。面对患者千差万别的心理表现及复杂多变的护理需求，护

士应具备良好的心理素质，要有稳定而宁静的心境、谦和而文静的风度、敏锐的感知观察力、准确快速的记忆力、敏捷的思维力、丰富的想象力、恰当的语言表达能力、丰富的情绪感染力及良好的沟通能力等。但是护士也是生物人、社会人，有其性格特征，同样受其自身生理、心理变化的影响，同样因工作环境、家庭、社会信息的刺激而出现各种心理变化及情绪反应。若处置不当，一定程度上会对护理工作及其质量带来负面影响。这就要求护士在护理心理学的理论指导下，在实践中有意识地调节和改变自我，不断优化自己的职业心理素质，努力使自己成为业务技术精湛、心理素质优良、知识结构完善的护理工作者。

第四节　护理心理学的研究方法及应遵循的伦理学原则

护理心理学属于心理学的分支，因此其基本的研究方法与现代心理学有共同之处。护理心理学研究护理学领域中各种复杂的心理现象，主要运用心理学及医学的研究方法，并结合护理学专业特点进行研究。护理心理学的研究方法根据所使用的手段，可分为观察法、调查法、测验法和实验法。在实际复杂的工作中，往往综合使用几种方法，另外，还要注意各种方法都有优缺点，各有其适宜的条件。为了研究一个具体问题，必须根据问题的性质及研究者的主观、客观条件，选择其中最恰当的方法。

一、护理心理学的研究方法

（一）观察法

观察法（observational method）是指研究者直接观察记录个体或团体的行为活动，从而分析两个或多个变量间相互关系的一种方法。此法是科学研究史上最原始、应用最广泛的一种方法，从事任何研究几乎都离不开观察法。此法运用于护理领域则指护士有目的、有步骤地观察患者的表情、动作、言语等外显行为，并如实记录，然后综合分析，判断患者心理活动的变化与规律。其优点是使用方便，可以获得被观察者不愿意或者没有报告的行为数据；缺点是观察的质量（信度和效度）很大程度上依赖于观察者的能力，而且观察活动本身也可能影响被观察者的行为表现，使观察结果失真，结果有一定的局限性。观察法是护理心理学研究的最常用方法之一，根据观察的情境不同、时间长短、内容差异，观察法可以分为如下两种：

1. 自然观察法　自然观察法（naturalistic observation）指在不加任何干涉的自然情境中对研究对象进行直接观察、记录，而后分析解释，从而获得行为变化的规律。例如通过单向玻璃，研究者能观察多动症儿童的日常行为，而儿童并没有察觉到被观察。

2. 控制观察法　控制观察法（controlled observation）指在预先设置的情境中对研究对象进行观察研究。如对传染性疾病患者的隔离病房、重症监护室（ICU）、白血病患者的无菌病房等特定情境中对患者情绪和行为反应的观察。

护理心理学研究较多采用的是现场观察法，既可以是二者之一，又可以是二者的融合。如对重症监护室患者的心理行为观察，所观察患者对病室（"预先设置的情境"）的心理反应，接近于控制观察法；而所观察患者对医护人员言行的反应，则接近于自然观察法。

（二）调查法

调查法（survey method）是指通过晤谈、访谈、座谈、问卷等方式获得资料并加以分析的研究方法。

1. 晤谈法、访谈法、座谈法 晤谈法或访谈法（interview method）通过与被试者面对面晤谈，了解其心理信息，同时观察其在交谈时的行为反应，以其非语言信息补充和验证所获得的资料，经记录、分析得到研究结果。其效果取决于问题的性质和研究者本身的晤谈技巧。此法既可以应用于患者，也可应用于健康人群，是护士开展心理评估、咨询、干预与心理健康教育及其相关研究的最常用方法之一。例如母婴分离产妇的心理体验的研究，研究者就可以通过晤谈的方式深入地了解被研究者的感受。访谈可以提供许多通过其他方法无法获得的信息，例如在访谈过程中，访谈者可以观察到被访者具有特殊意义的行为、自我的特征及他们对目前所处生理状况的反应和态度。

座谈法是以少数研究者同时面对多个被试者的访谈形式。例如研究乳腺癌患者术后心理状况对生活质量的影响就可以通过定期座谈的形式收集相关信息。

2. 问卷法 问卷法（questionnaire method）采用事先设计的调查问卷，现场或通过信函交给被试者填写，然后回收问卷，分析资料。例如大学新生心理健康状况调查、血液透析患者家属心理需求调查等均可采用此法。问卷调查的质量决定于研究者事先对问题的性质、内容、目的和要求的明确程度，也决定于问卷内容设计的技巧性及被试者的合作程度。例如，问卷中的问题是否反映了所要研究问题的实质、设问的策略是否恰当、对回答的要求是否一致、结果是否便于统计处理及内容是否会引起被调查者的顾虑等。

问卷法简便易行，可在短时间内获得大量信息，但其结果的真实性、可靠性均受各种因素的影响。问卷法在目前国内护理心理学研究工作中被广泛使用。

（三）测验法

测验法（test method）也称心理测验法，是指以心理测验作为个体心理反应、行为特征等变量的定量评估手段，并据其测验结果揭示研究对象心理活动规律的研究方法。此法需采用经过信度、效度检验的测验工具或量表，如人格量表、行为量表、智力量表、症状量表等。临床心理护理研究中，常在实施心理护理手段前后采用行为评定量表、症状评定量表、人格评定量表对患者的心理行为进行测评，以评价干预效果。例如要研究综合心理干预对肺癌患者生命质量的影响，即可在实施心理干预措施前后使用 QLQ-C30（癌症患者生命质量测定量表）进行测量，通过前后的数据变化评定干预效果。

心理测验种类繁多，针对某一个研究问题选择恰当、信度效度高的测验工具是关键，同时必须严格按照测验的操作规定科学规范实施，才能得到科学的结论。心理测验作为一种有效的定量手段在护理心理学研究中被广泛使用。

（四）实验法

实验法（experimental method）是指在控制的情境下，研究者有计划、系统地操纵自变量，观察因变量随自变量改变所受到的影响，以探究自变量与因变量的因果关系。实验法是科学方法中最严谨的方法。但实验研究的质量很大程度上取决于实验设计，例如由于实验组与对照组匹配度受到许多中间变量的干扰而影响到结果的可靠性。实验法可分为实验室实验法和现场实验法。

1. 实验室实验法 实验室实验法（laboratory experiment）指使用实验室条件，严格控制各种无关变量，借助各种仪器和设备，精确观察和记录自变量与因变量，以分析和研究其中的规律。实验室实验最大的缺点就是将心理活动作为变量时易受许多因素的影响，例如特定的实验情境所造成的心理紧张本身就可能对心身相关的实验结果产生影响。由于护理心理学的研究对象是人，较难开展实验室实验法，故此研究方法目前在护理心理学研究中很少被使用。

2. 现场实验法 现场实验法（field experiment）指将实验研究延伸到社会实际生活中进行，如在临床工作或学习情境中对研究对象的某些自变量进行操作，观察其反应，以分析和研究其中的规律。例如研究声音、光线、颜色对患者的心理影响，住院患者心理状态与疾病的发展及转归的相关性等问题时，需以病房为现场来开展研究。现场实验的环境更接近现实生活，但很多情况下难以实现对实验条件的控制，因而实验结果难以判断，若分析不当可能做出错误的解释。但现场实验同时具有研究范围广泛、不受实验情境限制、结果易于推广等优点，从而成为护理心理学研究中被广泛采用的一种研究方法。

二、护理心理学研究应遵循的伦理学原则

（一）尊重人权利的原则

1. 自主决定权 自主决定权（right to self-determination）是指在科研过程中，受试对象应被看作是自主个体，研究者应告知其整个研究的所有事项，受试对象有权决定是否参加研究，并有权决定在任何时候终止参与，且不会受到治疗和护理上的任何处罚和歧视。在科研中，有时会出现科研人员强制、隐蔽性收集资料或使用欺骗等手段，从而使受试对象的自主决定权受到侵犯。

2. 隐私权 隐私权（right to privacy）包括一个人的态度、信仰、行为、意见及各种档案资料等。当未经本人允许或违背其私人意愿而将其个人信息传播给他人时，即侵犯了受试者的隐私权。

3. 匿名权和保密权 当研究者有意或无意使未被授权者得到原始资料，或在汇报和公开发表研究报告时使受试者身份公开，或根据汇报和公开发表研究报告内容很容易对号入座等情况，均属侵犯了受试者的匿名权和保密权（right to anonymity and confidentiality）。所以在护理研究中，如没有经过受试者同意，不得将其原始资料传播给任何人，包括其他医护人员、家庭成员、亲密朋友等。

（二）有益的原则

有益（beneficence）是指研究者在实验前应谨慎评估实验的利益和风险，并尽可能将风险降低到最低水平。

（三）公正的原则

公正（justice）指受试者得到公平治疗的权利，包括公平选择受试者和公平对待受试者。

（四）知情同意的原则

知情同意（informed consent）指当研究者将有关研究的具体事项告知受试者后，受试者自主同意参与此项研究。

第五节 护理心理学的历史与现状

一、护理心理学的形成与发展

（一）起源于古代

追溯护理心理学的源头，可至人类社会之初，那时就植入了护理心理学未来发展的历史根基。早在三千多年前，世界上最古老的文献古印度《吠陀经》即有身心辩证关系的思想萌芽。随后据此编写、成书于两千多年前的《阇逻迦集》明确提出"护士必须心灵手巧，有纯洁心身"的倡导，"护士应该注意患者的需要，给患者以关心"的要求，护士应具有"良好的行为，忠于职务，仁慈和善，对患者有感情"的训言等，无一不体现古代学者对患者心理状态的密切关注。

"西医之父"希波克拉底创建的"体液学说"，主张把人的气质划分为多种类型、医治疾病应考虑患者个性特征等因素，曾对护理工作应根据患者个性特征因人而异的做法产生很大影响。创立于4世纪的大教会医院，在宗教信仰的影响下，把"照顾患者伤残与拯救患者灵魂"视为同等重要，甚至认为"护理重于医疗，其主要目的在于帮助人们洗净灵魂……最高理想是爱和信心"。

（二）形成于近代

护理心理学形成于近代，大约可限定在19世纪中叶到20世纪中叶的100年间，即从南丁格尔创立第一所新型护士学校到建立并推行责任制护理前的这段时期。南丁格尔以她对护理工作的独到见解，创建了全新护理概念。针对传统护理观念的弊端，她尖锐地指出："护理工作的对象，不是冰冷冷的石块、木片和纸张，而是具有热血和生命的人类。"她认为护理工作"是一项最精细的艺术"。同时她还提出，护士必须"区分护理患者与护理疾病之间的差别，着眼于整体的人"。南丁格尔为了推崇和实现其护理工作理念，从护士人才的初期选拔到专业教育，都提出了相应的具体要求。她认为护士应该是品格高尚的人；作为专门学科的人才，应是人类健康的使者；护士应具备心理学知识，能满足患者的需求等。近代护理心理学在南丁格尔的引导下，开始从数千年来自发、朴素、粗浅的原始阶段，逐渐步入比较自觉、理智、精细的准科学阶段。

继南丁格尔之后，随着护理学科内涵不断扩展，奥利维亚、克伦特尔、约翰逊、威德鲍尔等专家学者先后提出护理包括"加强健康教育，包括患者及其环境、家庭、社会的保健"，"护理是对患者加以保护、教导"，护理是给需要的人们"提供解除压力的技术，使其恢复原有的自我平衡"，以及护理就是"帮助"等新的护理观念。促使护理学领域由护士单纯实施技术操作的局面，步入护患互动、相得益彰的状况，护理心理学的理论与实践也随之更加丰富。

（三）发展于现代

护理心理学在现代医学模式的深刻影响下，近30年来，以前所未有的速度进入快速发展阶段。以美国为代表的西方发达国家，率先提出护理程序的概念，带动了护理专业的革命性发展。他们以"应重视人是一个整体，除生理因素以外，心理、社会、经济等方面因素都会影响人的健康状态和康复程度"的新视角重新认识护理工作的对象，进一步提出"在疾病护理的同时，重视人的整体护理"的专业发展新目标，从而用"以患者为中心"的新型护理观替代了"以疾病为中心"的传统护理观。20世纪50年代末，责任制护理应运而生，并开始在美国明尼苏达大学医院付诸实践，经过不断修正、补充和完善，于 20 世纪 70 年代在美国及一些发达国家得以普遍推广，随之便逐渐形成综合了自然科学和社会科学知识的、独特的护理学完整体系。

责任制护理要求责任护士除加强对患者自身关注外，还需把注意力延伸到患者的环境、家庭、社会等各种心理、社会信息的收集和处理。护理心理学正是伴随责任制护理的蓬勃兴起而迅速发展、进入学科发展的旺盛时期。护理心理学的理论研究和应用研究，随着学科发展宗旨日渐清晰而有了更明确的着眼点和更具体的立足点，成为现代护理学的重要支柱。护理心理学知识的普及教育，受到护理管理、教育部门的高度重视，如在美国的高等护理教育课程设置中，心理学类达数百总学时。

1978 年世界卫生组织正式提出"2000 年人人享有卫生保健"的全球战略性目标，再次强调了"以整体人的健康为中心"的观点。

1980 年美国护理学会将护理概念更新为"护理是诊断和处理人类现存的和潜在的健康问题的反应"。其反应指发生在整体的人身上、既有生理的又有心理的。同时还提出护理任务是"促进健康、预防疾病、协助康复、减轻痛苦"。提出护理工作的对象包括已生病的人；尚未生病但可能会生病的人；未患疾病但有健康问题的人。这一切不仅反映现代护理的进展，更推动了护理心理学的建设和发展。在功能制护理、责任制护理、个案护理、家庭护理等整体护理实践中，进行了护理心理学理论和实践探索，护理心理学由此进入了明确、科学化的学科发展阶段。

二、护理心理学在我国的发展现状

近 20 年来，在现代医学模式和先进护理观念的影响下，我国的护理心理学进入了前所未有的发展阶段。

（一）学术机构普遍建立

20 世纪 80 年代初期，全国各省（市）、自治区的护理学会先后成立了相应的学术组织，如护理心理学科委员会、心理护理研究会、临床心理护理学组等。各级学术组织积极开展护理心理学的学术交流活动，举办护理心理学讲座、临床心理护理学习班等，在护士中普及心理学知识，推进临床护士的心理护理实践，引导护士开展护理心理学研究。

1995 年 11 月中国心理卫生协会护理心理专业委员会在北京宣告成立，标志着我国护理心理学的学科建设进入新的历史时期。专业委员会由来自全国的从事护理教育、管理、临床等领域的 30 多名护理专家、学者组成。专业委员会就学科发展目标、规模、任务等制订了发展计划，多次召开全国性护理心理学学术研讨会、交流会，对护理心理学学科发展的导向性问题开展了深入探讨；并通过举办各种讲习班、学习班，培养了大批骨干，在全国各地承担起护理心理学的教学、临床、科研工作，为推进我国护理心理学科的发展起着积极的作用。

（二）学科教育广受重视

20 世纪 80 年代以来，护理心理学已作为护理教育的必修课，先后在本科、大专、中专等专业教育中全面展开，且已从普及知识性讲座过渡到系统的专业必修课。特别是随着近年来本科护理教育的发展，护理心理学课程建设得到进一步的重视和加强，教学目标不断明确，教学时数不断增多，教材质量不断提高，师资队伍不断壮大，护理心理学教学在培养护理专业人才的职业心理素质、增强护士的职业技能方面将发挥更加重要的作用。

（三）学术水平不断提高

随着护理心理学知识的普及，心理护理的重要性日益深入人心，已在临床广泛实施，心理护理科研活动亦十分活跃。有众多院校承担护理心理学方面的国家级、省部级科研项目，大量机关的科研成果在国内外核心期刊发表。

尽管护理心理学有了可喜进展，但从其学科内涵看，目前尚未建立完整、系统的专业理论体系，亦缺少科学化应用模式和有突出临床效果的有影响力的研究成果。护理心理学无论是理论研究或应用研究都还处于学科创建初期阶段，学科建设任重道远。

三、中医学中的护理心理学思想

在中国古代医护不分，古医书中并无护理一词，但却包含了许多有关护理心理学的思想内容，古人巧妙地将心理护理运用到各种疗法中。这些内容充分体现了中医护理的整体观念与辨证施护，独具特色，加深了现代护理心理学的思想内涵，丰富了临床心理护理实践的方法与手段。

（一）整体观念

中医强调人是一个整体，神与形是人的生命中不可缺少的两个方面，无形则神无以生，无神则形不可活。从本质而言，神生于形；从作用而言，神又是形的主宰。这种"形神合一，心身一体"的生命观阐明了心理与生理之间的密切关系。《素问·宝命全形论》明确提出："一曰治神，二曰知养身，三曰知毒药为真，四曰制砭石小大，五曰知腑脏血气之诊。"将调治心神放在疾病治疗的重要位置。

在对致病因素的认识上，中医学非常重视心理因素对人体健康的影响。如《素问·阴阳应象大论》曰："怒伤肝……喜伤心……思伤脾……忧伤肺……恐伤肾。"《素问·举痛论》曰："怒则气上，喜则气缓，悲则气消……惊则气乱……思则气结。"情志为病，一是直接累及相关脏腑，二是间接通过气和火的作用而致病，影响脏腑气机正常运行，使五脏六腑不能发挥正常的生理功能。

中医学通过望、闻、问、切诊法可以获得患者心理变化信息。如《素问·经脉别论》提出："诊病之道，观人勇怯、骨肉、皮肤，能知其情，以为诊法也。"明代医家张景岳则具体提出："喜心所感，忻散之声；怒之所感，忿厉之声；哀之所感，悲嘶之声；乐心所感，舒缓之声；敬心所感，正肃之声；爱心所感，温和之声。"《医原·问证求病论》有诊病"当问其人平昔有无疾苦，有无恚怒忧思"之训。

古代医家很早就认识到及时了解患者心态，并最大限度地满足患者需求，才能保证实现良好的疗效。早在两千多年前的《黄帝内经》一书中就明确要求医家在诊治疾病时应做到"闭户塞牖，系之病者，数问其情，以从其意。得神者昌，失神者亡"（《素问·移精变气论》），"凡欲诊病者，必问饮食居处，暴乐暴苦，始乐后苦"（《素问·疏五过论》），并指出"未有逆而能治之也，夫惟顺而已矣……百姓人民，皆欲顺其志也"（《灵枢·师传》）。

在如何做好心理调护方面，《黄帝内经》创立了悲胜怒、恐胜喜、怒胜思、喜胜忧、思胜恐的情志相胜原则。在此原则指导下，历代医家多有实践，如唐代孙思邈，金元时期张子和、朱丹溪，明代张景岳等，在他们的探索下，积累了大量的临床心理调护经验，至今仍不失实践意义。

【知识链接1-3：喜胜悲法】

名医朱丹溪曾遇一青年秀才，婚后不久突然亡妻，故终日哭泣悲伤，终成疾病。求尽名医，用尽名药，久治无效。朱丹溪为其诊脉后说："你有喜脉，看样子恐怕已有数月了。"秀才捧腹大笑，并说："什么名医，男女都不分，庸医也！"此后，每想起此事，就会自然发笑，亦常将此事作为奇谈笑料告诉别人，与众人同乐。秀才食欲增加，心情开朗，病态消除。

中医学认为治疗后的心理调护同样重要。如针对针灸治疗完毕后，《素问·刺法论》提出"其刺如毕，慎其大喜欲情于中"，"可静神七日，慎勿大怒"，"勿大醉歌乐"等，以免"真气却散"，治而无功。

形神相依的整体观不仅反映在上述疾病的发生、发展和治疗阶段，在疾病的预防方面中医学也有相关阐述。中医学一向强调精神摄生、修身养性、心理卫生和防患于未然。"精神内守，病安从来"意即心理健康、情志畅顺，就不会生病。养生防病，首当养神，次当养形，形神俱在，才能健康长寿。不仅要注意避免来自内外环境的不良刺激，而且要通过养性调神，提高人体自身心理的调摄能力，增强机体的抗邪能力与康复能力。

（二）辨证施护

辨证论治是中医治疗学的精髓，它强调因人、因时、因地制宜。在这三因制宜中，因人制宜是问题的核心。因而，中医在实施心理护理时，必然强调因人施护原则，应注意了解患者的情绪、性格、气质、好恶等心理行为，针对不同患者所出现的不同心理问题、情绪变化，而采取相应的心理调护。如李中梓的《医宗必读·不失人情论》谈到"性好吉者危言见非，意多忧者慰安云伪，未信者忠告难行，善疑者深言则忌，此好恶之不同也"。其在于提示医生，要根据患者不同性格做好心理调护。他还指出："富者多任性而禁戒勿遵，贵者多自尊而骄姿悖理，此交际之不同也。富者衣食不周，况乎药饵；贱者焦劳不适，怀抱可知。"其告诫医生，由于患者各自所处社会地位、经济状况之不同，其心态和行为也不一样，应因人而异地做好心理调护。即便在处方用药时，也要充分考虑到患者对药物的不同心态，如有的贪补喜贵，有的畏攻如虎，有的对某药心怀戒意，有的惧怕药物不良反应。正如李中梓所言："有参术沾唇惧补，心先痞塞；硝黄入口畏攻，神即飞扬，此戒心之为害也。"为了消除妨碍药效发挥的不良心理，古代医家在因人施护原则的指导下，采取积极的办法，或更改药名，或变换给药方式，或改变药物剂型，以保证患者在良好心态下接受治疗。

针对情志致病，中医学总结了多种护理方法，包括说理开导法、释疑解惑法、移情易性法、发泄解郁法、以情制情法、暗示疗法、顺情从欲法等。其中以情制情法是中医学独特的情志治疗护理方法，历代医家广为应用，如历史上文挚疗王侯之疾、华佗治郡守之病，均为激怒疗法之验案。这一护理方法对现代心理护理临床实践仍极具指导作用，如面对过于悲伤、忧虑的患者，根据喜能胜悲忧的道理，可用笑声来感染和调护他们，让其在欢声笑语中感受快乐的氛围，以调节患者的情绪。总之，一定要根据患者的情况选择合适的方法，辨证施护才能取得较好的效果。

【复习思考题】

1. 试述护理心理学的学科性质。
2. 简述护理心理学常用的研究方法。
3. 试述护理心理学研究应遵循的伦理学原则。

扫一扫，查阅本章数字资源，含PPT、音视频、图片等

心理过程是指心理活动发生、发展的过程，也就是人脑对客观现实的反映过程。其主要包括认知过程、情感过程和意志过程。

第一节　认知过程

认知过程（cognitive process）是接受、加工、储存和理解各种信息的过程，是人脑对客观事物的现象和本质的反映过程。其包括感觉、知觉、记忆、思维、想象等心理现象。

一、感觉和知觉

（一）感觉和知觉的概念

1. 感觉的概念　感觉（sensation）是人脑对直接作用于感觉器官的客观事物个别属性的反映。感觉是对当前事物的反映。幻觉、记忆中的再现等均不是感觉。而且，感觉所反映的是客观事物的个别属性，包括事物的物理属性（如颜色、形状、软硬等）、化学属性（如气味、味道等）及有机体的某些生理变化（如疼痛、饥渴、便意等）。

感觉是个体最简单、最初级的心理活动，是一切较高级、较复杂心理现象的基础。尽管感觉很简单，但是对个体的生活和工作却有着非常重要的意义。一方面，感觉为人们提供了内外环境的信息；另一方面，感觉保证了机体与环境的信息平衡。人们无时无刻不从周围环境中获取感觉信息，正是这些感觉信息维持着人们正常的心理生活，信息超载和不足都会对人们的正常生活产生不利的影响。"感觉剥夺实验"就是很好的证明。

【知识链接 2-1：感觉剥夺实验】

1954 年，心理学家贝克斯顿（Bexton）、赫伦（Heron）、斯科特（Scott）等在加拿大的麦克吉尔大学进行了首例感觉剥夺实验研究。他们在付给大学生每天 20 美元的报酬后，让他们在缺乏刺激的环境中逗留。具体地说，就是在没有图形知觉（被试者须戴上特制的半透明的塑料眼镜）、限制触觉（手和臂上都套有纸板做的手套和袖子）和听觉（实验在隔音室里进行，用空气调节器的单调嗡嗡声代替其听觉）的环境中，静静地躺在舒适的帆布床上。实验结果显示：感到无聊和焦躁不安是最起码的反应。在实验过后的几天里，被试者注意力涣散，不能进行明晰的思考，智力测验的成绩不理想等。通过对脑电波的分析，证明被试者的全部活动严重失调，有的被试者甚至出现了幻觉（白日做梦）现象。

2. 知觉的概念　知觉（perception）是人脑对直接作用于感觉器官的客观事物的整体属性的反映。客观现实中的事物和人自身机体状态，其存在方式可同时呈现出多种属性，如物体有形态、大小、颜色、声音、气味和温度等区别，当物体作用于人的感觉器官时，人们不仅能感知到物体的个别属性，而且通过各种感觉器官的协同活动，在大脑中将物体的各种属性，按其相互的联系和关系，组合成一个整体，这种对客观事物和机体自身状态的整体反映过程就是知觉。

3. 感觉和知觉的关系　感觉和知觉的关系是十分密切的，感觉是知觉的基础，知觉是感觉的深入和发展，它们既有相同的地方，又有各自不同的特点。

（1）感觉和知觉的共同点　包括：①它们同属于认识过程的初级阶段，即感性认识阶段。②它们都是对客观事物的直接反映，一旦客观事物在感官所及的范围之内消失时，感觉和知觉也就停止了。

（2）感觉和知觉的区别　包括：①感觉的产生主要来自感觉器官的生理活动及客观刺激的物理特性，相同的客观刺激会引起相同的感觉。而知觉则是在感觉的基础上对物体的各种属性加以综合的心理活动过程，同样的客观刺激可引起不同的知觉。②感觉反映的是客观事物的个别属性，而知觉是对客观事物的整体和意义的解释，知觉会因人过去知识经验的不同而得出不同的结论。③从生理基础来看，感觉是单一感受器活动的结果，而知觉是多种感受器协同活动的结果。④感觉是天生的反应。达到阈限的适宜刺激一旦作用于感官，就立刻产生感觉，而知觉却是后天学习的结果。

【知识链接 2-2：感觉和知觉组织的分离】

理查德博士是一个受过良好训练和富有经验的心理学家。不幸的是，他的大脑受到损伤，并改变了他对世界的视觉经验。但幸运的是，脑损伤并没有影响他的大脑语言中枢，因此他能相当清楚地描述脑损伤后不同寻常的视觉经验。总体而言，脑损伤似乎影响了他整合感觉信息的能力。理查德博士说，当视野中有几个人而他看其中的一个时，有时会把这个人的某些部分看成是分离的而不是属于同一个单一的整体。在把声音和同一个视觉事件结合时他也有一定的困难。当看一个人唱歌时，他可以看到嘴在运动并听到声音，但是声音却好像来自一个外国电影中的配音。要把事件的部分看成一个整体，理查德博士需要某些起"胶水"作用的东西。比如，当被看成碎片的那个人走动时，所有的部分都往同一个方向运动，理查德博士这时就能把那些碎片知觉成同一个人。即使在这时，知觉"胶水"有时也会产生荒谬的结果。理查德博士常常把空间上分离但具有相同颜色的物体如香蕉、柠檬、金丝雀等，看成是在一起的。在人群中穿相同颜色衣服的人看起来会融合到一起。理查德博士的视觉经验被解体，被切碎，变得很奇怪，与他的大脑受损之前大不一样。

（二）感觉的种类及特征

1. 感觉的种类　根据刺激的来源可把感觉分为外部感觉和内部感觉。外部感觉是由外部刺激作用于感觉器官引起的感觉，包括视觉、听觉、嗅觉、味觉和皮肤觉。内部感觉是由有机体内部的刺激所引起的感觉，包括运动觉、平衡觉、内脏感觉（包括饥渴、饱胀、窒息等）。

（1）视觉　视觉是光刺激于人眼所产生的感觉，是人类对外部世界进行认识的最主要途径之一，人类所接受的信息有 80% 是来自视觉的。视觉能使人们快速意识到环境中刺激物的变化，并做出相应的行为反应。视觉的适宜刺激是波长为 380～780nm 的可见光波。

（2）听觉　听觉是声波作用于耳所产生的感觉，是人类另一重要感觉。听觉的适宜刺激是声波（16～20000Hz）。

（3）嗅觉　嗅觉是由有气味的气体物质作用于鼻腔黏膜中的嗅细胞所引起的。研究人员发现不同的气味对人体可以产生不同的作用。比如，有一些芳香物质可以使人精神振奋，减轻疲劳，提高工作效率；天竺葵花的香味具有镇静作用，能够使人安然入睡。

（4）味觉　味觉的感觉器官是舌头上的味蕾，能够溶于水的化学物质是味觉的适宜刺激。一般认为，人有酸、甜、苦、咸四种基本味觉，其他味觉都是由这四种基本味觉混合产生的。实验证明，舌尖对甜味最敏感，舌中部对咸味敏感，舌两侧对酸味敏感，而舌根部则对苦味最为敏感。

（5）皮肤觉　皮肤觉是由皮肤感受器官所产生的感觉。皮肤觉的基本形态有四种：触觉、冷觉、温觉和痛觉。皮肤觉的感受器在皮肤上呈点状分布，称触点、冷点、温点和痛点，它们在身体不同部位的数目不同。皮肤觉对人类的正常生活和工作有着重要意义。人们通过触觉认识物体的软、硬、粗、细、轻、重，盲人用手指认字，聋人靠振动觉欣赏音乐，都是对皮肤觉的利用。

2.感觉的特征　人对客观刺激的感觉能力并不是一成不变的，它会受到某些特征的影响而发生变化。

（1）感受性和感觉阈限　感受性也叫感觉的敏锐程度，是感觉器官对刺激的感觉能力。感觉总是由一定的刺激引起，但并非所有的刺激都能让人感觉到。例如，落在手背上的灰尘，人们是感觉不到的，但是一个小石头落在手背上，人们就能感觉到。感觉阈限则是衡量感觉能力的客观指标。每种感觉都有绝对感受性与绝对感觉阈限及差别感受性和差别感觉阈限。刚刚能够引起感觉的最小刺激强度称为绝对感觉阈限，对最小强度的刺激的感觉能力叫绝对感受性。绝对感觉阈限越小，绝对感受性越大。各种感觉的绝对感觉阈限并不相同，同一感觉的绝对感觉阈限也因人而异（表2-1）。人们除了能够对单一刺激产生相应的感觉外，还能分辨出刺激物之间存在的差异。对刺激物之间最小差异量的分辨能力，叫差别感受性。刚刚能够引起差别感觉的最小刺激强度，叫差别感觉阈限。

表2-1　人的五种感觉的绝对感觉阈限（近似值）

感觉	绝对感觉阈限
视觉	晴朗的黑夜中，40km处烛光
听觉	安静的状态下，6m处表的嘀嗒声
味觉	9L水中，加一茶匙蔗糖
嗅觉	一滴香水扩散到一幢六层楼的楼顶
触觉	从1cm外，一片蜜蜂翅膀落在脸颊上

（2）感觉的适应　刺激物持续作用于感觉器官而使感受性发生变化的现象叫感觉的适应。适应可引起感受性的增加，也可以引起感受性的降低。"入芝兰之室，久而不闻其香；入鲍鱼之肆，久而不闻其臭"是指嗅觉的适应。视觉的适应有明适应和暗适应。从适应的难易程度和速度来看，触觉最容易发生适应，温度觉和嗅觉次之，听觉比较慢，痛觉则根本不能适应或很难适应。

（3）感觉对比　感觉对比是指同一感受器接受不同的刺激而使感受性发生变化的现象。感觉对比根据时间可分为同时对比和继时对比。几个刺激同时作用于同一感受器而发生的对比现象称同时对比。几个刺激先后作用于同一感受器时，则产生继时对比现象，如先吃糖再吃苹果会觉得苹果很酸。在护理工作中，给孩子吃药时，若先吃糖后吃药，孩子对药的苦味会感觉更明显。

（4）感觉的相互作用　指一种感觉在其他感觉的影响下发生感受性的变化。一般情况下，弱的刺激能提高另一种感觉的感受性，而强的刺激则能降低另一种感觉的感受性，如闭上眼睛听音乐，其效果会好于睁开眼睛，其原因是视觉和听觉的相互作用，当视觉接受强的刺激时，听觉的感受性会因为感觉的相互作用而减弱，而弱的视觉刺激使听觉的感受性增强。

（5）联觉　联觉是指一种感觉兼有另一种感觉的心理现象。颜色会有冷暖、轻重的联觉。联觉不是人们随意想象出来的，它带有普遍性。联觉的这些普遍的特征可被用在护理工作中，如护士白色的工作服给患者整洁的联觉，粉红色的工作服则让人觉得温暖。

（6）感受性的补偿和发展　当一种感觉有缺陷时，另外一种或数种感觉可产生补偿性发展。当某种感觉欠缺或丧失之后，可以由提高其他感觉的感受性的方式来补偿其缺陷，如盲人用听觉和触觉的功能补偿其视觉的缺陷。系统的教育训练，可以使人的某种感受性更加灵敏，从而提高感受性，这就是感受性的发展，如护理人员经过训练，在做静脉穿刺时对人的静脉的敏感程度高于常人。

（三）知觉的种类及特征

1. 知觉的种类　人的知觉往往需要多种感受器协同活动。按知觉中起主导作用的感觉分类，可分为视知觉、听知觉、嗅知觉等；按知觉的对象性质分类，知觉可分为空间知觉、运动知觉、时间知觉3种。

（1）空间知觉　指物体的空间特性在人脑中的反映，是人出生后在活动中不断与事物接触，随神经系统与脑功能逐渐成熟而形成的，如对物体距离、形状、大小、方位等的知觉。①形状、大小知觉：物体的形状、大小是通过视觉、触觉和运动觉感知的。②距离知觉：主要由视觉线索判断形成的知觉，如上下台阶、穿越马路、驾驶汽车等。③方位知觉：指对物体的空间位置和自身机体占有空间所处位置的知觉。④深度知觉：指对立物体或两个物体前后相对距离的知觉。

（2）运动知觉　指对物体和自身机体在空间位移和移动速度的知觉。运动知觉是多种感官协调活动的结果，参与运动知觉的有视觉、动觉、平衡觉，其中视觉起重要作用。

（3）时间知觉　指对时间的知觉，能够反映客观现象的延续性和顺序性。如人们通过昼夜的更换、季节的变化来估计时间。

2. 知觉的特征　知觉的特征包括知觉的整体性、选择性、理解性和恒常性。

（1）知觉的整体性　知觉的整体性是指人在知觉事物时总是把不同部分、不同属性组成的客观事物作为一个整体来反映。当客观事物作用于人的感官时，大脑会对来自感官的信息进行加工处理，发现其属性及其相互联系，从而把事物知觉为一个整体。对熟悉的事物，整体性的知觉主要依赖于大脑中的经验；对没有经验过的或不熟悉的事物，整体性的知觉就更多地依赖于感知对象本身的特点而将事物知觉为有一定结构的整体。相对而言，在空间上或时间上比较接近的成分，物理属性方面相似的成分，以及相同方向、具有连续性特点的成分，容易组织在一起形成整体。

（2）知觉的选择性　知觉的对象能迅速地从背景中被选择出来的特性，称为知觉的选择性。由于生理原因的限制，人不能注意到同时作用于感觉器官的所有刺激并发生反应，只能选择其中的少数刺激加以反应。被选择出来的部分称为知觉的对象，同时作用的其他刺激物就成了知觉对象的背景。影响知觉选择性的因素包括客观和主观两个方面，在客观方面，对象和背景的差别越明显，对象间的组合越有规律，以及运动的对象等较易被选择出来。如万绿丛中一点红。在主观方面，个人的兴趣、爱好及情绪等也会影响人对知觉对象的选择。根据知觉的选择性，人们设计了交通信号灯、广告等。护理工作中在青霉素过敏患者的床头使用大红色的标签也是使用了这个规律。然而，在知觉过程中，哪些刺激成为对象，哪些刺激变成背景，并不是固定的，对象和背景可以相互转换，从而知觉出不同的事物出来。例如，图2-1中，分别以白色或者黑色为背景，则可知觉出花瓶或人头。

（3）知觉的理解性 人们在感知某一事物时总是用过去所获得的知识和经验，对感知的事物进行加工处理，并用概念的形式把他们标示出来。知识经验不同的人对同一客观事物知觉的内容是有差别的。对某一事物的有关知识经验越丰富，其知觉的内容就越深刻、越精确，知觉的理解性就越好。护士的知识经验会影响其对疾病的理解性。

（4）知觉的恒常性 知觉的恒常性是指当知觉的条件发生一定的变化时，人们对知觉客体的映像仍然保持相对不变。知觉的恒常性普遍存在于各类知觉中，其中视知觉最为明显。视知觉的恒常性可表现为形状、大小及颜色等的恒常。如图2-2所示，一扇从关闭到敞开的门，其形状尽管发生了变化，但人们仍知觉出是一扇门。

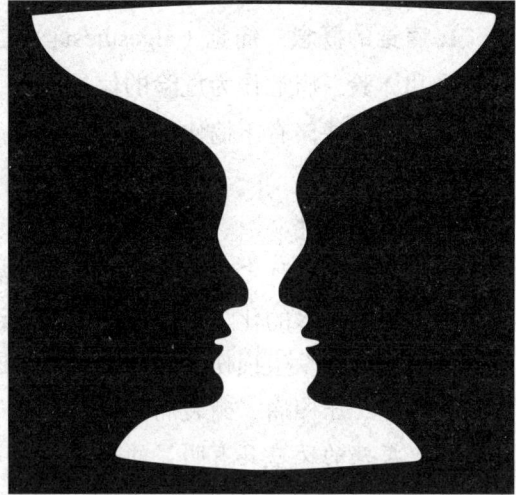

图2-1 鲁宾双关图

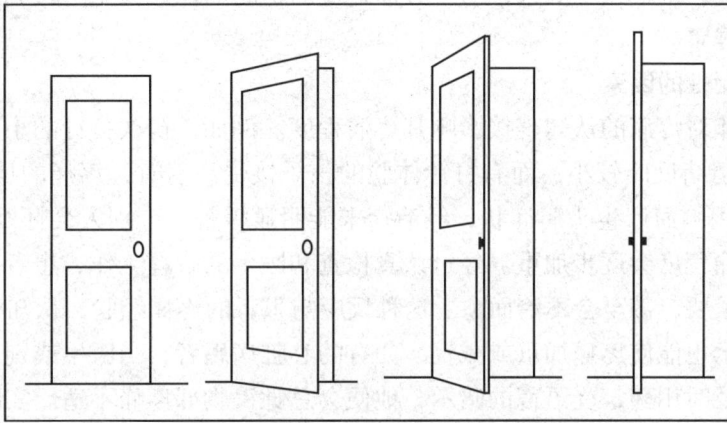

图2-2 知觉的恒常性

（四）错觉

错觉（illusion）是指在特定条件下所产生的对外界事物歪曲的知觉。错觉与幻觉不同。错觉是对客观刺激不正确的知觉，是主观努力难以克服的适当条件下必然会产生的知觉；而幻觉却是在没有外界刺激的情况下出现的虚幻知觉。错觉的产生有主客观两方面的原因。客观方面有知觉条件的变化、周围环境对知觉对象的影响，如昏暗的灯光下容易产生视错觉；主观方面主要与人的知识经验、情绪态度、动机等因素有关，如过度思念亲人，会产生听到亲人的脚步声的错觉。人们可以利用错觉，使其在某些实践活动中产生预期的心理效应。掌握错觉的规律，还可以设法纠正错觉，使反映尽可能符合客观实际。

（五）痛觉

1. 痛觉的概念 痛觉（algesthesia）是个体对现实刺激和已储存的经验相互作用而产生的主观感受和体验。痛觉作为危险的信号，可引起机体进行防卫，这对于机体有保护意义。但长期而剧烈的疼痛往往伴有不愉快的情绪反应，如恐怖、紧张不安等，从而影响食欲和睡眠，必须及时处理，使之缓解。

2. 痛觉的特征

（1）痛觉没有特定的适宜刺激 诸多感觉都有相应的适宜刺激，如视觉对可见光、听觉对声波、味觉对溶于水的化学物质等。而痛觉没有特定的适宜刺激，任何刺激（物理、化学、生物），只要能达到组织发生损伤的强度都可以引起疼痛。痛觉是多种多样的，疼痛性质可以是刺痛、钝痛、烧灼痛、压榨痛、撕裂痛等。

（2）疼痛的反应具有明显的个体差异且不容易适应 相同性质的刺激作用于不同个体，其伴发的心理反应会有很大差异，如性格外向者对疼痛的反应会不同于内向者，倾向于更直观的表达，而内向者更善于忍耐。此外，同一人在不同时期疼痛的体验也不同。

（3）痛觉与情绪的联系是单极的 其他感觉引起的情绪可以是正性的，也可以是负性的，或者不引起反应。如美妙的音乐使人愉快，噪声使人烦躁。而疼痛只能引起厌恶、痛苦一种情绪反应。

（4）疼痛对人具有双重意义 一方面，疼痛作为一种防御性症状，可以提醒人远离危险，从而保证有机体的平衡，维护人的健康；另一方面，疼痛引起的体验又是不良刺激，从而导致有机体失衡，影响人的健康。

3. 影响痛觉感受性的因素

（1）认知 个体对疼痛的认知直接影响其疼痛程度。例如，初次打针的小孩由于没有被针刺痛的体验，不良的情绪反应较小；而有打针体验的孩子接受注射时，疼痛的反应似乎特别强烈。有的患者由于过度用脑而产生头痛症状，经治疗未能明显缓解，个别人会怀疑自己脑部有肿瘤，心理压力增大，头痛程度会逐步加重。经过认真检查和医生的解释工作，患者会放下包袱、解除疑虑，头痛会无关紧要，甚至会不治而愈。这种反应与患者的疼痛经验、认知程度密切相关。

（2）暗示 暗示也能使疼痛加重或减轻。如有的心脏病患者，当医生或别人告知心绞痛发作时相当危险，需要及时用药，受语言的暗示，他便会总觉得胸部疼痛不适。实际上，这种由暗示产生的心理效应并非真正的心绞痛。处在催眠状态下的人最容易接受暗示，被催眠者会对针刺、烧灼等刺激不产生痛感，也可因轻微的皮肤刺激感到疼痛难忍。

（3）注意力 注意力的集中与转移对疼痛是否产生同样非常重要。战场上的战士带伤冲锋陷阵，并不觉得痛，战斗结束之后，情绪逐渐松弛却感到伤口剧烈疼痛，此即注意力转移的缘故。激烈的体育比赛中，也常有类似情况。临床上，术后患者常把注意力集中在手术部位，感到伤口钻心疼痛。若转移其注意力，如看书、听音乐、聊天，可使其疼痛得以缓解。

（4）态度 疼痛的体验与组织损伤程度不一定成正比关系，在一定程度上取决于患者对疼痛的态度。第二次世界大战期间，不少伤兵为生还而感到十分庆幸，大多对创伤产生的疼痛体验较轻，要求用止痛剂的人很少。相比之下的普通外科住院手术患者，尽管其伤口情况轻于重伤员，但要求用止痛剂的人却很多。

（5）情绪 患者在情绪良好时，疼痛程度往往会减轻；当出现消极情绪时，疼痛往往会加重。所以，保持良好情绪和稳定心态对疾病治疗和身体康复十分重要。影响疼痛的心理因素还包括个体的意志、信念、同情心、否认心理等。控制疼痛不仅需要常规的手术、药物、针灸和按摩等医疗方法，而且还有心理学方法。心理学方法主要是：让患者正确认识疼痛，用积极的态度对待疼痛，稳定情绪、意志控制、转移注意力、自我暗示等。

二、记忆

（一）记忆的概念

记忆（memory）是人脑对过去经验的反映。从信息加工的角度讲，记忆是人脑对外界输入的信息进行编码、存储和提取的过程。外界输入的信息只有通过编码使其成为人脑可以接受的形式，才可能被记住。所以，记忆是一种积极的、能动的心理活动过程，并不是感知所留下的消极印象。人们运用已有的知识结构，有选择性地反映外界的信息，把它与已有的知识联系起来，形成新的知识结构，记忆才会形成。记忆是人脑保存个体经验的心理过程。

（二）记忆的分类

由于记忆参与到人的一切活动之中，记忆的表现形式也多种多样。从不同的角度都可对记忆进行分类，其分类方法很多，以下主要介绍两种。

1. 根据记忆的内容分类　根据记忆的内容，可将记忆分为形象记忆、情绪记忆、逻辑记忆、运动记忆4种。

（1）形象记忆　形象记忆是以感知过的事物形象为内容的记忆。这种记忆所保持的是事物的具体形象，它可在各种感知觉基础上形成，如人们对生活中和自然界人物、景观形象的记忆及对声音、气味和味道等，通过视觉、听觉、触觉、味觉和嗅觉而获得留在大脑中形成记忆反映。例如：对朋友面貌的记忆，对火车汽笛声的记忆，对水果滋味的记忆，对花卉香味的记忆等。

（2）情绪记忆　情绪记忆是以体验过的某种情绪或情感为内容的记忆。情绪记忆往往是一次形成的，而且印象深刻，经久难忘。例如，第一次抢救危重患者，第一次做手术给患者缝针时的紧张情绪记忆，外出旅游遇到危险时紧张的记忆等。情绪记忆往往成为人们当前活动的动力，推动人们去从事某种活动，同时也能阻止某些行为，回避那些可能使人遭受到危害的事物。

（3）逻辑记忆　逻辑记忆是以要领和逻辑思维过程为内容的记忆。这种记忆所保持的不是事物的具体形象，而是通过反映事物本质和规律的词语概念或数码符号信息进行的，它具有高度的抽象性。逻辑记忆是人类特有的记忆，对数理化中的定义、定理、公式的记忆都是逻辑记忆。

（4）运动记忆　运动记忆是以过去做过的运动或动作作为内容的记忆。如太极拳的招式、游泳动作、骑自行车、舞蹈动作等体育运动和劳动的记忆都以运动记忆为基础。运动记忆一旦形成，保持时间较长。

上述记忆的分类并不是绝对的，实际上4种记忆是互相联系的。记忆任何事物时，不是单纯以某一种记忆完成，常常是两种或多种记忆共同参与的结果。

2. 根据输入信息编码加工方式和储存时间分类　人脑作为一个信息加工系统，根据其信息编码加工方式不同和储存时间的长短，记忆可分为感觉记忆、短时记忆和长时记忆3种记忆阶段或系统。

（1）感觉记忆　亦称瞬时记忆，是记忆的开始阶段。指外界刺激对感觉器官的刺激停止后，刺激物的映像仍然持续极短时间才消失的记忆。其含义有两个：一方面表明外界信息通过相应的感觉器官在此阶段中以感觉形式保持着；另一方面指信息仅有瞬时的记忆，只是登记一下。人们的各种感官都可能产生感觉记忆。感觉记忆的特点是记忆的信息保持时间很短，一般不超过2秒。感觉记忆中的信息随时间延长很快变弱直到消失。如果这些信息受到特别注意，就会被选择进入短时记忆。

（2）短时记忆　短时记忆是感觉记忆和长时记忆的中间阶段。主要对来自感觉记忆的信息进行有意识加工。信息能保持1分钟左右。如人们临时查询1个电话号码，立刻能根据记忆去拨号，但事过之后，就很难再记起来。短时记忆的特点是：①记忆容量有限，一般认为其容量为7 ± 2个组块（组块是记忆单位，可以是1个字、1个词或短语，也可以是1个句子）。②短时记忆中的信息可保持较长时间，短时记忆的信息如被复述，信息就转入长时记忆；但若不复述则随时间延长自动消失，保持时间一般为1分钟左右。

（3）长时记忆　长时记忆是保持1分钟以上直至多年，甚至保持终生的记忆。信息要进入长时记忆，往往需要对短时记忆进行加工复述。印象深刻的信息也可以一次即转入长时记忆，特别是情绪记忆。长时记忆的容量无限，人的一生所有知识经验都可储存在长时记忆中。长时记忆的编码主要是语义编码，因此原存于长时记忆中有组织的知识经验系统起着非常重要的作用，它不仅使人能迅速有效地对新信息进行编码，而且能迅速有效地提取（回忆与再认）脑中的信息。

（三）记忆系统

Atkinson-Shiffrin 在 1968 年提出记忆系统模型。该模型认为记忆加工有三个不同的阶段，它们分别是感觉记忆、短时记忆和长时记忆。三者的关系如图 2-3 所示。

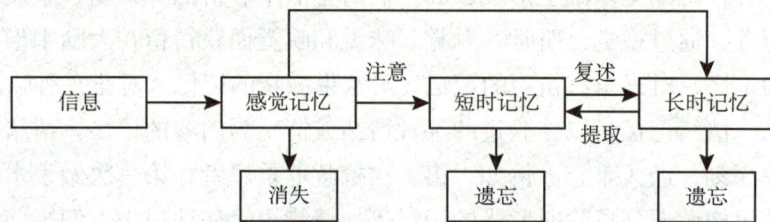

图 2-3　记忆系统模式图

外界的信息首先到达感觉记忆。如果被注意，这些信息则进入短时记忆。在短时记忆中，个体把这些信息加以改组和利用并做出反应。短时记忆经过复述可进入长时记忆。同时，在分析短时记忆中的信息时，有时会需要调出储存在长时记忆中的知识。

（四）记忆的过程

完整的记忆过程包括识记、保持、再认或回忆。识记是主体获得知识和经验的过程；保持是主体获得的知识经验在头脑中储存和巩固的过程，是对识记内容强化的过程；再认或回忆是从头脑中提取知识和经验的过程。其中，再认是指感知过的事物重新出现在人面前能被认出来，回忆则是感知过的事物不在面前而在人头脑中再现的过程。

1. 识记　识记（memorization）是获得知识经验和巩固知识经验的记忆过程，根据识记前有无明确的目的，可将识记分为无意识记和有意识记两类。

（1）无意识记　指事先无预定目的，也不用任何有助于识记的方法，如电视广告词、广播中的流行歌词多听几次，人们会脱口说出和唱出。又如感知过的事物、在某情境下体验过的情绪、仓促间做过的动作等，发生时并没有预定的记忆目的，也没有考虑如何去记忆，却自然而然地记住了。此即人们常说的潜移默化的作用，即无意识记过程。

（2）有意识记 指事先有预定目的，并经过一定努力，运用一定方法进行识记。这种识记要求人们具有高度的积极性与自觉性。现实生活中，有意识记比无意识记更为重要，人们为了掌握系统的科学知识和技能，为识记一些不能自然记住的事物，必须依靠有意识记。根据识记材料的性质和对材料理解的程度，又可将有意识记分为机械识记和意义识记两种。①机械识记：通常对于各种没有具体意义的资料，如电话号码、历史年代、地理名称、人名、山岭的高度等属于机械识记。机械识记本身缺少内在联系，只能靠多次重复和经常使用来识记。②意义识记：即通过理解而进行识记，如对数学公式、物理定理、科学概念等的识记。在进行意义识记时，记忆者应运用已有的知识经验，积极地进行思维，在理解弄清识记材料的意义及其内在联系的前提下，抓住内涵记忆。机械识记有助于识记材料精确化，意义识记有助于识记材料系统化。现实生活中，这两种识记是相辅相成、缺一不可的。

2. 保持 保持（retention）是过去经历过的事物映像在头脑中得到巩固的过程，是信息的储存过程。保持以识记为前提，其效果在回忆和再认中得到体现。

3. 再认和回忆 再认是指过去经历的事物重新出现时，能够被识别和确认的心理过程。原有经验的巩固程度及原有事物与重新出现时事物的相似程度会影响再认的效果。原有经验保持得越巩固、相似度越高，再认就越容易。回忆是指过去有经验的事物不在面前，而在头脑中再现该事物的过程。情绪干扰或旧经验的干扰会影响回忆的进行。再认一般比回忆要容易些，考试中的选择题往往靠再认解答，问答题则要通过回忆来解答。

（五）遗忘

1. 遗忘的概念 遗忘（forgetting）是指对识记过的材料不能回忆或再认，或者做出错误的回忆或再认。人感知过的事物没有必要全部记住，所以，遗忘是一种正常的心理现象。

2. 遗忘的种类 遗忘可分为永久性遗忘和暂时性遗忘。永久性遗忘是指不经过重新学习记忆便不能恢复的遗忘；暂时性遗忘是指暂时不能回忆或再认，经过一段时间在适宜条件下，又能恢复的遗忘。

3. 遗忘的原因 遗忘是生理和心理两方面的原因共同作用的结果。心理学关于遗忘的学说主要有以下几个：

（1）消退说 消退说认为，遗忘是由于记忆的痕迹得不到强化而逐渐衰退所致。不经重新学习，消失了的记忆就不能再恢复，从而被遗忘。感觉记忆和短时记忆中，未经注意或重述的学习材料，便是由于痕迹衰退而遗忘。但消退说难以解释暂时性遗忘的现象。

（2）干扰说 干扰说认为，遗忘是因为学习和回忆之间受到各种因素的干扰而使记忆痕迹被抑制的结果。这些干扰主要有前摄抑制和倒摄抑制两种方式。前摄抑制是指先学习的材料对后学习的材料产生干扰作用的现象。倒摄抑制是指后学习的材料对先前学习的材料产生干扰的现象。

（3）压抑说 压抑说认为，遗忘是由于情绪或动机的压抑作用引起的，当压抑被解除，记忆就能恢复，这种遗忘也被称为主动遗忘。这种理论能有效地解释与情绪有关的暂时性遗忘。

4. 遗忘规律

（1）艾宾浩斯遗忘曲线 艾宾浩斯以自己为被试者，用无意义音节作为识记的材料，用节省法计算保持和遗忘的量，发现了遗忘的规律，将其绘制成艾宾浩斯遗忘曲线（图2-4）。

该曲线表明：遗忘的进程是不均衡的，在识记后的早期遗忘很快，后来逐渐缓慢，到了一定时间，几乎不再遗忘，即遗忘的进程是先快后慢。

【知识链接 2-3：艾宾浩斯和他的无意义音节】

在研究中，为了避免由过去经验产生的意义联想对记忆保持量的测定造成干扰，艾宾浩斯用了无意义音节作为记忆材料。这种材料是由中间一个元音、两边各一个辅音构成的音节，如 XIQ、ZEH 和 GUB 等。他以自己作为被试，用机械重复的记忆方法对词表进行系列学习，

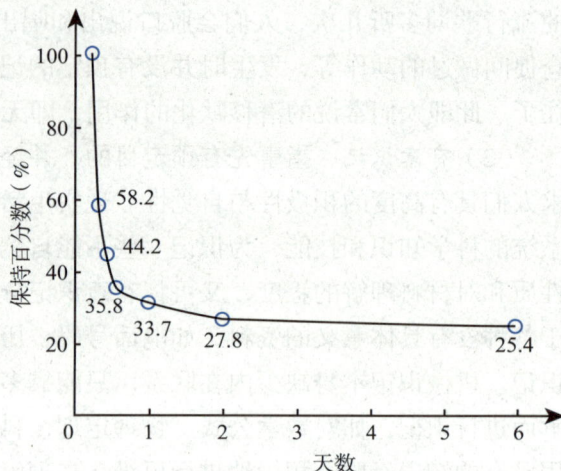

图 2-4 艾宾浩斯遗忘曲线

当达到刚能一次成诵的程度时便停止。然后间隔一段时间后再测量自己还能记得多少。在记忆保持量的测量方面，艾宾浩斯用了节省法，又叫重学法，即学习材料到恰能成诵时，间隔一段时间再重新进行学习，达到同样能背诵的程度，然后比较两次学习所用的时间和诵读次数，就可以得出一个绝对节省值。例如，学习 30 个无意义音节，第一次学习所需时间为 5 分钟，第二次重新学习所需时间为 3 分钟，这样第二次学习所需的时间比第一次节省了 2 分钟。节省的百分数可以用下列公式计算：

节省的百分数 =（初学所用时间—重学时间）/ 初学所用时间 ×100%
=（5－3）/5×100%=40%

第二次学习比第一次学习节省了 40%。这是一种首创性的工作，他使记忆这种比较复杂的心理现象得到了数量化的研究。

（2）影响遗忘进程的因素

1）遗忘的多少与记忆材料的性质和长度的关系　从记忆材料的性质上说，抽象的材料遗忘快于形象的材料；无意义的材料遗忘快于有意义的材料；言语材料遗忘快于形象材料；熟练的技能遗忘最慢。从记忆材料的长度来说，记忆材料长度越长，就越容易遗忘。

2）遗忘的多少与个体的心理状态的关系　能满足个体需要或对个体有重要意义的材料容易保持，不能满足个体需要或对个体没有意义的材料容易遗忘；能引起个体愉快的情绪体验的材料容易保持，能引起个体不愉快的情绪体验的材料容易遗忘。

3）遗忘与个体的学习程度和学习方式的关系　从学习程度方面来说，学习重复的次数越多，就越不容易遗忘，但从经济高效的角度来看，超额学习 50% 最佳；从学习方式方面来说，反复阅读与试图回忆相结合比单纯的反复阅读记忆保持的效果好。这是因为，反复阅读与试图回忆相结合能加强注意力，充分利用时间。

（六）记忆与护理

记忆力是个体有效识记、保持和提取信息的能力。记忆力是护理人员从事护理工作所需的一个非常重要的能力，要成为一个好的护士，需要根据记忆规律及特征提高自己的记忆能力。护士的记忆力，可从敏捷性、持久性、准确性及准备性四个方面进行训练。记忆的敏捷性是指识记速度方面的特征。记忆的持久性指识记内容保持时间长短方面的特征。记忆的准确性是指对记忆内

容的识记、保持和提取时是否准确的特征。记忆的准备性是指对记忆内容的提取、应用时所反映出来的特征。护理人员对所学知识记得快、牢、准、活，将有效提高护理工作的质量及效率。

三、注意

（一）注意的概念

注意（attention）是指人的心理活动对一定对象的指向和集中，是人在清醒状态下伴随其他心理活动的特殊心理现象。注意不是独立的心理过程，它总是在感知、思维、记忆、情感、意志等心理过程中表现出来，是各种心理过程所共有的伴随状态。指向性和集中性是注意的两个基本特征。所谓指向性，是指在某一特定时间内，人们的心理活动有选择地朝向一定的对象，而离开其余对象。集中性是指人的心理活动长时间地保持在某一事物上。指向与集中是密切联系的，指向是集中的前提和基础，集中是指向的体现和发展。

（二）注意的特征

1. 注意的稳定性　注意的稳定性是指对同一对象或同一活动上注意所能保持的时间。注意保持的时间越长，稳定性越高。注意的稳定性与人的主体状态和对象特点有关。人对所从事的活动的意义理解得越深刻，对活动有浓厚的兴趣，抱着积极的态度，人的身体健康、精力充沛、心情愉快、意志坚强时，注意容易保持稳定。内容丰富、活动的刺激物也容易使人保持注意的稳定性。但过于复杂的对象则不利于注意的稳定。与注意稳定性相反的状态是注意的分散。在护理工作中，对患者进行病情观察时，需要克服注意的分散，保持较好的注意稳定性。

2. 注意的广度　注意的广度也叫注意的范围，是指在单位时间内人所能注意到的对象的数量。影响注意广度的因素主要有两个方面：一是注意对象的特点。知觉的对象越集中，排列得越有规律，注意的范围也就越大。二是个人知觉活动的任务和知识经验。知觉活动的任务多，注意范围就会变小，反之则变大。知识经验越丰富，注意范围也会越大。具有丰富经验的护理人员，在观察病情时，就可以注意到更广泛的范围，获得更多的信息。

3. 注意的分配　注意的分配是指同一时间内把注意指向于不同的对象。注意的分配需要一定条件。同时进行的多种活动，只有一种不熟悉，而其他都非常熟悉时，注意可以被分配。课堂上，学生之所以能一边听课一边记笔记，是因为他们只需把注意力集中在教师讲课内容上，而写字是学生非常熟悉的活动。同时进行的几种活动之间建立了一定的联系，注意也可以被分配，如汽车驾驶工作中复杂的驾驶动作，通过训练后形成一定的反应系统，注意就可以被分配到这些复杂活动上。

4. 注意的转移　注意的转移是指人主动地把注意从一个对象转移到另一个对象上，或从一种活动转移到另一种活动上。注意转移的快慢和难易取决于先前注意的强度、新的注意对象的特点，以及个体神经过程的特点。如果先前注意的紧张度高，那么注意转移就慢；如果新的注意对象符合人的需要、兴趣，那么注意转移就迅速。一个人的神经系统活动过程的灵活性差，其注意转移就会困难。

（三）注意的种类

根据注意有无目的性及意志努力的程度，可把注意分为无意注意和有意注意。

1. 无意注意　无意注意也称不随意注意，指事先无预定目的、不需要意志努力的情况下产生的注意。引起无意注意与刺激物的强度、新颖性、刺激物的对比、刺激的突然变化及人的自身状态、需要、情感、经验等有着密切关系。在某些刺激物的直接影响下，人会根据自身的需要、情绪、兴趣等不由自主地立刻把注意力朝向这些刺激物并试图认识它。如同学们正聚精会神地听老师讲课，突然出现一声很刺耳的声音，所有的同学、包括老师都会将目光投向发声处，探究其发生的情况，此即无意注意。

【知识链接 2-4：你是否必须去注意"听"你的名字？】

被试听到两种声音——一种是男声，一种是女声，读一串单音节词。他们被要求仅仅注意自己的右耳，并尽可能准确地复述到达那只耳朵的词（掩蔽）。在实验过程中的某些时刻，被试（除了控制组被试）的名字会呈现在他或她的非注意耳。他们注意到了吗？大约有三分之一（34.6%）被呈现自己名字的被试报告说听到了。他们没有报告听到任何其他的人名，控制组被试（对他们没有呈现名字）报告没有听到任何名字。另外，报告听到名字的那些被试的掩蔽成绩在他们名字出现的瞬间受到了干扰。

2. 有意注意 指有预定目的、自觉地、并需要一定意志努力，受意识调控、主动地对一定事物的注意。此类注意不仅指向个人乐意做的事情，而且指向他应当做的事情。如学生学习护理学专业，有想学好护理学专业本领的主观意识，尽管初学者感到中西医基础理论比较抽象、枯燥、难懂，但为夯实专业基础，同学们会努力克制自己，调节好心态，聚精会神地听课，此即有意注意。有意注意受意识的调节和支配，是人类特有的注意形式。有意注意在人的实践活动中形成和发展，同时实践活动也离不开有意注意。假如一个人缺乏有意注意的能力，想在学习、工作和劳动中做出成绩是不可想象的。

3. 有意后注意 有预定目的，又无须太多意志努力的注意。有意后注意是注意的一种特殊形式。它同时具有无意注意和有意注意的某些特征。培养有意后注意关键在于发展对活动本身的直接兴趣。有经验的教师在课堂上常常通过生动有趣的例子和各种学生参与的课堂活动来促进学生的有意后注意。

（四）注意与护理

护理活动中的病情观察，护理技能操作等都需要有注意这种特殊心理状态的伴随。注意的选择功能，有助于护理人员在护理工作中，避开或抑制其他无意义的、干扰当前活动的各种刺激，增加护理工作的准确性。注意的保持功能，有助于护理人员完成各项护理任务，达到各种护理目标。注意的调节和监督功能，则有助于护理人员在工作中避免因注意分散或注意没有及时转移而发生错误和事故。

四、思维

（一）思维的概念

思维（thinking）是人脑对客观现实间接的和概括的反映。它是人的认识过程的高级阶段，即理性认识阶段，揭示事物的内在联系和本质特征。

（二）思维的种类

1. 依据思维在问题解决时的媒介物不同划分 思维可以被分为直观动作思维、具体形象思维、语词逻辑思维。直观动作思维是指通过实际操作解决直观而具体问题的过程，如灯不亮了，看看是停电还是灯坏了，这种解决问题的方式就是直观动作思维。具体形象思维是指人们运用头脑中的各种形象来解决问题的过程，如回答"小鸟和狗长得有什么不同？"这个问题，就需要运用具体形象思维。语词逻辑思维指人们运用抽象的概念进行判断、推理的过程，如科学规律的发现，科学命题的证明，需要运用词语逻辑思维进行推理。

2. 按思维的创新程度不同划分　思维被分为常规思维和创造思维。常规思维指人们运用已获得的知识经验，按现成的方法和程序解决问题。护理人员按照护理常规解决护理问题就属于常规思维。创造思维是人们重新组织已有的知识经验，用新的方法和程序去解决问题，并创造出新颖的思维成果。各种护理创新及研究就属于创造思维。

3. 根据思维探索答案的方向来划分　思维可以分为聚合思维和发散思维。聚合思维是把解决问题所能提供的各种信息聚合起来，得出一个正确的答案或一个最好的解决问题的方案。发散思维是指解决一个问题时，沿着各种不同的方向去进行积极的思考，找出符合条件的多种答案、解决方法或结论的一种思维。

（三）思维的特征

1. 间接性　思维的间接性是指思维活动不反映直接作用于人的感官的事物，而是借助于语言、表象等媒介，对客观事物进行间接的反映，如护理人员通过患者的面部表情判断其情绪状态。思维的间接性可以让人们透过现象看到事物的本质。

2. 概括性　思维的概括性表现在，思维会将一类事物的共同特征抽取出来加以概括，形成对事物的本质认识，揭示事物的本质联系。借助思维，护理人员可以认识到患者的临床表现与其健康状态间的关系。

思维的间接性和概括性，使人类的认识由有限的空间走向无限的空间，人类对客观事物有了更深刻及广博的认识。

（四）思维的过程

思维的过程包括分析、综合、比较、抽象、概括、具体化和系统化。其中分析和综合是思维的基本过程。

1. 分析与综合　分析是指将事物整体分解为各个部分，将事物包含的各种属性、特征从整体中分离出来的过程。综合是指将事物的各部分、各种特征结合起来形成对事物整体认识的过程。分析与综合是关于事物同一认识过程中的不可分割的两个方面。护理人员了解服务对象的健康状况时，先是分析服务对象的心率、血压等各项生理指标，然后将这些指标综合在一起得出关于这个个体的整体健康状况结论。

2. 比较　比较是指将各事物加以对比分析，确定它们的相同点、不同点及其相互关系的过程，如护理人员通过分析综合了解到服务对象的信息，需要拿来和健康指标的正常值进行对比，找出异同点，再做评判。

3. 抽象和概括　抽象指将客观事物的共同、本质特征抽取出来而舍弃非本质特征的过程。概括是指将抽象出的事物间的共同本质特征综合起来，形成一个完整的认识，如抽象出麻雀、大雁、天鹅有翅膀，能在天空飞翔，从而概括出，鸟都有翅膀，能在天空飞翔。

4. 具体化和系统化　具体化是把抽象出来的一般特点应用到具体对象上的思维过程，如将外科护理常规运用到一个胆囊摘除术的患者。系统化是把一类事物按不同顺序与层次组织成一定系统的思维过程，如护理程序将护理工作分为评估、诊断、计划、实施、评价五个步骤。

（五）思维与护理

思维活动是问题解决的过程，护理人员在问题解决的过程中，需要了解有哪些因素会影响我们解决问题。影响问题解决的因素主要有以下内容。

1.问题情境　问题情境越简单明了，问题就越易解决。问题情境的复杂性是相对的，对某个人是复杂的问题，对另一个人却不一定复杂。护理人员在面对需要解决的问题时，对问题情境进行客观详细的观察，有助于问题的解决。

2.定势　指在过去的经验影响下形成的解决问题的心理准备状态，是由以往经验引起的问题解决的倾向性。定势在有些时候有利于解决问题，有时也会阻碍思维创新。

3.功能固着　人们习惯把某种功能牢固地赋予某种物体，称为功能固着。功能固着对问题解决有重要影响，如一个需要胸外心脏按压的患者，周围找不到硬板床，若不能将地板当作硬板床用，问题就难以解决。

4.迁移　迁移指对一些问题的解决而影响另外一些问题的解决，包括正迁移和负迁移两种类型。人在工作、学习、生活过程中逐渐积累了经验，就会将这些经验迁移到新的需要解决的问题上。

5.动机　动机指问题解决时的内在动力。适宜的动机强度对问题解决有利，过强和过弱的动机强度皆不利于问题解决。动机强度和问题解决的效率之间的关系是呈倒 U 形。就问题解决而言，并不是动机强度越大越好，过于紧张反而会影响问题的解决。护理人员在面对紧张的工作场景时，保持适当的动机强度将有利于工作的开展。

6.从众　从众是指在群体中，个人易于在认识和行为上同他人保持一致的倾向。从众会使人放弃自己的正确判断而听从群体的错误判断。在护理工作中，面对一些疑难问题时，需要根据理由坚持自己的观点，减少差错的发生。

第二节　情感过程

一、情绪和情感的概念

（一）概念

情绪（emotion）和情感（feeling）是人们对客观事物是否满足主观需要而产生的态度体验。任何情绪和情感都不是自发的，而是由客观事物引起。客观事物是产生情绪和情感的源泉，但也不是任何客观事物都能引起情绪和情感，只有那些与人的需要相联系的客观事物才能引起人的情绪和情感。人们在认识客观事物的同时也对客观事物产生不同的态度。如人们听到一首欢快的曲子，除了感知它的内容，还会产生愉快的心情和美的感受。

（二）情绪理论

一般认为，情绪的产生与人格特征、知觉方式、认知评估、意识水平等都有密切的关系。不同理论强调问题的不同侧面，了解这些理论有助于我们深入理解情绪，掌控情绪，做情绪的主人。

1. 情绪的外周理论 通常人们对情绪过程的看法是：情绪是先在内心觉察到某种事实，然后引起了某种心理上的体验，并且产生了身体上的变化。而美国心理学家詹姆斯提出的情绪发生理论则相反，他认为："情绪只是一种状态的感觉，其原因纯粹是身体的……身体的变化直接跟随着对现实事物的知觉产生，当身体变化发生时，我们对这一变化的感觉即是情绪。"他进一步阐述道："我们因为哭，所以悲伤；因为动手打，所以生气；因为发抖，所以怕。并不是我们悲伤了才哭，生气了才打，害怕了才发抖。"他的理论的核心内容是由环境激起的内脏活动导致了情绪。情绪的外周理论强调了自主神经系统在情绪产生中的作用，因此也称为情绪的外周学说（图2-5）。但这一理论忽视了中枢神经系统的调节控制作用，存在一定的片面性。

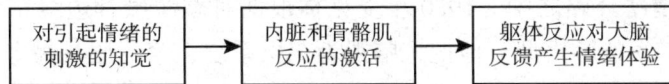

对引起情绪的刺激的知觉 → 内脏和骨骼肌反应的激活 → 躯体反应对大脑反馈产生情绪体验

图 2-5 情绪的外周理论示意图

2. 情绪的丘脑理论 美国心理学家坎农1927年根据许多试验结果提出，丘脑是情绪的中心。当丘脑接收到能够引起情绪反应的刺激信号后，同时向大脑皮层和自主神经中枢转发信号，经过一系列神经冲动传递的过程产生情绪体验、行为变化和生理反应，而无所谓先后之分。1934年巴德扩展了坎农的丘脑情绪理论，所以人们通常把他们的观点合称为坎农–巴德理论（图2-6）。情绪的丘脑理论存在着历史局限性，它忽视了外周变化的意义及大脑皮层对情绪发生的作用。后来很多实验证明，下丘脑在情绪的形成中起重要作用。有些学者进一步提出了网状结构和边缘系统与情绪的关系，对深入探讨情绪的生理机制具有很大的意义。

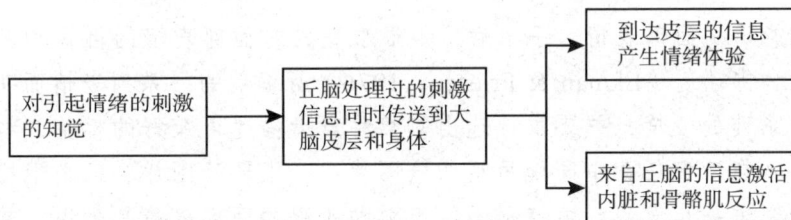

对引起情绪的刺激的知觉 → 丘脑处理过的刺激信息同时传送到大脑皮层和身体 → 到达皮层的信息产生情绪体验 / 来自丘脑的信息激活内脏和骨骼肌反应

图 2-6 情绪的丘脑理论示意图

3. 情绪的认知理论 认知理论曾有过诸多学说。但把它们结合起来看，共同点是认为情绪的产生是刺激因素、生理因素和认知因素协同活动的结果，认知活动在情绪中起着决定性的作用。沙赫特认为，决定情绪的主要因素是认知。他认为情绪是在认知加工过程中产生的，特别是在当前的认知评价与原来的内部模式不一致时产生的。其基本观点是，生理唤醒与认知评价之间的密切联系和相互作用决定着情绪，情绪状态是以交感神经系统的普遍唤醒为其特征。每种情绪状态在形式上可能略有不同，人们通过环境的暗示和知觉的典型模式对这些状态加以解释和分类。生理唤醒的出现使人依靠对它的认知来确定其情绪的发生。阿诺德提出了情绪的认知评价学说，认为刺激情境并不直接决定情绪的性质，从刺激的出现到情绪的产生之间有一个对刺激情境的估量、评价过程。这种认知评价过程往往以过去的经验和情境刺激对个体的作用为依据。她强调这种评价过程发生于生理反应、情绪体验和行为变化之前。评估常以直觉和自然评估为主，以经过考虑的价值判断作为补充。因此，虽然属于同一刺激情境，由于评估不同会产生不同的情绪反应。

4. 情绪–脑机制的有关理论 心理是脑的功能，情绪的产生和调节依赖于中枢神经系统复杂的生物学机制。继坎农的丘脑理论之后，许多心理学家和生理学家开展了大量的有关中枢神经系统功能与情绪发生和调节关系的研究。认为脑的网状结构和边缘系统的功能特点与情绪、情感的联系密切。林斯利总结了前人在神经生理学方面的研究成果。提出了以网状结构为核心的情绪激活学说。他认为，脑干上行网状激活系统接收着来自外周和内脏的各种感觉冲动，经过下丘脑的整合之后，再弥漫投射到大脑，激活大脑皮层，调节睡眠、觉醒和情绪状态。情绪的边缘系统学说是由帕佩兹和麦克林提出的。他们认为边缘系统与情绪的自主神经系统反应和情绪体验关系密切，大脑的边缘皮层、海马、丘脑和下丘脑等结构在情绪体验和情绪表现中具有重要作用。帕佩兹还提出了有关情绪的环路模型。更多的研究证实，帕佩兹环路远比最初想象的复杂，杏仁核和隔区也应该包括在情绪环路之中。1970年麦克林根据对癫痫患者边缘系统的研究，提出了一个有关情绪行为更为扩大的脑模型。他把人脑视为三层系统，第一层是最老最深的脑干，第二层是与情绪情感有密切联系的边缘系统，第三层是特别复杂的大脑皮层。麦克林模型强调了边缘系统在情绪活动中的重要作用，同时说明了多种高等动物情绪反应所涉及的共同的脑结构，以及这些结构和它们的功能在物种演化中的发展过程。从演化的观点看，边缘系统的出现给脑干所实现的行为增加了更多的适应性。这就是说，它可以受到情感和情绪的策动，更有效地适应各种情境刺激。

【知识链接 2-5：关于杏仁核的情绪功能的个案研究】

一位妇女28岁时就患了癫痫病，这种病一直折磨她到50岁。在药物治疗无效的情况下，她接受了一系列的大脑手术，损伤了左右杏仁核。手术后她的情绪表达（面部和声音）出现了困难或减弱。

手术前，她能识别面部表情。手术后，她很难完成对面部表情的再认和匹配任务。如要求她识别艾克曼和佛瑞逊（Ekman & Friesen，1976）所编制的一系列表情面孔。在这个任务中，向她呈现一系列的表情，并要求她选出对某种表情描述得最好的标签，结果表明，她很难完成这个任务。在匹配任务中向她呈现四张图片：一张靶子图片、三张干扰图片，她再次表现出困难。研究进一步发现，她特别不能识别和匹配的面部表情是恐惧，其次是厌恶。在另一项任务中，向她呈现不同情绪的图片。这些图片是由计算机生成的，是同一个人的不同表情。结果显示，她不能再认恐惧、厌恶和愤怒等情绪，但能再认愉快、悲伤和惊奇等。

研究还发现，在要求患者听一些没有语调而有意义的句子时，患者难以完成任务。如果给她呈现有情绪语调的中性词，并检验她对各种情绪语调的再认，可以发现，她不能再认愤怒语调，更不能再认恐惧语调。

对这位妇女进行的研究结果表明，不同情绪可能在不同的脑区进行加工。正如斯柯特（Scott）和他的同事所认为的，损伤杏仁核削弱了对恐惧和愤怒的再认，这个似乎合理的假设说明，杏仁核可能卷入对危险的评价和恐惧的情绪中。

（三）情绪功能

1. 情绪是适应生存的心理工具　情绪是进化的产物。在低等动物种系中，几乎无情绪而言，只有一些具有适应性的行为反应模式。当动物的神经系统发展到皮质阶段时，生理唤醒在头脑中产生相应的感受状态并留下痕迹，这就是最原始的情绪。当特定的行为模式、生理唤醒及相应的感受状态出现后，就具备了情绪的适应性，其作用在于使机体处于适宜的活动状态。所以，情绪自产生之日起便成为适应生存的工具。人类继承和发展了动物情绪这一高级适应手段。情绪的适应功能在于改善和完善人的生存条件。例如，婴儿在出生时，由于脑的发育尚未成熟，还不具有独立生存的基本能力，他们靠情绪信息的传递，得到成人的抚育。人们常通过快乐表示情况良好；通过痛苦表示急需改善不良处境。由于人生活在高度人文化的社会里，情绪适应功能的形式有了很大的变化，人用微笑向对方表示友好，通过移情和同情来维护人际联结，情绪起着促进社会亲和力的作用，但对立情绪有着极大的破坏作用。总之，各种情绪的发生，时刻都在提醒着个人和社会去了解自身或他人的处境和状态，以求得良好适应。

2. 激发心理活动和行为动机 情绪构成一个基本的动机系统。它能够驱动有机体发生反应、从事活动，在最广泛的领域里为人类的各种活动提供动机。情绪的动机功能既体现在生理活动中，也体现在人的认知活动中。内驱力是激活有机体行为的动力。情绪的作用在于能够放大内驱力的信号，从而更强有力地激发行动。例如，人在缺水或缺氧的情况下，产生补充水分或氧气的生理需要。但是这种生理驱力本身并没有足够的力量去驱动行为。而此时产生的焦虑感起着放大和增强内驱力信号的作用，并与之合并而成为驱动人行为的强大动机。内驱力带有生物节律活动的刻板性。情绪反应却比内驱力更为灵活，它不但能根据主客观的需要及时地发生反应，而且可以脱离内驱力独立地发生作用。情绪的动机功能还体现在对认知活动的驱动上，认知的对象并不具有对活动的驱动性，促使人去认知事物的是兴趣和好奇心。兴趣作为认知活动的动机，导致注意的选择和集中，支配感知的方向和思维加工，从而支持着对新异事物的探索。

3. 心理活动的组织作用 情绪是独立的心理过程，有自己的发生机制和活动规律。作为脑内的一个监察系统，情绪对其他心理活动具有组织作用。它包括对活动的促进或瓦解两方面，正性情绪起协调、组织作用，负性情绪起破坏、瓦解或阻断作用。研究证明，情绪能影响认知操作的效果，影响效应取决于情绪的性质和强度。愉快强度与操作效果呈倒"U"形，即中等唤醒水平的愉快和兴趣为认知活动提供最佳的情绪背景，过低或过高的愉快唤醒均不利于认知操作。对于负性情绪来说，痛苦、恐惧的强度与操作效果呈直线相关，情绪强度越大，操作效果越差。情绪的组织功能也体现在对记忆的影响方面。人在良好情绪状态下，容易回忆带有愉快情绪色彩的材料；如果识记材料在某种情绪状态下被记忆，那么在同样的情绪状态下，这些材料更容易被回忆出来。情绪的组织功能也表现在对人行为的影响。人的行为常被当时的情绪所支配。当人处在积极、乐观的情绪状态时，倾向于注意事物美好的一面，而在消极情绪状态下则使人产生悲观意识，失去希望和渴求，更易产生攻击性行为。

4. 情绪是人际交往的手段 情绪和语言一样，具有服务于人际沟通的功能。情绪通过独特的非言语沟通形式，即由面部肌肉运动、声调和身体姿态变化构成的表情来实现信息传递和人际间相互了解。其中面部表情是最重要的情绪信息媒介。在许多情境中，表情能使言语交流的不确定性和模棱两可的情况明确起来，成为人的态度、感受最好的注释；在人的思想或愿望不宜言传时，也能够通过表情来传递信息。表情信号的传递不仅服务于人际交往，而且常常成为人们认识事物的媒介。例如当面临陌生不确定的情境时，人们常从他人面孔上搜寻表情信息，然后才采取行动，这种现象称作情绪的社会性参照作用（social referencing of emotion），其有助于人的社会适应。情绪的沟通交流作用还体现在构成人与人之间的情感联结上。例如婴儿对母亲的依恋就是以感情为核心的特殊情感联结模式。此外，情感联结还有许多其他形式，如友谊、亲情和爱情等都是以感情为纽带的联结模式。

二、情绪与情感的分类

（一）基本情绪

人类的情绪种类繁多，非常复杂，而基本情绪主要有：

1. 快乐　快乐是一种在追求并达到所盼望的目的时所产生的一种体验。快乐的程度取决于愿望的满足程度，从微弱的满意到狂喜，分为一系列程度不同的级别。

2. 愤怒　愤怒是愿望不能实现并反复受到挫折，致使紧张状态逐渐积累而产生的情绪状态。愤怒的程度取决于对妨碍达到目标对象的程度。愤怒从弱到强的变化是：轻微不满→愠怒→怒→愤怒→暴怒。愤怒一般是有对象的，甚至有攻击行为。

3. 恐惧　恐惧是面临危险，企图摆脱、逃避却又无能为力时的情绪体验。引起恐惧的重要因素是缺乏处理可怕情境的能力。例如，突然陷入陌生的情境，无法掌控时，会产生恐惧情绪。

4. 悲哀　悲哀是失去自己所热爱、企盼的事物时，或追求的愿望破灭时产生的情绪体验。悲哀的表现有不同的程度：遗憾、失望、难过、悲伤、哀痛、绝望，主要取决于所失去事物的价值。

（二）情感

人和高等动物都有情绪，但是又有着本质的不同，人的情绪具有社会制约性，而且只有人才具有与社会性需要相联系的高级情感体验。

1. 道德感　道德感是根据一定的社会道德标准，评价人的行为、举止、思想、意图时所产生的情感体验。在社会生活中，这种标准得到遵守，即产生肯定的体验，反之则产生否定的体验。如对民族的尊严和自豪感，对公益活动的责任感，对集体的荣誉感，对患者的同情感等都属于道德感。

2. 理智感　理智感是人们对智力活动的需要和意愿能否得到满足所产生的情感体验。理智感总是与人的求知欲望、认知事物、科学探索和对真理的追求相联系的，它体现着人们对自己认知活动的过程与结果的态度。例如，科学研究中发现新线索、学习中有了新进展而产生的陶醉感，工作中多次失败后获得成功的欣喜感等，都属于理智感的范畴。

3. 美感　美感是事物是否符合个人审美需要而产生的情感体验。美感根据对象不同可分为自然美、社会美和艺术美。例如，壮丽的山河、无边的草原，给人自然之美的体验；引人入胜的绘画、巧夺天工的雕塑，蕴含着艺术之美；秀丽的相貌、端庄的举止，体现着人类自身的美。美感不是孤立的情感体验，受社会、历史、生活条件制约，与道德感等其他情感相联系。

（三）情绪与情感的区别与联系

情绪和情感是既有区别又有联系的两个概念。

1. 情绪和情感的区别　情绪的发生发展与遗传进化因素有关，具有生物学适应价值。与个体的生物学需要相联系。具有较大的情境性、激动性和暂时性。情绪常常难以控制，表现出不随意性、冲动性，很难假装。情感是通过社会化过程发展的特殊心理现象，是与个体的社会需要相联系。以内心体验的形式存在，比较内隐，具有较大的稳定性、深刻性和持久性。如对祖国、对亲人深沉的爱，朋友之间的友情，对职业的感情等，不轻易外露。

2. 情绪和情感的联系　情绪、情感有区别，但在具体的人身上很难区分。情绪、情感总是相互依存，不可分割的。情感离不开情绪，稳定的情感是在情绪的基础上形成的，同时又通过情绪反应得以表达，离开情绪的情感是不存在的。情绪也离不开情感，情绪的变化往往反映情感的深度，在情绪发生的过程中，常常深含着情感。如果将情绪、情感统称为感情，情绪是感情的外在表现形式，情感是感情的内容。

三、情绪体验的维度

情绪的维度是指情绪所固有的某些特征，主要指情绪的动力性、激动性、强度和紧张度等方面。这些特征的变化幅度又具有两极性，每个特征都存在两种对立的状态。

（一）从性质上看，有肯定的情绪、情感和否定的情绪、情感

人们的需要得到满足时产生肯定的情绪、情感，如高兴、满意、爱慕、欢喜等；人们的需要不能得到满足时则产生否定的情绪、情感，如烦恼、不满意、憎恨、忧愁等。肯定的情绪、情感可提高人们的活动能力，否定的情绪、情感是消极的，会降低人们的活动能力。

（二）从强度上看，各类情绪、情感的强弱不一样

例如，从微弱的不安到激动，从愉快到狂喜，从微愠到狂怒，从好感到酷爱等。在强弱之间又有各种不同的程度。例如，从好感到酷爱的发展过程是：好感→喜欢→爱慕→热爱→酷爱。情绪、情感的强度决定于引起情绪、情感的事件对人的意义大小，也与个人的既定目的和动机能否实现有关。

（三）在紧张度上，情绪有紧张和轻松之别

紧张和轻松往往发生在人的活动最关键的时刻。紧张程度既决定于当时情境的紧迫性，也决定于人的应变能力及心理准备状态。通常紧张状态可导致人们积极行动，但过度紧张则会令人不知所措，甚至使人的精神瓦解、行动终止。

四、情绪状态

情绪状态指在某种事件或情境的影响下，一定时间内所产生的激动不安状态。按情绪发生的速度、强度和持续时间的长短，可以把情绪状态划分为心境、激情和应激三种。

（一）心境

心境（mood）指比较平静而持久的情绪状态。心境具有弥漫性，它不是关于某一事物的特定体验，而是以同样的态度体验对待一切事物。

心境的持续时间有很大差别，依赖于引起心境的环境和主体的人格特点。一般情况下，重大事件所致心境的持续时间较长，如失去亲人可使人产生较长时间的郁闷心境。同样，一个人取得重大成功，一段时期内会处于积极、愉快的心境中。人格特征也影响心境的持续时间，同一事件对有的人心境影响较小，而对另外一些人影响较大，前者事过境迁，而后者耿耿于怀，这都与人的气质、性格有关系。

心境的产生原因很多，生活的顺境和逆境、工作的成功与失败、人际关系是否融洽、个人的健康状况、自然环境的变化等，都可成为引起某种心境的原因。心境对人的生活、工作、学习、健康有很大影响。积极向上乐观的心境，可提高人的活动效率，增强信心，对未来充满希望，有

益于健康；消极悲观的心境，会降低人的活动效率，使人丧失信心和希望，经常处于焦虑状态，有损于健康。人的世界观、理想和信念决定心境的基本倾向，具有调节心境的重要作用。

（二）激情

激情（affective impulse）指一种强烈的、暴发式的、为时短暂的情绪状态。激情往往由对个人具有重大意义的事件引起，如重大成功后的狂喜，惨遭失败后的绝望，亲人猝死所致的极度悲伤，突如其来的危险造成的异常恐惧等，都是激情状态。

激情状态往往伴随生理变化和明显的外部行为表现，例如盛怒时全身肌肉紧张，双目怒视，怒发冲冠，咬牙切齿，紧握双拳等；狂喜时眉开眼笑，手舞足蹈；极度恐惧、悲痛和愤怒后，可导致精神衰竭、晕倒、发呆，甚至出现激情休克现象，有时表现为过度兴奋、言语紊乱、动作失调。

激情具有积极和消极两极性。在激情状态下，人能发挥出意想不到的潜能，完成平时完成不了的工作；但也能使人出现"意识狭窄"现象，分析能力和自我控制能力降低，进而行为失去控制，做出鲁莽的行为或动作。人应该善于控制自己的激情，学会做自己情绪的主人。

（三）应激

应激（stress）是出乎意料的紧迫情况或者长期的压力所引起的高度紧张及焦虑的情绪状态；它是人们对某种意外的环境刺激做出的适应性反应。如突然发生的爆炸、地震、车祸等意外事件。在突如其来的或危急的情境下，个体必须迅速做出决策，容易出现应激状态。人在应激状态下，会引起一系列生物性反应，如肌肉紧张度、血压、心率、呼吸及腺体活动的明显变化，其变化有助于人们适应急剧变化的环境刺激，维护机体功能的完整性。

五、情绪和情感的表达

情绪和情感本是一种内部的主观体验，当这种体验发生时，又总是伴随着某些外部表现，并可观察到。人的外显行为主要指面部可动部位的变化、身体的姿态和手势，以及言语器官的活动等等。这些与情绪和情感有关联的行为特征称为表情（emotional expression），它包括面部表情、身段表情和言语表情。

（一）面部表情

面部表情（facial expression）是指通过眼部、颜面和口部肌肉的变化来表现各种情绪状态。达尔文在他的《人类和动物的表情》一书中认为，表情是动物和人类进化过程中适应性动作的遗迹。例如，悲伤时的嘴角下拉，可能源于啼哭时的面型，其功能是在苦难中求援。这种求援行为的痕迹世世代代遗传下来，就自然成为不愉快的普遍表情。正因为人的表情具有原始的生物学的根源，所以，许多最基本的情绪，如喜、怒、悲、惧的原始表现是通见于全人类的。一些心理学家提出人面部的不同部位在表情方面的作用是不同的。艾克曼经实验证明，眼睛对表达忧伤最重要，口部对表达快乐与厌恶最重要，前额能提供惊奇的信号，眼睛、嘴和前额对表达愤怒情绪都是重要的。

【知识链接 2-6：婴儿的文化情绪反应】

美国和日本的 5 ～ 12 个月大的婴儿在家中接受了访问。实验者对每个婴儿采用了一套同样的实验程序：将每个婴儿的手抓住并交叉叠放于腹部。实验者对每个婴儿的反应都录了像，结果发现两种文化下的婴儿运动面部肌肉的方式都相同——带来了高度相似的痛苦的表情。美国和日本的婴儿在发出负性的声音和身体上挣扎的频率上也很相似。

（二）身段表情

身段表情（body expression）是指情绪发生时身体各部分呈现的姿态，通常也称"体语"。如兴奋时手舞足蹈，悔恨时捶胸顿足，愤怒时摩拳擦掌等身体姿势都可以表达个人的某种情绪。手势（gesture）是一种重要的身段表情，它通常和言语一起使用来表达人的某种思想感情。在一些情况下，手势也可以单独使用，如人们在无法用言语进行沟通时，往往是通过手势等肢体语言进行交流，表达个人的情感，传达个人信息，它为人们提供了非言语信息和感觉反馈。近年来，人们发现通过身体的反馈活动可以增强情绪和情感的体验。

（三）言语表情

言语表情（language expression）是指情绪发生时在言语的音调、节奏和速度等方面的变化，是人类特有的表达情绪的手段。言语中音调的高低、强弱，节奏的快慢等所表达的情绪是言语交际的重要辅助手段。例如喜悦时语调高昂，语速较快；悲哀时语调低沉，语速缓慢，此外，感叹、激愤、讥讽、鄙视等也都有一定的音调变化。

由于外部表达方式具有习得性，人们往往为达到某种目的而故意隐瞒或装扮出某种情绪表现，因此表情常常带有掩饰性和社会称许性，在观察个体的情绪变化时，只注意他的外在表现是不够的，还需要注意观测个体的一些生理变化的指标。

六、情绪和情感与护理

（一）情绪和情感对心身健康的影响

情绪具有明显的生理反应，直接关系到心身健康，而所有心理活动又都在一定的情绪基础上进行，因而情绪成为心身联系的一种纽带。情绪与人的健康有着极为密切的关系，我国古代《黄帝内经》中就有"喜伤心""怒伤肝""思伤脾""恐伤肾"的阐述，中医"内伤七情"学说把情绪因素列为疾病的内因。医学心理学的研究，更以大量证据证明了情绪因素的致病作用，从而把情绪与疾病的关系建立在科学研究的基础上。

因此，在护理工作中应充分调动患者积极的情绪（比如乐观、开朗、心情舒畅等），使人从心理与生理两方面保持平衡。积极的情绪不仅能提高人的大脑活动效率和耐久性，使人体内的各器官系统的活动处于高水平的协调一致状态，还能使患者增强对疾病的抵抗力，有利于患者疾病的康复。消极的情绪比如焦虑、抑郁、悲伤、烦闷等则会损害人的正常的生理功能和心理反应。如果消极情绪产生过于频繁或强度过高或持续时间过长，就会导致躯体疾病或心理疾病的发生。现代医学研究表明，临床上常见的高血压、冠心病、癌症、糖尿病、消化性溃疡、哮喘、偏头痛等80多种疾病，都与不良情绪有关，并称此类疾病为心身疾病。

一些容易引起强烈紧张状态的重大生活事件，如战争、社会动荡、恐怖事件、地震、水灾等，也会使人产生各种心身疾病。比如，在第二次世界大战中，英国伦敦不断受到德国的空袭，人们经常处于精神紧张状态。有人发现在那个时期患消化性溃疡并穿孔的患者明显增多。此外，严重的不良情绪还可能导致心理障碍及精神疾病。因此，为了使机体能够保持良好的心身健康状态，应该设法避免或积极调整焦虑、烦恼等不良情绪，保持乐观、大度、心胸开阔的积极情绪。

（二）健康情绪的判断标准

由于人类社会化的影响，人们知道该怎样来表达自己的情绪。人们往往是根据社会要求和准则，以及传统的习俗来规范自己情绪的表达方式。一般认为，符合以下这个准则的就是健康的情绪，反之就是不健康的情绪。健康情绪的判断标准主要有：

1. 诱因明确　情绪的发生与发展必须有明确的原因，该喜则喜，该悲则悲。无缘无故地喜，无缘无故地怒，莫明其妙地悲伤都是不健康的情绪。

2. 反应适度　情绪反应强度要能够与引起情绪的刺激强度相适应，这才是健康的情绪反应；如果情绪反应过度强烈或过度抑制都是不健康的表现。

3. 情绪的稳定性和灵活性　健康的情绪反应要有一定的稳定性，如果情绪时强时弱，变化莫测，则是不健康的表现。在稳定性中还要有灵活性，即情绪反应开始较强，随着时间的推移，经过调整能够及时恢复；若恢复过程过慢，甚至情绪固着，变化不灵活，也是不健康的表现。

4. 情绪的自我调节和控制　健康的情绪是可以自我调节和控制的。在现实生活中运用一些积极有效的方法，主动及时调整不良情绪，以把消极情绪转化为积极情绪。

第三节　意志过程

一、意志的概念

意志（will）是人自觉地确定目标，并根据目标来支配、调节自己的行动，克服各种困难，从而实现目标的心理过程。意志是意识的能动部分，它对人的认知活动有支配和调节作用，使人们可以排除困难、控制消极情绪，把认知引向深处，是人类实践活动成功的保证。由意志支配的行为称为意志行为。

二、意志行为的基本特征

（一）以有目的为前提

意志行为的目的性特征是人与动物的本质区别。人不同于一般动物，不是消极被动地适应环境，而是积极能动地改造世界，成为现实的主人。人为了满足某种需要而预先确定目的，并有计划地组织行动来实现这一目的。人在从事活动之前，活动的结果已经把行为的目的以观念的形式存在于人的头脑中，并用这个观念来指导自己的行为。人的这种自觉的目的性还表现在能发动符合于目的的行为，同时还能制止不符合目的的另一些行为。意志的这种调节作用也是意志的能动性表现。

（二）以克服困难为核心

目的的确立与实现过程中总会遇到各种困难，所以战胜和克服困难的过程，也是意志行为的过程。在实际生活中，并不是人的所有有目的的行为都是意志的表现，有的行为虽然也有明确的目的，但是如果不与克服困难相联系，就不属于意志行为。意志是在人们克服困难中集中表现出来的，这种困难包括内部困难和外部困难，内部困难指来自自身内部的困难，如缺乏信心等；外部困难是指来自外部环境的困难。所以，个体的行为需要克服的困难越大，意志的特征就显得越充分、越鲜明。

（三）以随意运动为基础

人的活动可分为随意活动和不随意活动两种。不随意活动是指那些不以人的意志为转移的、自发的、控制不了的运动，主要指的是由自主神经支配的内脏运动。随意运动是指可以由人的主观意识控制的运动，主要是由支配躯体骨骼肌的躯体神经控制的躯干四肢的运动。意志行为以随意运动为基础，根据实践的目的去组织、支配和调节一系列的动作，组成复杂的行为，从而实现预定的目的。

【知识链接 2-7：从糖果实验看意志品质】

美国心理学家瓦尔特·米斯切尔（W.Mischer）于20世纪60年代在斯坦福大学的一所幼儿园做了一个著名的实验。在实验中，瓦尔特·米斯切尔事先在每个儿童（仅有4岁）的面前放上一颗棉花糖，然后告诉他们："你们可以吃掉这颗糖，但如果能等到我出去一会儿回来后再吃，就能吃到两颗。"当他刚离去，有的小孩就迫不及待地吃掉了那颗糖；有的小孩等待了一会儿，但还是忍不住把糖吃掉了；剩下的那些孩子则坚持等候了对他们来说很漫长的20分钟，吃到了两颗棉花糖。10多年后，这些孩子长大了，参加了大学入学考试，结果是那些坚持得到两颗糖的孩子的平均分比得到一颗糖的孩子高出210分（总分800分），但他们的智商水平并没有明显的差别。

三、意志行为的心理过程

意志行为的心理过程包括两个部分：采取决定阶段和执行决定阶段。采取决定阶段是意志行为的准备阶段，在这一阶段中，预先决定行为的方向和结果，规定行为的轨道，因此是完成意志行为重要的、不可缺少的开端。执行决定阶段是意志行为的完成阶段，在这个阶段里，意志由内部意识向外部行动转化，人的主观目的转化为客观结果，观念的东西转化为实际行为。

（一）采取决定阶段

决定的采取是一个过程，包括动机斗争、目的确定和行为方式的选择等几个环节。

1. 动机斗争与目的确定 人的行为总是由一定的动机引起的，并指向一定的目的。动机是激励人去行动的原因。目的是期望在行动中所要达到的结果。动机是由人的需要而产生的，而需要是人意志行为的内在因素。在意志行为初期，人的动机是多样的。有高级的与低级的、正确的与不正确的、长远的与浅近的、原则的与非原则的等等。人在动机斗争过程中，要权衡各种动机的轻重缓急，反复比较各种动机的利弊得失，评定其社会价值。这种动机斗争有时是非常激烈的。当某种动机通过斗争居于支配行为的主导地位时，目的也就确定下来，动机斗争才告结束。

2. 方法和策略的选择 意志行为的目的实现，还有正确行为方式的选择和行为计划制订的问题，这是达到意志行为目的的决策步骤。行为方式选择和行为计划拟定就是对各种方式、方法和方案进行分析比较，周密思考，权衡利弊而加以抉择的过程。抉择时，必须遵循的一条基本原则，即从全局出发，个人利益服从集体利益，部分服从整体，小道理服从大道理。

（二）执行决定阶段

决定的执行是意志行为的关键，行为的动机再高尚，行为的目的再美好，行为的手段再完善，如果不付诸实际行动，这一切也就失去意义，不可能构成意志行为。

1. 执行决定是意志行为、情感体验和认知活动协同作用的过程　人的行为中必然伴随着种种肯定和否定的情感体验。人要想使自己的行为始终瞄准预定目的的实现，就要有认知活动的积极参与，这样才能随时对自己的行为进行自我调节。因此。执行决定的过程实际上是由多种心理因素积极参与、协同作用的过程。

2. 执行决定是克服各种困难的过程　人在按预定的目的去执行决定的过程中，必然要遇到各种主观或客观困难。主要是：

（1）与既定目的不符的各种动机还可能重新出现，引诱人的行为脱离预定的轨道。

（2）人的行为中会出现意料之外的新情况、新问题，而个人可能又缺乏应付新情况、解决新问题的现成手段，这也会造成人的行为的踌躇或徘徊。

（3）在行为尚未完成时，还可能产生新的动机、新的目的和手段，会在心理上同既定目的发生竞争，从而干扰行为的过程。

（4）积极而有效的行为，要求克服人的个性中原有的消极品质，如懈怠、保守、不良习惯等，忍受由行为或行为环境带来的种种不愉快的体验。

四、意志的品质

意志的品质在人格中极为重要，它是一个人奋发前进的内部动力。有志者，事竟成。在意志的品质上，人与人之间存在很大的差异。意志的品质主要有以下 4 个方面：

（一）自觉性

意志的自觉性是指行为者对自己行为所达到的目的及其社会意义有正确、深刻的理解，并能主动支配自己的行为使之符合该目的的要求。一个具有自觉性品质的人，在行为中不畏艰险，一往无前。与自觉性相反的是盲从和独断。盲从表现为缺乏主见，行为易受别人影响，所谓的"人云亦云，人行亦行"，正是盲从或受暗示的表现；独断则是不管自己行为的目的能否实现，一意孤行，刚愎自用。二者都是意志品质不良的表现。如对护理专业的热爱，护士首先要有坚定的信念，并充分认识护理工作的社会价值，不受社会偏见的暗示和影响，才能坚定意志做好本职工作。

（二）坚韧性

意志的坚韧性是指人能以充沛的精力和百折不挠的精神克服一切困难和挫折，坚决完成既定任务。一个人是否坚强，事业的成与败，往往与此意志品质相关。具有坚韧性的人能不因困难而退缩，不因压力而屈服，不因诱惑而动摇。与坚韧性相反的品质是顽固执拗和见异思迁。

（三）果断性

意志的果断性是指适时做出决断的意志品质。具有这种意志品质的人，善于分析判断，明察是非，并能迅速正确地做出决定。一个人在特殊场合下能当机立断，敢作敢为，即使面临危险甚至危及生命，也能挺身而出，大义凛然，此即意志果断的表现。与果断性相反的意志品质是优柔寡断和武断。在护理工作中，尤其在对危重患者抢救时，绝不允许优柔寡断和草率行事，否则，会贻误抢救时机，危及患者生命安全。

（四）自制力

意志的自制力是指善于克制情绪并能有意识地调节和支配自己的思想和行为的意志品质。意志的自制力主要表现在两个方面：一是善于促使自己去执行已采取的决定；二是善于抑制与自己目的相违背的一切愿望、动机、情绪和行为。自制力是人的坚强意志的重要标志。与自制力相反的品质是任性，表现为放纵自己，毫无约束，感情用事，任意而为的倾向。护理情境多变，情况复杂，劳动强度大，护士必须经常克制自己的惧怕、畏难、懒惰、厌倦等情绪，才能提高护理质量。

【复习思考题】

1. 试述感觉与知觉的区别与联系。
2. 简述知觉的特征。
3. 简述记忆的基本过程。
4. 简述情绪和情感的区别与联系。

第三章
人　格

人格（personality），最初来源于拉丁语 personal，翻译为面具的意思，指在古希腊剧场里演员所戴的面具，近似我国戏曲里的"脸谱"，戏曲里"生旦净末丑"每一副妆容，都决定了角色的"唱念做打"一系列独特风格。一个人的人格特征决定了他做人做事的整体风格。

关于人格，我国心理学界尚无统一定义。《心理学大词典》中认为人格，又称个性，是指一个人的整个精神面貌，即具有一定倾向性和稳定性的心理特征的总和。

人格具备以下 4 个方面的特征。

1. 独特性　正所谓"人心不同，各如其面"，这个世界上没有两片完全相同的树叶，也没有两个完全相同的人。即使是同卵双胞胎，在外貌相似的情况下，也有显著的人格差异。人格是在遗传、环境、教育等先天和后天环境因素共同作用下形成的。每个个体形成了各自独特的心理特点，所以人与人之间不会有完全相同的人格。

2. 稳定性　俗话说"江山易改，禀性难移"，这里的禀性就是指人格。稳定性包括两个维度：一是人格跨时间的持续性；二是人格跨情境的一致性。人格的稳定性是指那些经常表现出来的特点，不随时间和地点而改变，偶然的心理特征不能称为人格。人格虽然具有稳定性，但是并不意味着它在一生中都是一成不变的，随着后天环境的变化，人格也有可能产生或多或少的改变。

3. 整体性　人格是由多种成分构成的一个有机整体，具有内在的一致性，受自我意识的调控。整体一致性是心理健康的重要指标，当人格结构各方面彼此和谐一致时，人格才是健康的，否则就会出现各种心理冲突，导致人格分裂。

4. 生物性和社会性　人格是在遗传的基础上，受后天社会环境影响形成的。人格既有生物属性又有社会属性，反映了一个人的社会文化特点和社会实践经验。即使有人类的遗传，若没有社会文化与社会实践的影响，也难以形成人格。"狼孩的故事"充分地证明了这一点。

具有健康人格的人可以体现在人际关系和谐，其想法、行为和情绪反应与周围人协调一致，心态平和、需求合理，能自我调控等方面。

第一节　人格倾向性

人格倾向性主要反映人对事物稳定的心理倾向和行为特征，包括需要、动机、兴趣、理想、信念和世界观等。人格倾向性主要是在后天的学习养成和社会化过程中形成的，是一个人进行活动的基本动力，决定着人对现实的态度，以及人认知活动的行为趋向和对象选择。个性倾向性也被认为是一个以需要为基础的动机系统。

一、需要

（一）需要的概念

需要（need）是生存与发展所必需的事物在人脑中的反映，是个体的心理活动和行为的基本动力。每个人在寻求生存和发展的过程中都会产生各种需要，如食物、睡眠、社会交往、寻求团体等。需要是不断变化的，形式多种多样。这些需要被认为是个体的一种内部状态或一种倾向，是一个人自身内在对外部环境稳定的要求。

需要在人的行为、心理过程和个性中起着重要作用，是个体活动的源泉和动力。需要越强烈，由此引发的活动越频繁有力，人的任何行为背后都是为满足某种需要而为，人的需要也是在活动中不断产生和发展的。当人的一种需要得到满足时，随着现实人与事的关系变化，又会产生新的需要。这样，需要推动着人不断去寻找活动目标，在活动中需要也不断地得到满足又产生新的需要，从而使人的活动持续向前发展。

（二）需要的分类

人类的各种需要是一个整体结构，通常根据需要的起源，把人的需要分为生理性需要和社会性需要；根据需要的对象，把人的需要分为物质需要和精神需要。

1. 生理性需要和社会性需要

（1）生理性需要 生理性需要指维持生命生存和种族延续的需要，如对饮食、运动、休息、睡眠、排泄等的需要。生理性需要是人类最原始最基本的需要，动物也有这类需要。人和动物生理性需要的区别在于人的生理性需要受社会生活条件和社会道德规范的制约。

（2）社会性需要 社会性需要是指为维护社会的存在和发展而产生的，与人的社会生活相联系，是人类特有的在社会实践中发展起来的高级需要。如劳动需要、交往需要和成就需要等。社会性需要是后天习得的，并随着社会生活条件的不同而有所不同。社会性需要也是个人生活所必需的，如果这类需要得不到满足，就会使个人产生焦虑、痛苦等情绪。

2. 物质需要和精神需要

（1）物质需要 指人对物质产品的需要，如衣、食、住、行等。在人的物质需要中，有些既是生理性需要又是社会性需要，如服饰、汽车等。

（2）精神需要 指人对精神生活及其产品的需要，如知识、道德、审美等。随着社会的进步与发展，人追求精神需要得到的满足也越来越多。

（三）马斯洛的基本需要层次理论

马斯洛（A.H.Maslow，1908—1970）是美国的社会心理学家，人本主义学派的代表人物。需要层次理论是他在1943年《人类激励理论》论文中所提出的。马斯洛认为，人类的基本需要可以分为5种，即生理、安全、归属与爱、尊重和自我实现的需要（图3-1）。

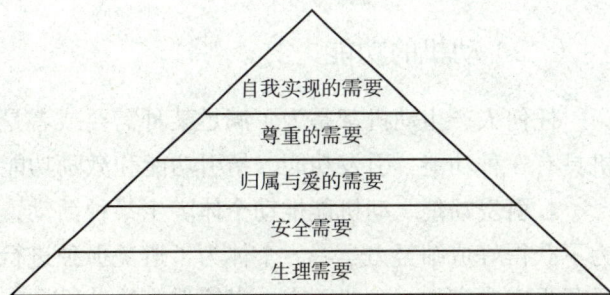

1. 生理需要（physiological needs） 人

图3-1 马斯洛基本需要层次图

对食物、水、空气、睡眠、性等的需要。它们是最基本和最强烈的需要，是推动人们行为的最强大动力，必须首先获得满足。如果生理需要得不到满足，人类无法生存。古语有"仓廪实而知礼节"，马斯洛认为在解决温饱需求的基础上，人才会有更高层次的需求。

2. 安全需要（safety needs） 人们对保障身心免受伤害，寻求稳定、安全、受保护、有秩序、能免除恐惧和焦虑等的需求。

3. 归属与爱的需要（belongingness and love needs） 人需要归属一定的群体，并在群体中得到接纳和认可。归属与爱的需要是个体渴望与人建立一种爱或被爱充满感情的关系，渴望在其群体和家庭中拥有地位的需要。比如，学生希望在班集体里有自己的朋友，能够被同学接纳和认可。

4. 尊重的需要（esteem and self-esteem needs） 包括自尊和希望得到别人的尊重。尊重的需要得到满足会使人相信自己的力量和价值，可以激发个人潜力，在生活中变得更有能力和富有创造力。

5. 自我实现的需要（self-actualization needs） 人们追求最大限度地发挥自己特有潜能的需要，实现自己的理想，做自己认为有价值和有意义的事。自我实现是人类最高层次的需要，为满足自我实现的需要所采取的途径也是因人而异的。

因此，护理人员在工作中，应首先满足患者的生理需要，提供安全的环境，真诚热情地对待患者，使其感受到温暖与关爱，提升患者自我价值感，这样在一定程度上更有利于患者的早日康复。

马斯洛认为，人的需要的发展演变过程呈波浪式前行，高层次需要的出现建立在低层次需要相对满足的基础上，但并不是必须等到低层次需要得到完全满足后才会出现，较低一层的需要高峰过后，较高一层的需要就会产生优势作用。马斯洛需要层次理论在实际工作中受到重视和运用，但它忽略了人类基本需要的社会性，所以也存在一定的局限性。

二、动机

（一）动机的概念

动机（motivation）是引发和维持个体从事某种活动或行动，使其朝向某一目标的内在动力。动机一词，来源于拉丁文 movere，即推动（to move）的意思，人从事任何活动都需要一定的原因，是在动机支配下进行的。引发动机需要两个条件，即需要和诱因。动机是在需要的基础上产生的，离开需要的动机是不存在的。诱因是指能激起个体定向行为，并能满足个体需要的刺激，例如，饥饿是产生寻找食物的内在需要，食物是构成觅食的外在诱因。动机可以是有意识的，也可以是无意识的。

（二）动机的功能

任何人产生动机都是为了满足某种需要或者是为了实现某个目的。作为活动的一种动力，动机具有3种功能：引发功能、指引功能和激励功能。

1. 引发功能 动机能推动个体产生某种活动，使个体由静止状态转向活动状态。例如，学生为了获得好成绩努力学习，个体为了避免孤独进行交往等。动机激活力量的大小，是由动机的性质和强度决定的。一般而言，中等强度的动机最有利于任务的完成。

2. 指引功能 动机不仅能够激发个体进行活动，而且还能将行为指向一定的对象或目标。例如，护士在学习动机的支配下，个体选择去进修。动机不同，活动的方向和它所追求的目标也不同。

3. 激励功能 当活动产生以后，动机维持活动针对特定的目标，并调节着活动的强度和持续时间，即对活动起到维持和加强的作用。如果活动达到了目标，动机促使有机体终止这种活动；如果活动尚未达到目标，动机将驱使有机体维持（或加强）这种活动，或转换活动方向以达到某种目标。

在具体的活动过程中，动机的这几个功能的表现是相对复杂的。不同的动机可以通过相同的活动表现出来；不同的活动也可能是由相同的动机所支配，并且人的一种活动还可以由多种动机同时来支配。在考察人的行为活动时，就必须要揭示其动机，只有这样才能对他的行为做出准确的判断。

（三）动机的分类

人的动机也是多种多样的。对动机进行分类，目的是从不同的侧面来研究动机的性质、机制及其在活动中的作用。

1. 根据动机的性质可分为生理性动机和社会性动机。生理性动机也叫驱力，它以有机体自身的生物学需要为基础。饥饿、干渴、性、睡眠、排泄、疼痛等都属于生理性动机。生理性动机是人与动物都具有的，但人的生理性动机往往受社会生活的影响。

2. 根据动机的来源可分为外在动机和内在动机。外在动机是指人在外界的要求与外力作用下所产生的行为动机，例如护士为了获得领导的赏识而努力工作。内在动机是指由个体的内在需要引起的动机，例如即将面临毕业的大学生意识到自己知识与能力的不足而努力学习。

3. 根据动机的影响范围和持续作用时间，可把动机分为长远的、概括的动机和短暂的、具体的动机。前者影响范围广，持续作用时间久；后者只对个别的具体行动起一时作用。

三、心理冲突

（一）心理冲突的含义

心理冲突（psychological conflict）又称动机冲突，指个体在有目的的行为活动中，存在着两个或两个以上相反或者相斥的动机时所产生的一种矛盾心理状态。

在现实生活中，人们往往具有两个或两个以上的目标，当这些目标不可能同时实现时，则会引起意志行为中的动机冲突。

（二）心理冲突的种类

心理学家勒温（K.Lewin）和米勒（Miller）按冲突的形式将其分为四类。

1. 双趋式冲突（approach-approach conflict） 两种或两种以上目标同时吸引人们，但只能选择其中一种目标时，人们往往会出现难于取舍的心理冲突。"鱼我所欲也，熊掌亦我所欲也"，但"鱼和熊掌不可兼得"就是典型的双趋冲突。例如，大学毕业生的择业、中学生高考志愿的填报等都可能会出现这种冲突。

2. 双避式冲突（avoidance-avoidance conflict） 两种或两种以上的目标都是人们力求回避的，但他们只能回避其中的一种。例如，"前有悬崖，后有追兵"、患者既不想吃药也不想打针都是这种处境的表现。日常生活中人们解决双避式冲突习惯用"两害相权，取其轻"的方法。

3. 趋避式冲突（approach-avoidance conflict）　趋避式冲突是在同一物体对人们既有吸引力，又有排斥力的情况下产生的。例如，减肥的人既想吃美食又怕长胖。

4. 多重趋避式冲突（multiple approach-avoidance conflict）　人们面对多个目标时，每个目标分别具有吸引和排斥两方面的作用，人们无法简单地选择一个目标而回避另一个，必须进行多重选择。例如，工作岗位的重新选择。

第二节　人格心理特征

人格心理特征是表现一个人本质的、稳定的心理特征系统，包括气质、性格和能力，日常生活中呈现其行为、处事的特有风格。

一、气质

（一）气质的概念

气质（temperament）是心理活动表现在强度、速度、灵活性与指向性等方面的一种稳定的心理特征，气质相当于我们日常生活中所说的"脾气""秉性"，主要是先天形成的，是一个人心理活动的动力特征。心理活动的动力特征既表现在人的感知觉、记忆、思维等认知活动中，也表现在人的情感和意志活动中，特别是在情绪情感活动中表现得更为明显。心理过程的强度，如情绪爆发强烈或情绪表达平和，呈现不同强度特征；心理活动的速度，如有的情绪、感知、思维、行为等反应快，有的则反应慢；心理活动的稳定性，如有的情绪善变，有的则情绪持续稳定；心理活动指向性，如有的将心理关注或情绪指向外界事物，有的倾向自己内心世界。气质受个体生物因素制约，不会因外界情境变化而改变，所谓"江山易改本性难移"。

（二）气质的生理基础

古代人们对气质就有研究，我国《黄帝内经》中的"阴阳之说"与气质有关，书中认为"人之生也，有刚有柔，有强有弱，有阴有阳"，将人分为太阳之人、少阳之人、阴阳平和之人、太阴之人、少阴之人，称"五态人"。苏联生理学家巴甫洛夫提出高级神经活动类型学说，具体表述如下。

1. 高级神经活动的基本特性　巴甫洛夫发现，高级神经活动有两个基本过程：兴奋和抑制过程。兴奋过程是用来发动和加强有机体的某些活动，而抑制过程正好相反，是用来停止或减弱某些活动。这两个神经过程有三个基本特征：神经过程的强度、平衡性和灵活性。

2. 高级神经活动的基本类型　巴甫洛夫根据这三种基本特性的不同组合，把动物高级神经系统活动划分成以下四个基本类型：

（1）强、不平衡型　兴奋过程强于抑制过程，是一种易兴奋、奔放不羁的类型，也称兴奋型。

（2）强、平衡、灵活型　反应灵敏、好动活泼，能很快适应外部环境，也称活泼型。

（3）强、平衡、不灵活型　较容易形成条件反射，但不易改造，是一种坚毅而行动迟缓的类型，也称安静型。

（4）弱型　兴奋和抑制过程都很弱，表现为胆小怕事，在艰难工作面前，正常的高级神经活动易受破坏而产生神经症，也成抑制型。

巴甫洛夫认为，高级神经活动类型是气质类型的生理基础。其对应关系如表3-1所示。

表3-1　高级神经活动类型与气质类型对照表

神经过程基本特征	高级神经活动类型	气质类型
强、不平衡	兴奋型	胆汁质
强、平衡、灵活	活泼型	多血质
强、平衡、不灵活	安静型	黏液质
弱	抑制型	抑郁质

（三）气质的类型

古希腊医生希波克拉底（Hippocrates）公元前460—前370年提出体液说，他认为人体内有四种体液：血液、黏液、黄胆汁、黑胆汁，这四种体液在人体内所占比例优势不同，形成四种不同气质类型的人。后来罗马医生盖伦在此基础上，进一步确定了气质类型，把人的气质类型划分为多血质、黏液质、胆汁质和抑郁质四种。这四种气质类型的各自特征如下。

1. 胆汁质　情绪体验强烈、爆发速度快平息也快、精力旺盛、外向灵活、有创新能力、易感情用事、鲁莽冲动。可发挥积极进取、开朗外向品质，防止任性、粗暴、冲动的品质。

2. 多血质　活泼外向、情感丰富、情绪稳定、反应迅速、有朝气、乐观灵活、适应性强、容易接受新事物、善于交往、缺乏耐心、见异思迁。对多血质的人着重发扬热情活泼、机智灵活品质，防止自由散漫、做事浮躁。

3. 黏液质　稳重踏实、情绪平稳、思维灵活性较差、缺乏创新、细致周到、沉默寡言、沉着冷静但缺乏生气、交往适度、被动但交情深厚。可充分发挥坚定稳妥、有耐力的品质，防止谨小慎微、因循守旧的品质。

4. 抑郁质　情绪体验深刻、情绪不稳定、刻板不灵活、细腻洞察力强、内向敏感、想象力丰富、不善交际、孤僻、胆小、优柔寡断。可发挥心细、深刻、洞察的品质，防止孤僻、自卑、抑郁的品质。

（四）气质的意义

气质贯穿于个体的心理活动和行为方式中，对实践活动不起决定作用，但具有一定的影响。气质不决定人的能力和社会价值。了解气质，对医学生来说既有理论意义，又有社会实践的现实意义。

【知识链接3-1：从儿童期到成年期的气质追踪研究】

本研究的气质指婴儿期和儿童期可观察的稳定的情绪和行为，研究探索儿童在不熟悉的刺激面前行为倾向是接近还是退缩。有的儿童遇到陌生人会躲在母亲身后（行为拘谨儿童），有些则热忱参与和接近陌生人（非拘谨儿童），杰罗姆·卡根对一组儿童进行研究，根据儿童期表现将他们分为行为拘谨组和非行为拘谨组。除了观察到行为的接近或拘谨之外，还发现生物反应差异。在中度应激水平下，拘谨儿童表现出心率加快、瞳孔变大、声带紧张、唾液皮质醇水平升高。施瓦茨对他们成人后追踪，发现儿童期具有拘谨特点的成人在面对陌生人时，杏仁核反应比非拘谨的人更活跃，表明拘谨和非拘谨的生物痕迹依然存在。

1.气质本身并无好坏之分   每一种气质类型都具有其积极和消极的一面，即气质具有双重性。例如，多血质的人活泼开朗，但又缺乏稳定性，性格多变；胆汁质的人热情、勇敢，但又较为暴躁和冲动。

2.气质不能决定人的价值观和成就水平   气质不能决定人的个性倾向性的性质，它仅使个性带有一定的动力色彩。因此，具有不同价值观、理想、信念的人可能具有相同的气质特征；具有相同价值观、理想、信念的人也可能具有不同的气质特征。每一种气质类型的人都有可能在事业上取得成就。例如，俄国四位著名文学家中普希金属于胆汁质，赫尔岑属于多血质，克雷洛夫属于黏液质，果戈理属于抑郁质。

3.气质类型与人才选拔   在众多的社会实践领域中，不同领域的工作对人的要求不同。人的高级神经类型及心理活动的动力特征与特定职业或工作之间有一定的适应性。因此，在人才选拔过程中，如能适当考虑气质类型与职业要求之间的关系，既有利于个人综合素质的发挥，又能提高工作效率。

一般来说，胆汁质类型的人适合从事反应敏捷、热情豪放、突发性强和危险度高的工作，不适合做细心稳重的工作；多血质类型的人适合从事反应灵活、交际广泛而多样化的工作，不适合做踏实精细的工作；黏液质类型的人适合从事踏实稳重、细致刻板的工作，而不适合做灵活多变的工作；抑郁质类型的人适合从事操作精细、持久耐心的工作，而不适合从事反应灵活、处事果断的工作。如果一个人的气质类型正好适合该工作的要求，工作起来会让人感觉得心应手，顺畅流利。如果不考虑气质类型对工作的适宜性，将有可能增加心理负担，带来烦恼，影响工作效率。

4.气质影响健康   不同气质类型的人，由于其情绪兴奋性不同，适应环境的能力不同，进而会影响健康。情绪不稳定、易伤感、过分性急、易冲动等特征不利于心身健康，有些可成为心身疾病的易感因素。因此，克服气质中的消极方面，将有利于身心健康。

二、性格

（一）性格的概念

性格（character）是一个人在对现实的稳定的态度和习惯化了的行为方式中表现出来的个性心理特征。性格是人格中的核心部分，最能反映一个人的生活经历，体现一个人的本质属性。

性格是在社会生活实践中逐渐形成的，一旦形成就比较稳定，它会在不同的时间和情况下表现出来。性格的稳定性并不是说它形成之后便一成不变，性格具有一定的可塑性，当一个人生活环境发生重大变化时，也会给他的性格特征带来一定的影响。

（二）性格的结构特征

客观事物是复杂多样的，人对客观事物的态度及行为方式也会有所不同。性格在个体上表现出来的是一个有机整体，但为了更加清晰地了解性格，又可以把它分解为不同的结构。这些性格结构特征的不同组合，就形成了个体独特的性格。一般认为性格的结构分为：性格的态度特征、性格的理智特征、性格的情绪特征、性格的意志特征四个方面。

1.性格的态度特征   性格的态度特征是指个体在对现实生活各方面关系的态度中表现出来的

一般特征。在对待社会、集体、他人和自己方面表现的态度，关心社会和集体，乐意履行对社会、集体的义务；在对待他人方面，待人诚恳、正直、诚实，或待人虚伪、狡诈；对待自己是接纳还是不接纳，是喜欢自己还是对自己不满意。还有在学习、劳动、工作及生活等方面所表现出来的性格特征，有人勤劳节俭，富有创造精神；有人马虎粗心，拈轻怕重，奢侈浪费；有人严于律己，自强自尊；有人骄傲自大，自以为是；有人热爱生活，充满希望；有人意志消沉，得过且过等。

2. 性格的理智特征　性格的理智特征是人在感知、记忆、思维、想象等认知过程中表现出来的性格特征。在感知方面，有的人观察敏锐，有的人迟钝。在记忆方面，有的人记忆很快，有的人较慢；有的人善于形象记忆，有的人善于逻辑记忆；在思维方面，有的人形象思维好，有的人逻辑思维强；在想象方面，有的人想象力丰富，有的人想象力匮乏等。

3. 性格的情绪特征　性格的情绪特征指的是一个人的情绪对其活动的影响，以及其对自己情绪的控制能力，主要表现在强度、稳定性、持久性及主导心境等几个方面。在情绪的强度方面，有的人情绪强烈，难以控制；有的人则情绪平稳，易于自制。在情绪的稳定性方面，有的人应对问题小事会惊慌失措；有的人即使遇到大事，也泰然自若。在情绪的持久性方面，有人情绪体验深刻、较难恢复平静；有人情绪变化较快、转瞬即逝。在主导心境方面，有的人心情愉悦；有的人悲观失望。

4. 性格的意志特征　性格的意志特征指的是一个人对自己行为自觉地进行调节的特征。它主要表现在确定目标、克服困难及调控行为等方面。如在确定行为目标方面，是独立、自觉、明确还是盲从、易受暗示性，是纪律性还是散漫性，是果断还是优柔寡断，是集思广益还是刚愎自用；在面临困难时，是沉着镇定还是惊慌失措，是勇敢还是怯懦，是持之以恒还是见异思迁，是坚忍不拔还是半途而废；在对行为自觉调控方面，是自我控制还是莽撞冲动，是自觉主动还是盲目被动，是沉思性还是意气用事等。

（三）性格的类型

由于性格自身的复杂性，按照不同的划分标准，将性格分为多种类型，为了更好地了解性格，介绍几种常见的性格类型学说。

1. 按内外向分　瑞士心理学家荣格（Jung）根据个体力比多（libido，来自本能的力量）的流向来划分。力比多指向外部的属于外向型，其特点是心理活动关注外界，活泼开朗，情感外露，善于交际，独立自主，环境适应性强。力比多指向内部的属于内向型，其特点是心理活动指向内心世界，沉默寡言，隐忍孤僻，不善交际，反应缓慢，适应环境能力差。在现实生活中，绝大多数人都是兼有外向型和内向型的中间型。

2. 按独立程度分　美国心理学家威特金（Witkin）等人根据场的理论将人分为场依赖型和场独立型。场依赖型的人要依靠外在参照物进行信息加工，因而容易受到环境或附加物的干扰，易受他人意见左右，过分注意、依赖他人提供的社会线索，好社交；场独立型的人则倾向于利用内在的、自身的参照系，具有独立判断事物、发现问题、解决问题的能力，关心抽象的概念和理论，不善于社交。

3. 以价值观分　德国教育家和哲学家斯普兰格（E.Spranger）用人对社会生活的价值观把人格划分为六种类型：理论的、经济的、审美的、社会的、权力的、宗教的。理论型的人以追求真理为目的，总是冷静而客观地观察事物，认识事物的本质成为主要精神活动，情感退到次要地位。经济型的人以经济的观点看待一切事物，视经济价值高于一切。审美型的人总是从美学的视角来评价事物的价值，对实际生活不大关心。社会型的人重视社会价值，有献身精神，以爱他人为人生的最高价值。权力型的人有强烈支配和命令他人的欲望，重视权力，以掌握权力为最高价值。宗教型的人坚信宗教，富有同情心，以慈悲为怀，将信仰宗教视为最高价值。

4. 按照职业选择分　美国心理学家霍兰德根据性格特征与职业选择之间的关系，将人的人格类型划分为六种。常规型的人能自我控制，易顺从，想象力差，喜欢有秩序的环境，对单调的、习惯性的工作感兴趣，如会计、仓库管理员等。企业型的人精力旺盛、有冒险精神、喜欢支配别人，有独立的见解，如部门经理等。社会型的人善于社交，乐于助人，重友谊，有责任感，适合从事教育、医疗等工作。艺术型的人富有想象力，善于创作，追求自由，适合从事文学创作、音乐创作等工作。研究型的人处事慎重、善于分析，好奇心强，适合从事有观察、科学分析的创造性工作。现实型的人遵守规则，喜欢安定，重视实际的利益而不重视社交，缺乏洞察力，适合从事机械操作、制图等工作。

5. 按照性格特征和易患疾病的关系分　将人的性格分为三种。A型性格的人富有攻击性，争强好胜，缺乏耐心，怀有敌意，有时间的紧迫感，行动快，忙碌，勤奋，不知满足，极富有竞争性，野心勃勃，视成功为人生的价值标准等。研究表明，A型性格的人更容易患冠心病。B型性格的人和A型性格的人正好相反，他们为人随和，随遇而安，很少有竞争性，对人不温不火，较少有敌意，对生活和工作容易满足，喜欢节奏慢的生活。C型性格的人善良，容易与人相处，做事不果断，服从外界权威，容易牺牲自我、忍气吞声、逆来顺受，往往过度克制自己，压抑自己的悲伤、愤怒、苦闷等情绪。这种人在遇到挫折时，其实内心并不是无怒无恨，只不过强行对自己进行压制罢了。C型性格者容易患癌症。

三、性格与气质的关系

性格与气质是个性心理中既有区别又有联系的两个方面。

（一）性格与气质的区别

1. 气质是个体心理活动的动力特征，与性格相比，气质受先天因素影响大，且变化较难、较慢；性格主要是后天形成的，具有社会性，变化较快、较容易。

2. 气质与行为的内容无关，气质无好坏善恶之分；性格涉及行为内容，表现个体与社会的关系，有好坏之分。

3. 年幼的儿童个性结构中，性格特征还未完全成熟，气质特点起着重要作用；成人气质成分的作用渐减，性格特征逐渐起核心作用。

（二）性格与气质的联系

1. 气质会影响性格的形成。即使成人形成了自己独特的性格特征，也仍会保留各自的气质色彩。

2. 不同气质类型的人可以形成同样的性格特征，相同气质的人可以形成不同的性格特征。例如，同样是乐于助人，多血质的人在助人时一般动作敏捷，情感较外露，而黏液质的人则一般动作沉着，情感不外露。

3. 性格也可以在一定程度上掩盖或改变气质，使它服从于生活实践的需要。

第三节　人格相关理论

在心理学科的发展过程中，人格作为一种复杂的心理现象，历来是心理学家研究的重要问题之一，受不同学派理论体系的影响，人们对人格有多种角度的理论研究。

一、弗洛伊德人格结构理论

弗洛伊德提出了人格结构模式，他认为完整的人格由三个相互作用的部分组成：本我、自我和超我，每一部分都有相应的内容和功能。

（一）本我

本我（id）即原始的我、本能的我、最具生命力的我。本我是一切心理能量之源，遵循"快乐原则"行事，它不理会社会道德、外在的行为规范，它的目的是趋利避害，获得最大快乐，避免最小痛苦。本我处于最深层的潜意识，代表着人的内驱力和被压抑的习惯倾向。

（二）自我

自我（ego）是现实的我，存在于意识中，按照"超我"的规范，采取社会允许的方式，并在一定程度满足本我的要求。自我遵循的是"现实原则"，协调本我与超我的冲突。在人格结构中，自我起着中介的作用，自我功能好的人心理健康程度高。

（三）超我

超我（superego）是道德的我、良心的我，人格结构中代表理想的部分，它所遵循的是"道德原则"。超我是个体在成长过程中通过内化社会道德规范及文化教育的价值观念而形成的，是最文明的人格部分。其功能主要是监督、批判及管束个体的行为，超我的特点是追求完美，所以它与本我一样是非现实的，超我大部分也是无意识的，超我要求自我按社会可接受的方式去满足本我。

弗洛伊德认为人格是由上述本我、自我和超我三个部分交互作用而构成的。人格是在企图满足潜意识的本能欲望和努力争取符合社会道德标准两者长期冲突的相互作用中发展和形成的。自我在本我和超我间起协调作用，使两者之间保持平衡，如果压抑了两者之间的矛盾冲突，就会导致各种神经症和异常行为。

二、弗洛伊德人格发展理论

精神分析认为人类心理的发展由内驱力推动，弗洛伊德将源自性本能和欲望的心理能量称为"力比多（libido）"，它为人的全部活动、本能和欲望提供基本动力。后来又发展出生的本能和死的本能（或称攻击本能）。在不同的年龄阶段，力比多驻留在不同的身体部位，影响着心理和行为的发展。据此弗洛伊德提出了性心理发展理论。他将人的心理发展分为五个阶段。

（一）口欲期（oral stage，0～1岁）

这一时期，口唇是力比多指向的器官。婴儿通过口唇活动获得心理满足，从出生就会吮吸、撕咬，经过摩擦口唇黏膜引起快感，获得欲望满足。如果婴儿在该阶段的需要得不到适当的满足

（如由于断奶过早）或者过度的满足，便可能形成"口欲性格"，在成年期发展为过度的依赖性、不现实、富于幻想、执拗，以及过度的口欲习惯（如贪食、嗜烟酒和语言攻击等）。

（二）肛欲期（anal stage，1～3岁）

这一时期，父母训练孩子定时、指定地点排便，幼儿根据自己身体的需求决定是保留还是排出。幼儿主要从排便中获得满足，体验控制和释放。孩子开始学会说"不"，通过控制躯体活动表达自己的意愿和主张。如果在这一阶段发生问题，幼儿便会体验到强烈的焦虑。这种焦虑如果持续存在，就会使其心理或行为固着于肛欲期，到人格中便会发展出固执、吝啬、整洁、刻板和施虐受虐等品质。

（三）性器期（phallic stage，3～6岁）

又称俄狄浦斯期，在这一阶段，幼儿表现出对生殖器的兴趣，儿童开始有了性别意识。表现出依恋异性父母排斥同性父母，也就是女孩更亲近爸爸，男孩更亲近妈妈，这种亲近担心引发跟同性父母的竞争而产生焦虑。成人父母的反应方式会影响孩子未来发展对异性的态度。在人格中发展出自主或依赖、竞争或害怕竞争等品质。

（四）潜伏期（latency stage，6～12岁）

这一阶段儿童的心理能量指向外界，对学习、游戏、同伴交往等感兴趣，心理发展相对平静。

（五）生殖器（genital stage，12岁以上）

这一阶段生理发育成熟，与原生家庭父母产生心理社会性分离，建立家庭之外的亲密关系。其个性的形成及认知功能继续发展，经历青春期的分化过程，逐步同化和适应文化和社会价值观，也是容易出问题的阶段，若早期有创伤的人，遇到挫折，容易发展出问题行为。比如：退行、药物滥用、酗酒、攻击行为或反社会人格。

三、埃里克森人格发展理论

埃里克森（Erik H Erikson）属于新精神分析学派代表人物，他将弗洛伊德的心理性欲发展理论拓展，增添了三个成人期阶段，并且对人格发展的机体成熟、自我成长和社会关系进行了研究。他将人生分成八个阶段，每个阶段都存在一种发展危机和需培养的心理品质，危机的成功解决有助于自我力量的增强和对环境的适应；否则，会导致发展障碍，使人格适应环境的能力减弱或缺失。在八个阶段中，出现的时间由生物基础决定，特定阶段发展的品质由自我成长和社会环境决定，具体内容见表3-2。

表 3-2　埃里克森的人格发展八个阶段

年龄阶段	心理品质	正性和负性的结果
婴儿前期 0～2 岁	希望品质	正性：信任和安全 负性：不信任、怀疑和担忧
婴儿后期 2～4 岁	意志品质	正性：自主独立 负性：依赖和羞怯
幼儿期 4～7 岁	目标品质	正性：主动感（探索发起行为的方式） 负性：内疚感
童年期 7～12 岁	能力品质	正性：勤奋感和胜任意识 负性：自卑和无力控制
青少年期 12～18 岁	诚实品质	正性：角色同一性 负性：角色混乱
成年早期 18～25 岁	爱的品质	正性：亲密关系建立 负性：关系恐惧和孤独感
成年中期 25～50 岁	关心品质	正性：繁衍感（成就感） 负性：碌碌无为、停滞
成年晚期 50 岁以上	智慧、贤明	正性：完善和谐 负性：悔恨和失望

第四节　人格的形成、发展及影响因素

在人格发展的问题上，历史上有两种极端的观点，一种是遗传决定论，另一种是环境决定论。现在持这两种极端观点的人已经很少了，一般都认为个性的形成和发展是遗传因素和环境因素相互作用的结果，其中遗传因素是个性形成和发展的生物学基础，遗传为个性发展提供了可能性。心理学家认为，个性是在遗传与环境的交互作用下逐渐形成并发展。

一、生物遗传因素

心理学家对"生物遗传因素对人格具有何种影响"的探讨已经持续很久了。由于人格具有较强的稳定性特征，因此人格研究者更注重遗传因素的作用。

许多心理学家认为，双生子研究（twin studies）是研究人格遗传因素的最好方法。高特斯曼（Gottes man，1963）提出了研究双生子的原则：同卵双生子具有相同的基因，他们之间的任何差异都可归结为环境因素的作用。异卵双生子的基因虽然不同，但在环境上有很多相似性，如出生顺序、母亲年龄等，因此也提供了环境控制的可能性。完整研究这两种双生子，就可以看出不同环境对相同基因的影响，或者是相同环境下不同基因的表现。

在心理学研究中，双生子研究法是用来研究人格形成和发展中遗传因素作用的方法。同卵双生子的遗传因素是完全相同的，异卵双生子则如同兄弟姐妹。比较同卵双生子和异卵双生子的人格特征，就能大致看出遗传因素在人格形成和发展过程中的作用。

研究者选择 139 对同性别、生活在同一家庭环境中的异卵双生子与同卵双生子，就情绪稳定性、活动性和社会性三种人格特质进行了比较，结果表明，同卵双生子之间的相关均高于异卵双生子之间的相关。

但对这一结果还有不同的解释，即同卵双生子比异卵双生子的人格更相似，还可能是因为同卵双生子比异卵双生子更为相同的对待。于是心理学家研究那些出生后被分开抚养的同卵双生子，并将研究结果与过去研究的共同抚养的双生子进行了比较，结果表明，无论是分开抚养还是共同抚养条件下，同卵双生子的人格特点都比异卵双生子的更为接近，进一步证实了遗传对人格形成的作用。

上述研究说明：①遗传是人格非常重要的影响因素。②遗传对人格的作用程度随人格特质的不同而异。通常在智力、气质这些与生物因素相关较大的特质上，遗传因素的作用较重要；而在价值观、信念、性格等与社会因素关系密切的特质上，后天环境的作用可能更重要。③人格的发展是遗传与环境两种因素交互作用的结果。人既是一个生物体，又是一个社会个体。人在胚胎状态时，环境因素的影响就已经开始了，这种影响会在人的一生中持续下去，后天环境的因素是多种多样的，小到家庭因素，大到社会文化因素。这些因素对人格的形成和发展都有重要的影响。

二、家庭

"早期的亲子关系定出了行为模式，塑造出一切日后的行为。"这是麦肯依（Makinnony，1950）有关早期童年经验对人格影响力的总结。中国有句俗话："三岁看大，七岁看老。"人生早期所发生的事情对人格的影响，历来为人格心理学家所重视。家庭是最早影响人成长的环境，是最早向儿童传播社会经验的场所。T. 帕金斯把家庭看成是制造个性的工厂。家庭不仅仅为孩子提供物质条件，也提供了心理环境。家庭是社会生活的基本单位，一方面社会上的各种文化都通过家庭同化儿童。另一方面家庭的各种因素，例如儿童时期的经验、家庭的氛围、经济条件、教养方式、家庭结构、子女的出生顺序和在家庭中的作用等都会对儿童人格的形成产生重要的影响。

（一）儿童时期的经验

父母在养育儿童过程中，不自觉地代际传承了他们原生家庭的观念、思维方式、价值观和行为准则。父母的人格特质、情感模式潜移默化地影响着儿童的个性，而早期的经验将对个体日后的个性形成起决定性因素。例如：在家庭中，子女从父母的眼中"镜映"自我。如果父母对子女是慈爱和温暖的，儿童的情感需要就得到了满足，其心理就能朝着积极健康方向发展；如果父母对子女的态度是冷淡和怨恨的，儿童情感需要就得不到满足，还可能导致人格扭曲。另外，如果经历早期的母婴分离，可能会出现爱哭、僵直、退缩、表情木然等情况，分离的时间越早对其个性不良影响越深远，并且难以改变。

（二）家庭氛围

家庭的氛围主要由父母的关系所营造，影响着孩子人格的形成和发展。家庭氛围可划分为和谐型和矛盾型两种类型。和谐家庭氛围中的孩子与矛盾家庭氛围中的孩子在人格上有很大的差别。在和谐家庭中，孩子有安全感，生活愉快，信心十足，待人和善，能很好地完成学习任务。而在矛盾型家庭气氛中成长的孩子缺乏安全感，情绪不稳定，容易紧张和焦虑，长期忧心忡忡，对人不信任，害怕被惩罚，容易产生情绪与行为问题。

（三）家庭经济条件

家庭经济或社会地位也是影响人格形成的重要因素。在现实生活中，每个家庭的生活条件和社会地位都是有所不同的，不同收入的家庭对其孩子的人格形成起着不同的影响。家庭经济好的，如果父母不摆阔、不奢侈、不滥用权力，并严格要求子女，这些优越的条件可能使孩子形成自信、谦虚、有责任感等人格特征。家庭条件差的，如果父母能正确地面对现实、不自卑，勇于战胜困难，那么孩子就可能形成坚韧顽强、不卑不亢的个性特征，否则就可能使孩子形成自卑自弃的人格特征。家庭经济条件一般的，能激励孩子去战胜困难，付出更大的努力，发挥能动性和创造性，这对孩子的人格发展是有利的。但若是对孩子教育不当，可能会导致他们不求上进和安于现状的心态。

（四）家庭教养方式

父母教育子女的态度和方式也十分重要。而每个家庭的教育方式是独特的，父母对子女采取什么样的教育方式主要取决于他们的价值判断和人格特质。但从社会整体上看，家庭的教育模式又有相似之处。总的来说，家庭教育方式一般可以分为三类。第一类是权威型教养方式，这类父母在对子女的教育中，表现得过于支配，孩子的一切由父母来控制。成长在这种教育环境下的孩子容易形成消极、被动、依赖、服从、懦弱、做事缺乏主动性，甚至会形成不诚实的个性特征。第二类是放纵型教养方式，这类父母对孩子过于溺爱，孩子多表现为任性、幼稚、自私、野蛮、无礼、独立性差、唯我独尊、蛮横胡闹等个性特征。第三类是民主型教养方式，父母与孩子在家庭中处于一个平等和谐的氛围中，父母尊重孩子，给孩子一定的自主权，并给予孩子积极正确的指导。父母的这种教育方式使孩子形成了一些积极的人格特征，如活泼、快乐、直爽、自立、彬彬有礼、善于交往、富于合作、思想活跃等。

（五）家庭结构

随着社会变迁，家庭自然结构有着很大的差异，家庭结构对孩子的人格形成有很大的影响。家庭成员的组成是家庭结构的基本要素。祖孙同堂的传统大家庭、核心家庭和破裂家庭是主要存在的三种家庭结构。目前社会上最常见的是由独生子女和父母组成的三口之家；也有不少是破裂家庭，孩子跟着单亲父母生活（单亲家庭）；还有父母双亡或者遭父母遗弃，孩子跟随隔代长辈生活或寄养在亲戚家中；还有父母外出打工，跟着亲戚或祖父母的留守儿童。生活在不同结构家庭中的孩子，在其性格形成和发展过程中，来自家庭的影响有着巨大差异。目前破裂家庭和留守儿童家庭对孩子的个性特征发展有显著的不良影响。研究发现，在这两种家庭中的孩子常因幼时的情感缺失及缺少合理教育，在个性发展上出现障碍。5岁前失去父亲的男孩所受的不利影响更严重。父母离婚对子女性格的不良影响，远远超过父母死亡对子女性格的不良影响。

（六）出生顺序及其在家庭中的作用

家庭中子女出生顺序及其在家庭中的地位和作用不同也会影响孩子人格的形成和发展。艾森伯格的研究认为，每个孩子在家庭中有自己的使命，长子或独子比中间的孩子或末子更能承担家庭责任，并容易追求成就。儿童在家庭中越是受重视，对家庭的作用越明显，其人格发展倾向于自信、独立、优越感强。反之，则会形成依赖、盲从、优柔寡断、不善交际的人格特征。

三、学校

学校是儿童离开家庭正式接受社会文化教育的场所，学校教育是有目的、有计划地培养人。儿童接受学校教育的时期是个性形成的关键时期。学生在学校里学习科学文化知识，不仅是掌握生活技能，更重要的是传承文化信念、价值观、道德标准等精神营养，通过与同学、老师相处，学会为人处世，对其人格形成意义重大。因此在人格发展的过程中，学校起着非常重要的作用，这种作用集中体现在以下四个方面。

（一）文化教育

每个人都处在特定的社会文化环境中，学校是文化传承的重要阵地，人格的形成受文化浸染影响。社会文化塑造了社会成员的人格特征，使其成员的人格结构朝着相似性的方向发展，这种相似性具有维系社会稳定的功能，又使得每个人能稳固地"嵌入"在整个文化形态里。社会文化对人格的影响力因文化而异，这要看社会对顺应的要求是否严格。越严格，其影响力越大。影响力的强弱也要看行为的社会意义，对于社会意义不大的行为，社会允许较大的差异；对于有十分重要社会意义的行为，就不允许有太大的变异。如果一个人极端偏离其社会文化所要求的人格特质，不能融入社会文化环境中，就可能被视为行为偏差或患有心理疾病。

社会文化对人格具有塑造作用，这表现在不同文化的民族有其固有的民族性格。例如，文化人类学家米德等人观察了新几内亚原始部落社会中的三个民族的人格特征，这三个民族居住在不同自然环境中，有着不同的社会文化背景。他们在民族性质上的差异，反映了社会文化环境和自然环境对人格的影响。研究表明，居住在山地上的人，传统上乐于和平相处，因此该地居民人与人之间很合作，性格温和，对人亲切；住在河岸上的土人，由于传统上好斗、残酷，不论男女，其性格极为相似，表现出妄自尊大、攻击性强、争强好胜等人格特征；住在湖边的土人正处于母系社会，男女性别分化得很明确，女性支配男性，握有经济大权，男子在家带孩子，有自卑感，在陌生人面前显得腼腆。

（二）集体教育

学校的基本组织形式是班集体。它是学生群体活动的主要场所，学生在群体中寻求归属感和认同。由于班级特有的要求、规则会产生特定班级舆论和同学评价，而学生在班级中的地位或在活动中扮演的角色等对其个性的形成和发展施加某种具体的影响。例如，一个在班集体中得到温暖、尊重、肯定和平等相待的学生，往往是积极乐观，对生活充满信心，也容易形成集体观念；相反，一个遭到排斥、否定、冷漠和不平等待遇的学生，会形成敌意、自卑感强等个性特征。

（三）教师影响

教师是学生的指导者、领导者和教育者。教师对学生的榜样作用、对学生的期望和对学生的管理方式均影响着学生的人格发展。

教师的榜样力量对学生人格的发展有很大的影响。俄罗斯教育家乌申斯基说过："没有教师给学生的个人直接影响，深入到学生个性中的真正教育是不可能有的。"教师在引导学生认识周围世界的同时，他自己也作为周围世界中的一个重要成分出现在学生面前。学生会用自己敏锐的眼睛来观察教师的一言一行。教师的人格会影响着学生，成为他们模仿和学习的榜样。这种无声胜有声的教育，在塑造学生的人格过程中所起到的潜移默化的作用，是其他教育方法代替不了的。

教师的期望对学生人格的形成也具有重要的影响。学校是以教师和学生之间的相互关系为主轴构成的社会集体，教师对学生期望、期待、热情关注是影响学生人格的一个重要因素。

【知识链接 3-2：罗森塔尔效应】

心理学上有一个著名的实验，由美国著名的心理学家罗森塔尔教授设计完成。罗森塔尔及其同事选择一所普通小学，要求教师们对他们所教的学生进行智力测验。他们告诉教师们说，班上有属于大器晚成的学生，并告诉他们名字。罗森塔尔认为，这些学生的成绩能得到改善。自从罗森塔尔宣布大器晚成者的名单之后，罗森塔尔就再也没有和这些学生接触过。事实上所有大器晚成者的名单，是从一个班级的学生中随机挑选出来的，他们与班上其他学生没有显著不同。可是当学期之末，再次对这些学生进行智力测验时，他们的成绩显著优于第一次测得的结果。罗森塔尔认为，可能因为老师们认为这些大器晚成的学生有潜质，予以特别照顾和关怀，以致使他们的成绩得以改善。

显然教师的期望是一种巨大的影响力量，教师的期望通过眼神和语调微妙地传递给这些学生，激发出他们奋发上进的力量和信心，有助于形成关心人、照顾人和同情人的个性。相反，教师的贬低打击会使学生体验到否定和排斥、产生遗弃感和自卑感，不利于人格发展。

另外，教师对学生的管理方式也会影响到学生的个性发展。勒温等人把教师管理学生的方式划分为三种类型：放任型、专制型和民主型。专制型管理方式，包办学生的一切学习活动，独揽大权，采取专制作风，全凭个人好恶对学生赞誉褒贬，学生则表现为情绪紧张、冷漠或带有攻击性，教师在场时毕恭毕敬、不在场时秩序混乱缺乏自制性。放任型的管理方式，教师不控制学生的行动，不指导学生的学习方法，教师不负任何实际责任，还经常迁就学生的要求，学生就会表现出无团体目标、无组织、无纪律的倾向。民主型的管理方式，尊重学生的自尊心，重视学生集体的作用，根据客观情况进行表扬或批评，学生则情绪稳定、积极、态度友好。

（四）同伴群体

学生在学校的同伴关系对其身心影响至关重要。同伴能让个体逐渐理解合作与竞争的社会规则，同时，学生也能在与同伴互相探讨、互相交流、互相学习的过程中不断修正自己个性上的缺点，不断发展完善自己个性的不足。因此，保持良好的同伴关系能够促进个性的健康发展。例如班级里人缘好、地位高的学生会情绪高涨而稳定，充满着幸福感，自信心强，乐于助人。而处于被孤立和嫌弃地位的学生因无法与大家融洽相处而感到失意，可能会导致一定的负性个性的发展。

四、社会实践

人生活在社会环境下，不断从事各种社会活动，在活动中获得经验和产生领悟，这些社会实践活动对个体的人格形成和发展均起到一定的作用。如登山活动可以培养个体顽强、坚毅的个性；抢险活动可以塑造个体敏捷、沉稳的个性；各种比赛可以培养机智、合作、耐受等人格。长时间从事某种特定的实践活动，个体会按照社会对这种实践活动的要求不断强化自己的角色行为，从而相应地形成这种实践活动所对应的人格特征。

【复习思考题】

1. 结合实例简述马斯洛需要层次理论。
2. 简述人格结构理论。
3. 简述弗洛伊德人格发展理论。
4. 简述影响人格形成的因素。

扫一扫，查阅本章数字资源，含PPT、音视频、图片等

人类赖以生存的自然环境和社会环境，既能提供个体生存发展所必需的资源条件，又能给人以压力，甚至伤害个体的身心健康，危及人的生存和发展。而人是可以适应环境或影响改造环境的。现代护理观重视人与环境的相互影响，护士可应用心理应激理论，观察和预测服务对象的心理和生理反应，并利用各种干预措施来避免或减轻应激对患者的影响。帮助自己和他人更好地适应环境，力求创造适于人们生活和休养的环境，协助和指导人们提高适应能力，以恢复和保持健康。

第一节 概 述

一、应激的概念

应激（stress）译为压力，源于拉丁语 stringere，意即紧紧拉住，最初用于物理学领域，后用于生理、心理和社会学领域。1936 年加拿大应激理论之父塞里（H.selye）首次提出应激概念，是指机体对内、外环境中各种刺激的非特异性防御反应，表现为一种特殊症状群。此后，不同学科出于不同的目的对应激概念提出了各自的观点。迄今应激含义经历了以下三个发展阶段：即应激是一种生理反应；应激是一种环境事件；应激是个体和环境之间的互动。

（一）应激是一种生理反应

20 世纪初塞里通过对患者的观察发现，许多处于不同疾病状态下的个体，出现一些共同的表现，如食欲减退、体重下降、无力、萎靡不振等全身不适；他通过大量动物实验还注意到，处于失血、感染、中毒等有害刺激作用下及其他紧急状态下的个体，都可出现肾上腺增大和颜色变深，胸腺、脾及淋巴结缩小，胃肠道溃疡、出血等现象。因此，塞里认为，每一种疾病或者有害刺激都有这种相同的、特征性的和涉及全身的生理生化反应过程，他将其称作一般适应综合征（general adaptation syndrome，GAS），它是整个身体对应激的生理性反应。该反应涉及人体各个系统，以自主神经系统和内分泌系统为主。

（二）应激是一种环境事件

这一定义产生于心理学界。美国精神病学家霍姆斯（T.Holmes）和拉赫（R.Rahe）1967 年开始对应激进行定量研究，把应激定义为"导致个体各种生理和心理反应的事件"，个体在适应这些事件，如事业上的巨大成功或被解雇、生病、迁居等时，需要较大的调整，以及调动较多的个

人资源，导致个体生活方式的重大改变。

（三）应激是个体和环境之间的互动

随着心理学界对应激研究的深入，心理学家们越来越认识到许多中介因素（如认知评价、应对方式）在应激中的意义。20世纪60年代拉扎勒斯（Lazarus）和福克曼（Folkman）注意到认知评价在应激中的重要性。拉扎勒斯指出，应激的发生并不伴随特定的刺激或特定的反应，而是发生于个体觉察或估价一种有威胁的情境之时。他把应激看作个体与环境间失衡而产生紧张的一种主观能动过程。此后，他们进一步研究应对方式在应激过程中的重要性，认为应激是个人与刺激之间的互动，强调个体对刺激的评价，其反应大小取决于个人的认知评价、个人经历、个性特征、应对方式及社会支持等。

以上三个阶段也是三种对应激概念的解释，虽都重视心理社会因素在应激中的作用，但每种解释仅侧重于某一方面，有一定的片面性，目前将上述三者作为一个整体来看待。综合各学者们的观点，应激是个体在察觉需求与满足需求的能力不平衡时，倾向于通过整体心理和生理反应表现出来的多因素作用的适应过程。该定义强调应激是个体对环境威胁和挑战的一种适应和应对的过程，其结果可以是适应或不适应；应激源可以是生物的、心理的、社会的或文化的；应激反应可以是生理的、心理的或行为的；应激过程受个体多种内外因素的影响；认知评价在应激作用过程中始终起关键作用。

二、应激的理论模式

应激理论模式是用来解释应激发生的理论体系，以此来帮助人们预测应激源的构成及对应激源的反应，理解个体如何与应激源相互作用，从而更有效地处理应激。下面介绍两种主要的应激理论模型。

（一）应激的生理模式

应激的生理模式由塞里首先提出，又被称为生理应激理论、应激的反应模型或一般适应综合征（general adaptation syndrome，GAS）。它把应激过程分为警觉期、抵抗期和衰竭期三个阶段。当生物体遭遇到来自内部或外部应激源时，就会发生警觉反应，由此引起一系列防御反应。主要表现为心跳加快、脉搏加速、心肌收缩加强、汗液增加、呼吸频率增加，为身体提供更多的氧气；消化系统的活动减少等。如果应激源解除，警戒反应就会消退。反之，生物体就会进入应激的抵抗期，体内继续出现更多复杂的神经生理变化，使机体动员和带动全身资源以抵抗应激源。如果应激源持续存在，机体即会进入衰竭期。此时生物体的能量已耗尽，表现为头痛、全身不适、焦虑、精神紧张持续加重，严重时可能导致生物体衰竭死亡。

塞里认为，应激的生理反应是非特异性的，即尽管环境刺激或人的需求多样，但有机体的生物学反应却是相对不变的，例如，寒冷、酷热、灾难、疾病、人际冲突等均能产生相同的生理反应。

（二）应激的心理模式

任何一种应激情境都可引起机体的生理和心理反应。塞里提出的应激生理模式的依据主要来自动物实验研究，只能说明应激性刺激可以引起机体的生理反应，产生躯体疾病。至于对人类而言，不同的人面对同样的应激情境，并不一定出现应激反应，这就必须用应激过程的心理模式来解释。心理应激是指个体在应激源作用下，通过认知、应对、社会支持和个性特征等影响，最终以生理反应表现出来的作用过程，一般将应激过程的心理模式分为四个部分，即输入、中介、反应和结果（图 4-1）。

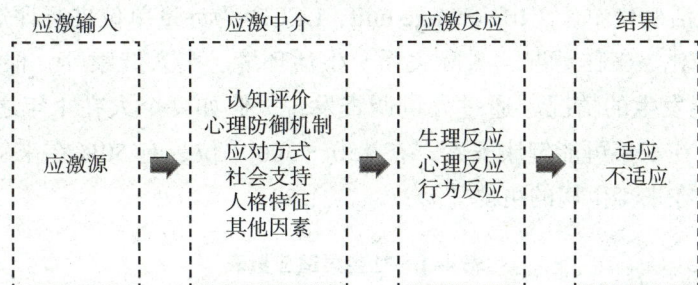

图 4-1 应激过程心理模式图

不同心理学派根据各自理论从不同视角对应激给出了相应的解释，如适应模式、过程模式、社会环境模式等。无论哪种模式都强调个体的认知评价及应对策略在适应应激情境时的重要性。随着研究的不断深入，研究者已逐步将其关注点从应激刺激或应激反应转向应激作用过程和应激多因素作用的系统，并试图用心理应激理论来剖析过程或系统中诸因素之间的内在联系，从而找到更好的应对方法。

第二节　应激源

一、应激源的概念

应激源（stressor）指能够引起个体产生应激的各种刺激或刺激物。在动物实验中，常见的应激源包括电击、水浸、捆绑、拥挤、恐吓等。在人类社会中，应激源就是各种生活事件，包括来自生物的、心理的、社会的和文化的各种事件。目前在心理应激研究领域，一般将生活事件和应激源作为同义词来看待。

二、应激源的分类

应激源有各种不同的分类，如按照来源分为内部应激源和外部应激源；按照影响分为正性应激源和负性应激源；按照可控制性分为控制性应激源和不可控制性应激源；按照强度分为危机性应激源、重大应激源和日常应激源。本节按照应激源的性质，将其分为躯体性应激源、心理性应激源、社会性应激源和文化性应激源。

1. 躯体性应激源　躯体性应激源是指作用于人的机体，直接产生刺激作用的刺激物，包括物理的、化学的和生物的刺激物。例如高温或低温、辐射、电击、噪声、损伤、微生物和疾病等。这类应激源的作用特点往往是先引起生理反应，而后随着人们对生理反应的认知评价，意识到所造成的损伤或潜在威胁时，才可能导致应激反应。

2. 心理性应激源　心理性应激源是指来自人们头脑中的某些紧张性信息，包括各种心理冲突与挫折、过高期望、不祥预感、人际冲突及工作压力等。不符合客观现实的认知评价是心理应激产生的主要因素。

3. 社会性应激源　社会性应激源是指个体在生活中遭受到的突发的事件和强烈的生活变化。社会性应激源范围极广，诸如战争、动乱、天灾人祸、亲人去世、子女生病、家庭冲突、升迁等都属于此类。是人类生活中最为普遍的一类应激源，它与人类的许多疾病有着密切的联系。

Holmes 和 Rahe 研究发现，某些疾病与生活事件之间有明显的关系，经过对 5000 人的调查，发展了社会再适应量表（Social Reajustment Rating Scale，SRRS，表 4-1）。他们将不同事件按轻重程度排成等级，用生活变化单位（life change unit，LCU）为计量单位进行评定。该量表共 43 项，内容涉及家庭成员变化、工作情况、人际关系、生活环境、个人健康等。根据不同的得分情况，可帮助判断疾病可能发生的情况。通过大量调查发现，假如一个人在 1 年之中的生活变化单位累积不到 150 单位，在来年可能健康安泰；在 150～300 单位，有 50% 在来年生病的可能；超过300 单位，则有 70% 在来年生病的可能。

表 4-1　社会再适应量表

变化事件	LCU	变化事件	LCU
1. 配偶死亡	100	23. 子女离家	29
2. 离婚	73	24. 姻亲纠纷	29
3. 夫妇分居	65	25. 个人取得显著成就	28
4. 坐牢	63	26. 配偶参加或停止工作	26
5. 亲密家庭成员死亡	63	27. 入学或毕业	26
6. 个人受伤或患病	53	28. 生活条件变化	25
7. 结婚	50	29. 个人习惯的改变（如交际等）	24
8. 被解雇	47	30. 与上级矛盾	23
9. 复婚	45	31. 工作时间或条件的变化	20
10. 退休	45	32. 迁居	20
11. 家庭成员健康变化	44	33. 转学	20
12. 妊娠	40	34. 消遣娱乐的变化	19
13. 性功能障碍	39	35. 宗教活动的变化	19
14. 增加新的家庭成员	39	36. 社会活动的变化	18
15. 业务上的再调整	39	37. 少量负债	17
16. 经济状态的变化	38	38. 睡眠习惯变异	16
17. 好友丧亡	37	39. 生活在一起的家庭人数变化	15
18. 改行	36	40. 饮食习惯变异	15
19. 夫妻多次吵架	35	41. 休假	13
20. 中等负债	31	42. 圣诞节	12
21. 取消赎回抵押品	30	43. 微小的违法行为	11
22. 所担负工作责任方面的变化	29		

　　按照事件对个体的影响，可将社会性应激源分为以下两类：

　　（1）正性生活事件　指个体认为能够对自身的身心健康起积极作用的事件。日常生活中有很多事件可以使个体产生积极的体验，如晋升、提级、立功、受奖等。

　　（2）负性生活事件　指个体认为能够对自己产生消极作用的不愉快事件。这些事件都具有明显的厌恶性质或带给人痛苦悲哀心境，如失恋、下岗、亲人死亡、患急重病等。研究表明，负性生活事件与心身健康的相关性明显高于正性生活事件。

　　4. 文化性应激源　文化性应激源是指因语言、风俗习惯、生活方式和宗教信仰等引起应激的刺激或情境。如迁居异国他乡，由于语言、生活及习惯的不适应而产生的刺激反应。

综上所述，应激源种类很多，由于许多应激源之间还有交叉，因此难以对其进行严格区分。

三、护理工作中常见的应激源

日常护理工作中，存在着许多应激性情境影响患者的康复和护士的健康，因此护士加深对专业领域范围内应激的认识，掌握相关应激源发生原因及处理原则，对提高整体护理绩效，促进患者身心康复，保持护士自身健康具有重要的理论价值和实践指导意义。

（一）工作性质中的应激源

"以患者为中心"的护理模式，使护士工作从单纯的执行医嘱转移到为患者提供生理、心理、社会和文化的全面照顾。这种复杂而具有创造性的工作，需要护士付出更多的劳动和精力。许多患者对护士职业素质有较高的期望值，并以此来衡量护士在工作中的职业行为，用较高的标准来要求护士个体，当患者认为护士的职业行为与他们的期望存在差距时，就会产生不满、抱怨等，有的表现出冷漠、不合作的态度，有的则出现冲动、过激的言行等。而护士不能了解患者的期望，或者不从自身寻找可能引发护患冲突的原因，甚至针对患者的反应表现出完全对立的情绪，认为是患者对自己过于苛求和挑剔等，则将可能诱发更严重的应激来源。

【知识链接 4-1：临床现实与患者期望间的冲突】

一个外科手术患者，入院后常规进行心电图检查，后被告知心电图有异常，值班医生当即下医嘱请心内科会诊，护士送达会诊通知后，继续完成其他工作。患者在病房等了 3 小时后，一直未等到会诊医生，询问护士并得到要等对方安排时间才可来会诊，即认为护士工作效率低，不关心自己，担心自己会突发心脏病而产生恐惧，于是打电话给医院领导投诉。后来经过了解，护理人员在医生下达医嘱 20 分钟内已将会诊通知送达，但由于是上午，正值医疗高峰期，心内科所有医生均在忙于本科室医疗工作，计划下午出会诊（规定非急会诊 48 小时内完成即可），因此造成了患者等待的情况，事实与患者认为马上能来会诊的期望出现偏差，而护士在送达会诊通知后未及时与患者解释，也未及时觉察患者的心理变化而给予及时的解释及处理，导致护患矛盾的发生。

（二）与工作负荷有关的应激源

在市场经济体制下，人们对医疗卫生服务的需求日益增加，而护士人力资源严重缺乏，加之护士工作倒班频繁，搅乱了其生理节律，脑力和体力支出超过了负荷。尤其在一些特殊科室，如急诊科、新生儿科、产科等科室，护理任务重、工作量大，既要完成繁重的工作，又担心患者发生意外，造成心理高度紧张与疲惫，致使护士离职率和病假率越发明显。加之护理学科的不断发展，医疗行为的不断进步，新技术、新业务的不断拓展，学历要求的提升等等问题，迫使护理人员工作之余还要花费很多的时间再学习、再深造，以不断更新知识架构，这些都给护理人员造成智能与体力的压力，加重了护士的心理负荷。

（三）与社会对护士的认可度有关的应激源

在日常护理工作中，患者及家属对护理工作抱有较大期望，但在实际工作面前，由于患者饱受疾病折磨，其心理状态不同，加之文化层次也不尽相同，护理人员往往不能满足所有患者的所有期望，此时，有的护理人员难免会感到工作有压力或失望。护士期望自己能成为人民心目中真正的"白衣天使"，但人们对护理工作的重要性认识不足，不承认护士的价值，护士为患者付出辛苦劳动，却得不到充分肯定和补偿，再加上自身发展机会少，职称晋升、进修深造、福利待遇等不合理，均造成护士心理失落感、压抑，直接影响护士的心身健康。

（四）家庭与工作中的应激源

目前，护理已婚者占83%，而80%以上又在临床第一线，工作与家庭的双重压力消耗了护理人员的大量精力。如果工作和家庭二者不能维持良好的平衡，就会形成矛盾，成为应激源。良好的家庭关系是更好地缓解工作中应激的主要社会支持来源，工作成就又是维持良好家庭生活的重要因素。因此，工作与家庭的关系既是一种潜在的应激源，又是应激反应的重要调节因素。

第三节   心理应激的中介因素

现代心理应激的相关研究发现，机体是否在应激源作用下发生应激反应，不仅取决于应激源的强度、持续时间等，还取决于一系列中介因素的作用。应激的中介机制是指机体将刺激的输入信息（应激源）转化为输出信息（应激反应）的加工过程，是应激过程的中间环节。中介因素则是指上述过程中起调节作用的各种因素，主要有认知评价、心理防御机制、应对方式、社会支持、人格特征等。

一、认知评价

认知评价（cognitive appraisal）是指个体对遇到的生活事件的性质、程度和可能的危害情况做出的估计。外界刺激或生活的事件本身并不一定都能引起个体的应激反应，而应激反应的发生同样也并不一定有特定的外界刺激或特定的生活事件，应激反应发生于个体察觉或评价认为存在一定的威胁时。因此，机体内外环境刺激是否属于应激源，关键在于个体是否觉察到威胁，如何评价刺激物，即个体对遇到的生活事件的性质、程度和可能的危害做出什么样的估计。个体对事件的认知评价直接影响其应对方式和身心反应，是应激过程中的关键中介因素。

Lazarus认为个体在与刺激物的互动中，对刺激意义的三种评价可以影响应对过程，分别是初级评价、二级评价及再评价。初级阶段评价即利害关系评价，指个体在某一事件发生时立即产生的认知活动，以判断自己是否与利害关系有关。一旦得到有关联的结论，个体会立即对个人能力做出估计，进行二级评价判断事件是否可以改变，即做出能力评估。再评价是在对前两级评价进行处理后所引起反馈的基础上发生的，既可能改变初级评价，又可能会对应对技巧产生影响。如学生得知期末考试将至，她的第一反应将是"我能通过考试吗？"接下来是"采取什么措施可提高成绩？"然后再通过复习及模拟考试成绩的反馈来评估自己是否能通过考试，该如何努力，并调整自己的应对措施。

二、心理防御机制

（一）心理防御机制的概念

心理防御机制是人格结构中自我的一种防卫功能，是潜意识运用的心理保护机制。1894年，精神分析学派创始人弗洛伊德（Sigmund Freud）在著作《防御性神经精神病》中第一次提出心理防御机制的概念，即心理防御机制（psychological defense mechanism）是个体在潜意识中，为减弱、回避或克服本我和自我的冲突带来的挫折、焦虑、紧张等而采取的一种防御手段，借以保护自己，并猜想防御机制同某些神经症和精神病有密切联系。后来他的女儿安娜·弗洛伊德（Anna Freud）进行了更加系统的研究并扩展了心理防御机制的内涵。至今，心理防御机制已成为精神分析心理学中的核心概念。

简单地讲，心理防御机制是指个体在面对心理压力或挫折及适应环境时无意识采用的心理策略。心理防御机制是人们在不知不觉中，以某种心理的方式，把自己与现实的关系稍微改变一下，使之较易接受，不至于引起心理上太大的痛苦和不安，以保护心情使之安宁的方法。各种防御都是在潜意识中进行的，包括潜抑、压抑、否认、投射、退化、抵消、合理化、补偿、升华、幽默、反向作用等各种形式。人类在正常和病态情况下都在不自觉地运用各种心理防御机制，运用得当，可减轻痛苦，帮助其渡过心理难关，防止精神崩溃；运用过度，则会表现出焦虑、抑郁、偏执等病态心理症状。

心理防御机制和应对两个概念既有区别又有联系。两者的区别在于以下三个方面：首先，理论范畴不同，应对是心理应激领域中的概念，心理防御机制是精神分析领域的概念；其次，意识层面不同，应对是个体面对应激事件时采取的有意识、有目的的认知性和行为性努力，心理防御机制是个体在应激情境下无意识采取的策略；最后，稳定性不同，心理防御机制具有一定的稳定性，较少受情境影响，而应对方式往往会随着情境的不同而变化。两者之间也存在一定的联系。应对方式经过长期使用就会转变为无意识的心理防御机制，而心理防御机制通过有意识的训练也可成为常用的应对策略。很多应付应激的方法和手段很难说是属于应对还是心理防御机制，像否认、压抑等既是一种应对方式也是一种心理防御机制。

心理防御机制和心理健康有很大关系，积极的心理防御机制有助于人们抵御紧张、焦虑、忧愁、恐惧、嫉妒等消极情感的伤害，有助于人们维持情感的平衡或心理的平衡，在不能有效地控制情境时把焦虑减少到最低限度；消极的防御机制可以使观念中的自我形象、自我概念与现实中的自己更加疏远，并最终导致心理疾病。

（二）心理防御机制的特征

1. 精神分析理论认为，各种防御机制都是在潜意识中进行的　由于生活环境及个人经历的影响，防御机制常常渗透到一个人的人格中，以比较固定的态度及行为模式表现出来，即个体习惯于使用某种心理防御机制，在使用时自己也没有意识到。尽管我们会做出有意识的努力，但真正的防御机制都是在潜意识中进行的。

2. 心理防御机制使用得当，可免除内心痛苦以适应现实　弗洛伊德认为，每个人，无论是正常人、神经症患者或精神病患者，都在无意识地使用心理防御机制。在一般情况下，使用得当，可以帮助减轻、消除不良情绪，产生积极效果；但若使用不当或过分发展，距离现实太远，虽然现实冲突或挫折引起的焦虑减轻了，但却以症状的形式表现出来，形成了心理疾病。

3. 绝大多数心理防御机制是歪曲、掩盖或否认现实，阻碍心理发展，不能有效地对付焦虑　防御机制常起于幼时，并在人生的头20年不断加强，一旦形成则难以改变，严重时会完全控制自我。防御机制往往通过歪曲知觉、记忆、思维等来阻断心理过程使自己免于焦虑，这种心理稳定只是暂时的、脆弱的。一旦失效，自我就会因突然失去依赖而陷入焦虑，导致心理危机。

（三）常见的心理防御机制

安娜·弗洛伊德在 1936 年出版的《自我与防御机制》一书中，把散见于她父亲著作中的心理防御机制归纳为下述 10 种：压抑、投射、内向投射、反向形成、升华、认同、合理化、解脱、固着、退行。她研究了防御的某些模式与不同形式的神经症之间的关系、防御与发展之间的相互影响，又添加了另外 5 种防御机制：禁欲、自我约束、对攻击者的认同、隔离、抵消。后人在弗洛伊德父女研究的基础上，对心理防御机制做了许多有价值的探索，并且取得了突破性的进展。Valliant 于 1986 年对随访 40 年的 307 名男性做资料分析，提出了心理防御机制的三级分法：①成熟的防御机制，包括升华、压抑、幽默、期望和利他。②中间型或神经症性防御机制，包括转移、潜抑、隔离、反向形成。③不成熟防御机制，包括投射、分裂性幻想、被动攻击、潜意显现、疑病和分离。我国学者曾文星（2004）在《分析的学理与治疗过程》一书中，列出了 4 类共 20 种心理防御机制，分别是：①自恋（精神病性）心理防御机制，包括否定作用、外射作用、歪曲作用。②不成熟的心理防御机制，包括内射作用、退缩作用、体化作用、幻想作用。③神经症性的心理防御机制，包括潜抑作用、解离作用、转移作用、隔离作用、合理化作用、反向作用、抵消作用、补偿作用、仿同作用。④成熟的心理防御机制，包括压抑作用、升华作用、幽默作用、利他作用。心理防御机制所分的种类在不断增多，分类的方法越来越精细化和准确化，在此介绍一些常见的心理防御机制类型。

1. 潜抑　潜抑（repression）指一个人把不能被社会道德规范或自己意识所接受的欲望、情感、行为，在不知不觉中压抑到潜意识中去，使自己意识不到这种愿望、冲动，从而保持内心的安宁。潜抑是一种最基本、最常见的心理防御机制，也是弗洛伊德最早提出、最为看重的防御机制，弗洛伊德早期将其看作是防御机制的同义词，认为其是所有防御机制的基础。日常生活中，人们常常选择性地遗忘痛苦的事情，但这种遗忘不是真正的遗忘，而是将一些痛苦的事情转入个体的潜意识领域，但并不意味着它们就不存在了，它们并没有消失，仍在不自觉中以各种间接的方式影响人的行为。在某些场合下，这种潜意识会自动出现，例如部分触景生情现象、笔误、口误、似曾相识的梦境等。精神分析流派在进行心理治疗时认为，将患者压抑到潜意识的情绪挖掘、宣泄出来，使其进入到意识层面，有助于缓解或消除心理疾病。

潜抑对正常人的人格发展是必要的，而且每个人都在不同程度地利用潜抑。但是如果放弃其他办法而一味地依赖潜抑来对付伤害，这些潜抑的内容日后则可形成神经症状的根源。有时潜抑可使身体的某一部分功能紊乱，如会造成阳痿、阴冷、癔症或麻痹、关节炎、气喘、溃疡等多种心身疾病。

2. 否认　否认（denial）指对某些客观现实不承认，特别是对已发生过的不愉快、不幸的事加以否定，认为它根本就没发生过，以减轻心理上承受的压力和痛苦。如亲人突然离世，家属却坚信他还存在，甚至保持其在世时一样的生活方式；患者被告知患有不治之症，但仍像什么事也没发生似地做事，因不愿意接受现实而强装不知。这是一种比较原始、简单的心理防御机制，具有儿童的心理特点。如小孩子打碎花瓶，知道闯了祸，用手把眼蒙上。此种心态又称鸵鸟心态，是一种逃避现实的心理，就像鸵鸟被逼得走投无路时，就把头钻进沙子里。与"鸵鸟心态"类似的说法有掩耳盗铃、眼不见为净。否认可以缓冲突然来临的打击，可使个体逐渐地接受现实，不至于过分震惊和过度悲痛，以避免精神崩溃，维持暂时心理平衡。因此否认是一种具有保护性质的正常防御。但是否认很多时候是自欺欺人，并不能从根本上解决问题，若被频繁或过度使用，影响人们的正常行为，则是一种病态心理，必须及时纠正。

3. 投射 投射（projection）指个体在不知不觉中，将自己内心某些不能被社会规范或自我良心所接受的感觉、动机、愿望等转到别人身上，以逃避或减轻内心的焦虑与痛苦。弗洛伊德1894年提出此概念，用以分析及了解叙述者的内心世界。投射是一种幼稚、不成熟的防御机制。在日常生活中，常见有些人责备、批评别人的缺点和不良作风，认为不能容忍，但丝毫不能察觉到自己偏偏有这个缺点，而且缺乏自知之明。人们常说的五十步笑百步和以小人之心度君子之腹就是典型的投射表现。

投射作用是通过指责别人来安抚自己，把本我和超我的内部危机转换到外部。人们从小就习惯于在外部寻找自身行为的原因，而不善于检查和分析自己的动机。正常人的这种投射，虽然可以保卫自己不受良心指责，但会影响他对事物的正常观察和判断。病态的投射发展严重时，即为精神病性妄想。被害妄想是相信别人要谋害他，以掩盖自身仇恨施暴的冲动，因为他的教养使他不能容忍自己的害人之心，从而把怨恨推到别人身上。精神分析学派认为，通过罗夏墨迹测验、主题统觉测验等投射测验可以帮助了解人们真实的内心世界。

【知识链接 4-2：错误一致性效应】

现代心理学研究中有一种类似于投射的效应，被称为错误一致性效应（false consensus effect），它是指人们认为其他人和自己相似的一种倾向。也就是说，外向的人认为其他人也是外向的，有良知的人认为其他人也是有良知的，简言之，也就是认为其他人拥有与自己一样的喜好、动机和特质（Ross，Greene，House，1997）。Baumeister 等（1998）认为，对不受欢迎特质的错误一致性效应可能是一种自我防御。一些青少年常用"嘿，每个人都这样做"来开脱自己的不良行为，尤其是"我也不是这么差，因为每个人都这么差"，这很明显地体现了错误一致性效应的防御作用。

4. 反向形成 在现实生活中，人的内心有某种欲望、动机或真实想法，因受社会道德规范、法律或自我意识所限不容许表达时，为避免表现出来引起不良后果或受到处罚，只能尽力伪装或表现出相反的行为，以减轻焦虑，维护安宁，这种作用称为反向形成（reaction formation）。这是一种矫枉过正的防御方式，如有人内心凶狠，唯恐其发作不可收拾，故表面上表现得很温和、慈善和友爱。有人为自己对异性的感觉深感不安，生怕表露出来，有失检点，于是表现得一本正经，不苟言笑，对所有异性都显得厌恶。此地无银三百两的故事是另一反向作用的典型例子。

个人并未意识到反向形成的存在，他真的相信自己是友善的、清心寡欲的。使用反向形成可分别抵御来自内部、外部的威胁。任何时候，只要出现对规则过度机械地遵守，就可以断定是反向形成。反向形成使我们意识到，如果一个人有过分言行的话，表明他潜意识中可能刚好有相反的欲望，容易使人怀疑他在这方面的问题。在过于顺从的面具背后正是叛逆和敌对动机；对另一个人的惧怕，可以使人千方百计对他表示友好；对社会的惧怕可以使人顺从一切社会习俗；过分炫耀自己的优点，可能是由于严重的自卑所致；过分的奉迎献媚者，可能是怀有敌意或某种企图；过分溺爱子女的继母，可能是包藏祸心；在特别爱慕的异性面前，反不如对待一般异性朋友那样自然和谐，甚至显出做作的故意回避；患者十分关注自己的病情，但在别人面前反而故作无所谓的姿态。

5. 转移 转移（displacement）又称置换、替代，指个体由于理智、社会规范和伦理道德的制约，把自己对某一对象的情感、欲望或态度不自觉地转移到另一替代对象身上，以减轻自己的心理负担。日常生活中，人们在很多时候不能将内心的不满情绪直接指向真正的对象，而去寻找其他较为安全的为大家所能接受的对象发泄或表达，迁怒就是一种转移。例如孩子因犯错被父母惩罚后内心愤怒，但不敢顶撞父母，转而踢倒身边的凳子或殴打小狗；又如一个人在儿童时期抑制了对父亲的敌视，成年之后就有可能违法或反叛社会传统习俗，借此象征性地表达他被压抑的敌视父亲的情绪。

适当的转移可以发泄一些内心的不愉快情绪，心身得到一定的调整和平衡，但过分地运用则是一种病态心理。

6. 合理化　合理化（rationalization）又称文饰作用，指个体遭受挫折后，潜意识地寻找似乎合理的解释或实际站不住脚的理由为自己辩护，以摆脱其焦虑或痛苦的状态和保持个人自尊。人往往在一大堆动机中，选择出一种最动听、最崇高、最体面、最合乎情理的理由加以强调，而忽略了其他理由。合理化是人们日常生活中使用最多的防御机制。如考试作弊的学生，用"别人都作弊，我不作弊就是吃亏了"来安慰自己，父母体罚孩子时常说玉不琢不成器、棍棒底下出孝子，又如傻人有傻福、破财免灾等都是合理化的运用。短暂的使用此方法以减除痛苦情绪，避免心理崩溃是可行的，但经常使用难免有文过饰非之嫌，很多强迫性精神官能症和幻想型精神病患者就常使用此种方法来处理其心理问题。

合理化常有三种表现：一是"酸葡萄心理"，认为自己得不到的或是没有的东西就是不好的，是不值得关注和争取的，以冲淡内心欲望和不安，伊索寓言中狐狸跳起来摘不到熟透的葡萄就说葡萄是酸的，"酸葡萄非我欲也"，扬长而去。二是"甜柠檬心理"，即百般强调凡是自己所拥有的东西都是好的，当得不到甜葡萄而只有酸柠檬时，就说柠檬是甜的。三是推诿，将个人的缺点或失败，推诿于其他理由，找他人承担其过错。例如，学生考试失败后把原因归于老师教得不好、评卷不公或考题超出范围，不愿承认是自己准备不足；护士不努力提升护理水平，而是一味责怪护理环境不好、地位不高；台湾俚语"不会划船说溪窄"传神地描述了推诿的表现。

7. 抵消　抵消（counteraction）指以象征的动作、语言和行为，来抵消已经发生的不愉快、不吉利的事件，以补救心理上的愧疚与不安。如依据我国民间习俗，过年不要打碎碗碟，万一打碎了，赶紧补一句"岁岁平安"；小孩说出不吉利的语言时，大人会让他往地上吐口水以示抵消。这种防御机制的过度使用也会造成心理疾病，例如抵消机制常见于强迫症患者，当患者内心有某种被超我判断为不健康、不道德的欲望，就通过强制性的反复洗手，过分追求衣着、用品的整洁，来对抗、限制内心的冲动。

8. 退行　退行（regression）又称倒退，指人格已经发展到某一阶段之后，遇到困难或挫折时，放弃已习惯的成熟态度、现实思维及行为模式，返回到早先的某一阶段，使用以往幼稚的方式来满足自己的欲望。

运用退行的防御机制主要是为了得到别人的同情和关心照顾，以减轻心理的压力和痛苦。如有些患者已完全康复但不愿出院，以尽量逃避其担负的成人责任；已养成良好生活习惯的儿童，因母亲给她生了一个小弟弟后，忽视了对她的照顾，而表现出尿床等婴幼儿时期的行为，以希望得到母亲的注意和关心照顾。

9. 升华　升华（sublimation）指个体把不为社会所认同而压抑的动机或欲望转化为健康、高尚的目标、行为或情绪，以保持内心的宁静与平衡。例如攻击性非常强的人可以去做职业军人或者篮球运动员，那么其攻击性可以被社会接受；爱撒谎的人可以通过编故事、写小说使自己的欲望得到升华。在挫折情境中，由于运用了升华机制，一方面可以使原始冲动得到宣泄，减轻焦虑；另一方面还能使个人获得成就感和满足感。因此一些心理学家认为升华是人们适应环境最具有积极意义的建设性、创造性的防御机制。

在弗洛伊德看来，艺术、音乐、舞蹈、诗歌、科学及其他一些创造性活动都是把欲望的能量转化为生产性活动的渠道。歌德因夏绿蒂另有所爱而饱尝失恋的痛苦，却写出了脍炙人口的佳作《少年维特之烦恼》；南通才子范曾婚恋受挫，继而发奋作画，成为一代名家；司马迁在《报任安书》中列举了众多升华的例子："文王拘而演《周易》；仲尼厄而作《春秋》；屈原放逐，乃赋《离骚》；左丘失明，厥有《国语》；孙子膑脚，兵法修列；不韦迁蜀，世传《吕览》；韩非国秦，《说难》《孤愤》;《诗》三百篇，大抵圣贤发愤之所为作也。"

10. 幽默 幽默（humor）是当个体处于尴尬情境时，用开玩笑、说出幽默的小故事或俏皮话等作自我解嘲，减轻心理紧张的程度，使自己摆脱困境，也使他人愉悦。这种防御机制既无伤大雅又可解除难堪的局面，恰当的自黑还可以帮助人们赢得好感、扭转负面形象。幽默是一种积极的心理防御机制，更是一种为人处世的智慧。

11. 补偿 补偿（compensation）又称代偿，指个人所追求的目标、理想受挫，或因自己生理缺陷、行为过失而遭失败时，选择其他能获得成功的活动来代替，借以弥补因失败而丧失的自尊与自信。补偿最早由弗洛伊德的弟子阿德勒（Alfred Adler）提出，是阿德勒个体心理学的重要部分，在他看来人生本来并不是完整无缺的，有缺陷就会产生自卑感，自卑感既能摧毁一个人，使人自暴自弃或发生精神疾病，又能激发人追求卓越，发愤图强，迎头赶上。补偿是对自卑感的一种防御，一个人如果有某种劣势或缺陷（或者认为自己有缺陷），可能会付出不同寻常的努力来克服缺点，或者在其他领域做出杰出的成绩来弥补劣势，例如一个人若相貌平平，则会通过饱读诗书、修身养性来提升自己的谈吐和气质。通过补偿，一方面可以做出成绩，赢得社会尊重，弥补心理创伤；另一方面努力工作和学习可以充实大部分时间，使自己免于思虑不快事件，积极参加文体活动、社会群众团体及社会服务活动，减轻内心空虚苦闷，松弛精神紧张状态。

心理防御机制的产生受到多种因素的影响，如生理成熟、社会环境、教育水平、性别、个性特征等因素都会在一定程度上影响着心理防御机制的形成和使用。心理防御机制本身不是一种病理行为，它们在维持正常心理健康状态、提升适应水平上起着重要的作用；但是不恰当的运用则会导致病态心理和行为。

三、应对方式

（一）应对方式的概念

1. 应对的定义与演变 应对（coping）又称应付，由于应对可以被理解为个体解决生活事件或减轻事件对自身影响而采取的方式或策略，故又称应对方式（coping style）或应对策略（coping strategies）。应对方式是个体面临应激情境时，有意识做出的认知性和行为性努力，在应激源和应激结果之间起着重要的调节作用，是对抗心理压力、保持心理平衡的手段，直接影响着个体适应程度和身心健康水平。

人们对于应对的认识有一个不断深化的过程。在 20 世纪 60 年代，应对被视为一种适应过程；20 世纪 70 年代，应对被视为一种有意识、有目的的行为；20 世纪 80 年代，应对被视为认知活动和行为的综合体。Lazarus 和 Folkman（1984）将应对定义为"个体在判断其内外环境需求超出自己能力资源范围时，所采取的认知和行为上的努力"。目前 Lazarus 和 Folkman 的应对概念已受到广泛认可，其定义强调四个方面：①应对是个体有目的的努力，是个体为了缓解应激源所产生的应激反应，而不断调整个体的认知和行为。例如面对生理性缺陷导致的就业困难，人们会努力提升专业知识水平，寻找自身的闪光点。②应对不包括不需努力即发生的自主性适应行为。例如强光照射导致的反射性眨眼就属于自主性适应行为。③应对指向个体努力做什么、想什么，而不涉及所做、所想的对错。④应对中处理问题的方式主要包括降低、回避、忍受和接受应激条件，也包括环境的控制。由此可见，现代的应对概念强调应对包括认知和行为两个层面，是个体有意识、有目的的反应。

2. 应对的内部构成　关于应对的形成机制和内部构成，不同学派观点不同，主要有：①素质性观点（dispositional approaches）：这一观点来自精神分析模式，将应对等同于心理防御机制，认为人们在处理冲突时有固定的心理防御方式，从而构成了个体偏爱的应对风格，早期多采用精神分析的方法来评估个体的应对策略，当今更多采用访谈、人格测验等方法。②情境性观点（contextual approaches）：此观点来自 Folkman（1992）的应激认知评价模式，强调应对是个体对特殊应激情境的一种反应，而不是一种稳定的人格特征，重视认知评价在应对中的作用，认为应对会随着个人和环境的需要、个人认知评价的变化而不断变化，反映个体应激时的努力状况，评估时常采用思维和行为指标。③综合性观点：Moos（1993）等将前两种观点结合，提出具有某种应对特质的个体也会随情境的改变而相应改变自己的应对方式。当前的主流观点是，应对既是一种素质，又是某种特定情境下的反应过程，对应对进行评估时要结合个人应对风格和情境因素进行分析。

（二）应对方式的种类

应对方式的种类很多，常见的是根据应对的指向性和应对的努力方式这两个特点进行划分。

1. 根据应对方式的指向性分类　Lazarus（1966）提出，可以把应对方式分为问题取向和情绪取向两类。问题取向应对方式（problem-focused coping）即针对事件或问题的应对策略，主要着重于改变现存的人与环境的关系，个体针对已察觉的问题（应激源）采取积极的努力，寻求帮助或者回避问题，包括获得信息、建立行动规划和自我调控、寻求社会支持等。情绪取向应对方式（emotion-focused coping）着重调节和控制应激时的情绪反应，从而减轻烦恼并维持一个适当的内部状态，以便更好地处理各种信息，包括重新评价事件、减轻紧张的一些措施（镇静剂的使用、体力锻炼及放松训练）等。

2. 根据应对方式的努力方式分类　Moos 和 Schaefer（1993）首先将应对方式分为认知性和行为性两类，然后结合应对的指向性及应对的努力方式提出较为全面的分类方法，将应对划分出认知探索型、行为探索型、认知回避型和行为回避型四大类，共八个亚型（表 4-2）。

表 4-2　应对方式及其亚型

基本类型	亚型（询问方式举例）
认知探索型	逻辑分析型（考虑过不同处理问题的方法吗？） 择代型（遇到和别人同样的问题，怎样比别人过得更好？）
行为探索型	寻求指导和支持型（与朋友讨论过这个问题吗？） 采取行动型（制订计划并执行吗？）
认知回避型	忘记事件型（试图忘却整个事件吗？） 转换目标型（想过另一个目标会有转机和希望吗？）
行为回避型	寻求新欢型（参加过其他新的活动吗？） 情绪释放型（试过不停地喊叫直到筋疲力尽吗？）

3. 其他分类方法　Zimbardo（1985）根据应对的目的把应对分为两类，一类是通过直接的行动来改变应激源或个体与应激的关系，如抗争、逃避、妥协、转移、求助等；另一类是通过麻痹自我感觉的活动来改变自己，而非改变应激源，如酗酒、服用药物、催眠、幻想、分散注意等。Bililings 和 Moss（1980）提出应对方式的三种类型：①积极的认知应对，个体以相信自己有能力控制应激的乐观态度评价应激事件。②积极的行为应对，个体采取明显的行动解决问题。③回避应对，个体倾向于采用间接的方式如过度饮食、吸烟等来缓解与应激有关的消极情绪。

国内学者就应对分类提出了不同的观点。肖计划和许秀峰（1996）在编制的应对方式问卷中，把应对方式分为六个方面：解决问题、求助、自责、幻想、退避、合理化。其中，解决问题和求助可归纳为成熟的应对方式，自责、幻想、退避可归纳为不成熟应对方式，合理化是介于成熟与不成熟之间的混合应对方式。黄希庭等（2000）认为应对方式主要包括以下几种：问题解决、求助、退避、发泄、幻想和忍耐。

在生活中，人们很少采用单一的应对方式，多是采用各种应对方式的组合，且组合也不是一成不变的，而是随着时间和情境的变化而改变。面对各种各样的应激源，我们需要根据具体情境灵活地进行应对。

四、社会支持

社会支持（social support）指个体与社会各方面包括亲属、朋友、同事、伙伴等社会人以及家庭、单位、党团、工会等社团组织所产生的精神上和物质上的联系程度。社会支持可分为客观支持和主观支持。客观支持指个体与社会所发生的客观的或实际的联系程度，包括物质上得到的直接援助和社会网络关系。主观支持指个体在社会中受尊重、被支持、被理解的情感体验和满意程度，与个体的主观感受密切相关。

当前许多研究已证实，社会支持是影响应激反应结果的重要中介变量。它具有减轻应激反应的作用，与应激引起的身心反应呈负相关。目前学术界对社会支持影响个体心理健康的机制存在着两种不同的观点和假设模型。一种观点是独立作用假说，也称为主效应模型（the main effect model）。该理论认为，无论生活事件存在与否、个体是否处在压力状态下，社会支持始终具有潜在维护身心健康的作用。由于此结论源自科学研究的统计结果，即统计结果仅发现社会支持对个体身心反应症状的主效应，而未出现社会支持与不良生活事件之间的交互作用，故称为主效应模型。另一种观点是缓冲作用假说，也称为缓冲器模型（the buffering model）。这种观点认为社会支持对健康的影响表现在其能缓冲生活事件对健康的损害，但其本身对健康无直接影响。这种缓冲主要体现在两个方面：其一，社会支持会影响个体对潜在应激事件的认知评价，即由于个体认识到社会支持的存在，不会把潜在的应激源评价为现实的应激源。其二，应激源产生后，足够的社会支持可帮助个体消除或减弱应激源，并对应激源进行再评价，从而缓解应激反应症状。

因此，社会支持不仅有助于患者应对疾病带来的心理压力，还可以促进个体从已确诊的疾病中康复并减少患者死亡的危险。研究发现，社会支持是心血管疾病发病率的保护因子，低水平社会支持者发生首次心肌梗死的倾向比高水平社会支持者大 1.5 倍；中低水平社会支持患者心肌梗死后再入院率比那些高水平社会支持患者高 2 倍，独自生活的男性心肌梗死后死亡危险性更高。作为医护人员不仅要尽可能地给患者提供强有力的支持，还应积极鼓励患者家属给予患者更多的社会支持，以帮助患者康复。

五、人格特征

人格特征是个体在社会活动中表现出来的比较稳定的成分，包括能力、气质和性格。作为应激反应的中间变量，人格特征与生活事件、认知评价、应对方式、社会支持和应激反应等因素均存在相关性。人格可以影响个体对生活事件的感知，甚至可以决定生活事件的形成。态度、价值观和行为准则等人格倾向性，以及能力和性格等人格心理特征因素都可以不同程度地影响个体在应激过程中的认知评价。人格特质在一定程度上决定应对活动的倾向性，不同人格类型的个体在面临应激时表现出不同的应对策略。

按照对应激源的易感或抵抗的倾向，人格分为两类，即易感应激人格（stress-prone personality）和抗应激人格（stress-resistent personality）。

1. 易感应激人格 此种人格在心理行为特征方面主要有以下一些倾向：①思维上的刻板倾向；②评价上的缺陷倾向；③情绪上的焦虑倾向；④行为上的逃避倾向；⑤社交上的封闭倾向；⑥内心多冲突倾向；⑦选择与决策的艰难倾向。易感应激人格有倾向于增强个体应激反应的不良影响。

2. 抗应激人格 此种人格也称为坚韧人格（hardy personality），是一种由奉献、挑战和控制三种成分构成的人格特征，有助于对抗应激与疾病。坚韧人格的人格归因特点是：①奉献：指一种心理倾向，认识到生活和人际关系具有一定的目的和意义，积极参与生活，吃苦耐劳，在应激环境中精力充沛而富有生机；②挑战：指将察觉转变为挑战，迎接生活变化，主动面对不回避，灵活地适应生活的变化，将挑战视为生活的一部分；③控制：指控制个人生活的一种心理活动，具有高度内在控制情感的个体是生活的主动者而不是被生活所驱动，对影响自己生活的事件有决定权，并能经受工作中的压力。Kobasa（1979）和 Maddi（2002）等认为，坚韧人格可以缓冲压力对身心健康的不良影响。

第四节　应激反应

应激反应（stress response）是指个体由于应激源所导致的各种生物、心理、社会、行为方面的变化，常称为应激的身心反应。应激反应不是孤立地发生于某一局部器官系统，而是综合作用于全身心各系统，产生一系列生理、心理、行为的反应，它们经常是作为一个整体而出现的。以下从生理反应、心理反应和行为反应方面分别加以介绍。

一、应激的生理反应

应激的生理反应通过神经系统、内分泌系统和免疫系统的中介途径，即心身中介机制对躯体各器官产生影响。

（一）心理－神经中介机制

当机体处于大出血、恐怖等应激状态时，应激源所引起的神经冲动被传递到下丘脑，继而兴奋交感神经－肾上腺髓质系统，释放大量儿茶酚胺，引起一系列生理、心理变化。随着血液中肾上腺素和去甲肾上腺素浓度的增加，这些神经递质作用于中枢神经系统，个体警觉性和敏感性增高；作用于骨骼肌系统，肌张力增强；作用于心血管系统，心率、心肌收缩力和心排出量增加，血压升高；使血液重新分配，心、脑和肌肉获得充足的血液，脾脏缩小，皮肤和肾脏血流量减少、瞳孔扩大、汗腺分泌增多；糖原和脂肪分解加速、血糖升高、血中游离脂肪酸增多等，为机体适应和应对应激源提供充足的功能和能量准备。如果应激源刺激过强或时间太久，也可造成副交感神经相对增强或紊乱，表现为心率缓慢，心排血量和血压下降，血糖降低，重者眩晕或休克等。

（二）心理 – 神经 – 内分泌中介机制

当应激源作用持久或强烈时，通过下丘脑 – 腺垂体 – 靶腺轴进行调节，冲动传递到下丘脑引起肾上腺皮质激素释放因子（CRH）分泌，通过脑垂体门脉系统作用于腺垂体，促使腺垂体释放促肾上腺皮质激素（ACTH），进而促进肾上腺皮质激素特别是糖皮质激素氢化可的松的合成与分泌，从而引起一系列生理变化，包括血内 ACTH、皮质醇、血糖上升，抑制炎症、蛋白质分解，增加抗体等。另外，在应激反应中，胰腺和甲状腺也起一定作用。实验证明，应激状态下分解代谢类激素如皮质激素、髓质激素、甲状腺激素和生长激素分泌增加，而合成代谢类激素如胰岛素、睾丸素等分泌减少；在恢复阶段正好相反，这些生理变化为机体适应环境提供了一定的物质基础。

（三）心理 – 神经 – 免疫机制

在应激反应过程中，免疫系统与中枢神经系统进行着双向性调节。一般认为，短暂而不太强烈的应激不影响或略增强免疫功能，强烈的应激则显著抑制细胞免疫功能。长期较强烈的应激会损坏下丘脑，造成皮质激素分泌过多，使内环境严重紊乱，从而导致胸腺和淋巴组织退化或萎缩，抗体反应抑制、巨噬细胞活动能力下降等，造成免疫功能抑制，降低机体对抗感染、变态反应和自身免疫的能力。

二、应激的心理反应

应激的心理反应可以涉及心理现象的各个方面，以下重点介绍应激的认知反应和情绪反应。

（一）认知反应

应激引起的认知反应可以分为积极的和消极的两种。适当的应激水平可以引起积极的认知反应，例如警觉水平提高、注意力集中、观察更加细致、记忆效果更佳、思维更加敏捷等。这种反应有助于机体对信息的正确评价，选择应对策略和保证应对能力的有效发挥。但如果应激水平较高或长时间处于高应激状态下，就会引起消极的认知反应。表现为感知范围狭窄或感知歪曲、记忆能力下降、注意力下降、思维刻板、判断能力和解决问题能力下降等。这种消极的心理反应，不但妨碍个体有效处理所面临的问题，而且会使个体陷入痛苦中，难以自拔。主要包括以下几类：

1. 偏执 当事人表现为认识上的狭窄、偏激或认死理，平时非常理智的人变得固执、蛮不讲理。也可表现出过分自我关注，即注重自身的感受、想法、信念等内部世界，而不是外部世界。

2. 灾难化 个体经历应激事件后，过分强调事件的潜在消极后果，导致整日的消极情绪和行为障碍。

3. 反复沉思 即对应激事件的反复思考，往往影响适应性应对策略如升华、宽恕等机制的出现，从而导致适应受阻。值得注意的是，这种反复思考不是意识所能控制的，具有强迫症状的特性，与某些人格因素有关。

4."闪回"与"闯入性思维"　指遭遇严重灾难性应激事件以后，在生活里经常不由自主地闪回（flashback）灾难的场景，或者脑海中突然闯入（intrusion）既往的一些灾难性痛苦情景或思维内容，表现为挥之不去的特点。这也是创伤后应激障碍的重要症状特点。

5.否认、投射、选择性遗忘　这些是心理防御机制的表现形式，在某些重大应激后出现，具有一定保护作用，但过度使用也有其不利的一面。

（二）情绪反应

在应激过程中，如果机体的应对能力不能适应环境的变化，不能有效地控制应激，就会产生心理挫折，而引起一系列情绪反应。这里介绍几种常见的情绪反应。

1.焦虑　焦虑是应激反应中最常出现的情绪反应，是个体对预期将要发生的危险或不良后果所表现出的紧张、恐惧和担心等情绪状态。在心理应激条件下，适度的焦虑可提高人的警觉水平，伴随焦虑产生的是交感神经系统的被激活。焦虑可提高人对环境的适应和应对能力，是一种保护性反应，但如果焦虑过度或不适当，就是有害的心理反应。

2.恐惧　恐惧是一种企图摆脱已经明确有特定危险的，可能对生命造成威胁或伤害情境时的情绪状态。恐惧伴有交感神经兴奋，肾上腺髓质分泌增加，过度或持久的恐惧会对人产生严重不利的影响。

3.愤怒　愤怒是与挫折和威胁有关的情绪状态，由于目标受到阻碍，自尊心受到打击，为排除阻碍或恢复自尊，常可激起愤怒。愤怒时交感神经兴奋，肾上腺素分泌增加，因而心率加快，心排血量增加，血液重新分配，支气管扩张，肝糖原分解，并多伴有攻击性行为。患者的愤怒情绪往往成为医患关系紧张的一种原因。

4.抑郁　抑郁表现为悲哀、寂寞、孤独、丧失感和厌世感等消极情绪状态，伴有失眠、食欲减退、性欲降低等。抑郁常由亲人丧失、失恋、失学、失业及遭受重大挫折和长期疼痛等原因引起。

三、应激的行为反应

应激引起的行为反应也有消极和积极之分。积极方面包括维持良好的人际交往，积极寻求各种社会支持，恰当地改变不适应环境需求的各种观念。消极的方面则表现为与别人关系紧张或冷淡，不能正常工作和学习，对各种来源的社会支持抱否定或抵制的态度，不能随自身条件和环境的变化而改变自己的原有观念等，常见的消极行为反应有：

1.回避与逃避　回避和逃避都是为了远离应激源的行为。回避指预先知道应激源将要出现，在未接触应激源之前就采取行动远离应激源；而逃避是指已经接触到应激源后采取远离应激源的行动，两者都是为了摆脱情绪应激，排除烦恼。

2.退化与依赖　退化是当人受到挫折或遭遇应激时，放弃成年人的应对方式，而使用幼儿时期的方式应对环境的变化。退化行为主要是为了获得别人的同情、支持和照顾，以减轻心理上的压力和痛苦。退化行为必然会伴随产生依赖心理和行为，即事事处处依靠别人的关心照顾，而不是自己努力完成本应自己去做的事情。退化与依赖多见于病情危重经抢救脱险后的患者及慢性病患者。

3.敌对与攻击　敌对是内心有攻击的欲望而表现出来的不友好、谩骂、憎恨或羞辱别人。攻击是在应激刺激下个体以攻击方式做出反应，攻击对象可以是人或物，可以针对别人也可以针对自己，其共同的心理基础是愤怒。

4.物质滥用　某些人在心理冲突或应激情况下，会以习惯性的饮酒、吸烟或服用某些药物的行为方式来转换自己对应激的行为反应方式，尽管这些物质滥用对身体没有益处，但这些不良行为能达到暂时麻痹自己、摆脱自我烦恼和困境的目的。

应激的这些生理、心理、行为反应都是因人而异的，并不是每个人都会出现以上所有的应激反应，实际上即使是面临最大限度的应激，也很少有人会产生所有的应激反应，而仅仅表现出其中的一部分。

第五节　应激与健康

一、健康与心理健康

（一）健康的概念

健康的内涵随着时代的变迁而不断发展。在不同历史时期，人类对健康的理解不尽相同。20世纪以前，人们认为健康即为不生病。随着社会的发展、科技的进步、医学模式的转变及疾病与死亡谱的变化，人们对健康的认识不断变化，健康的内涵日益丰富。

健康首先是身体没有疾病，但健康又不仅仅是身体没有疾病。世界卫生组织（WHO）对健康的定义是："健康乃是一种在身体上、精神上的完满状态及良好的适应能力，而不仅仅是没有疾病和衰弱的状态。"1989年，世界卫生组织对健康的定义做进一步补充，提出健康还应包括道德健康，即一个人在身体健康、心理健康、社会适应健康和道德健康四个方面都具备，才算得上是真正意义上的健康。随着社会的发展，人们认识水平的提高，健康的概念还将被不断地发展和完善。

（二）心理健康的概念

第三届国际心理卫生大会（1946年）认为心理健康的标准是："身体、智力、情绪十分协调；适应环境，人际关系中彼此能谦让；有幸福感；在职业工作中，能充分发挥自己的能力，过着有效率的生活。"

从静态的角度看，健康心理是一种心理状态，它在某一时段内展现着自身的正常功能。而从动态的角度看，健康心理是在常规条件下，个体为应对千变万化的内、外环境，围绕某一群体的心理健康常模，在一定范围内不断上下波动的相对平衡过程。上述就是"健康心理"的内涵，它涵盖着一切有利于个体生存发展和稳定生活质量的心理活动。

目前为止心理健康仍没有一个全面而确定的定义，一般认为，心理健康是指以积极有效的心理活动，平稳的、正常的心理状态，对当前和发展着的社会、自然环境及自我内环境的变化具有良好的适应功能，并由此不断地发展健全的人格，提高生活质量，保持旺盛的精力和愉快的情绪。

（三）心理健康的判定标准

不同的理论学派给予心理健康的定义不完全相同，因此用来判断心理健康的标准也各不相同。

1. 世界卫生组织将心理健康的标准划分为三个方面

（1）人格完整、自我感觉良好、情绪稳定，积极情绪多于消极情绪，并有较好的自我控制能力，能保持心理上的平衡。

（2）有比较充分的安全感，在自己所处的环境中，能保持正常的人际关系，能受到别人的欢迎和信任。

（3）对未来有明确的生活目标，切合实际地不断进取，有理想和事业上的追求。

2. 美国心理学家马斯洛（Maslow）与米特尔曼（Mittleman）提出的 10 条健康标准

（1）有良好的适应力。

（2）充分了解自己，并对自己的能力做恰当的估计。

（3）生活目标切合实际。

（4）与现实环境保持接触。

（5）能保持人格的完整与和谐。

（6）具有从经验中学习的能力。

（7）能保持良好的人际关系。

（8）适度的情绪发泄与控制。

（9）在不违背集体意志的前提下，能做有限度的个性发挥。

（10）在不违背社会规范的情况下，个人的基本需求能恰当满足。

3. 我国的一些学者提出的心理健康标准

（1）智力正常　人类正常生活和社会活动应具备正常的智力，这是心理健康的基本条件。

（2）情绪健康　表现为乐观开朗，对生活充满希望，善于控制和调节自己的情绪，既能克制约束，又能适度宣泄，不过分压抑，情绪反应正常等，其主要标志是情绪稳定和心情愉快。

（3）人际关系和谐　心理健康的人乐于与人交往，能充分认识到交往的重要作用，富有同情心，对人友善、理解、宽容、接纳，能采取恰当方式与人沟通，交往中不卑不亢，人际关系比较和谐。

（4）适应能力强　能适应生活环境的变化，与现实保持良好的接触，不回避现实，能主动面对各种挑战，妥善处理环境与自身的关系，不会因为环境的变化而吃不香、睡不安，甚至影响生活规律和工作效率。

（5）人格完整　人格结构的各要素完整统一；有正确的自我意识和积极进取的信念、人生观，并以此为中心把自己的需要、愿望、目标和行为统一起来。因不同年龄阶段的人有其独特的心理行为特征，心理健康者的心理行为与多数相同年龄者保持一致，并与其扮演的社会角色相符合。

值得注意的是，心理健康是一个动态的、开放的过程。心理健康与不健康之间并没有绝对的界限，心理健康的人在特别恶劣的环境中，可能也会出现某些失常的行为。因此，判断一个人的心理是否健康，应从整体上根据其经常性的行为方式进行综合评估。

4. 心理健康的三个层次　包括预防心理障碍的出现，即不患心理疾病是心理健康的最低要求；能够有效地学习、生活、交往是心理健康的第二境界；发挥自身潜能、促进自我价值实现、追求自身全面发展是心理健康的最高境界。

二、心理应激对健康的影响

（一）心理应激对健康的积极影响

1. 适度的应激是心理正常发展的必要条件　人类社会环境是人的心理正常发展的必要条件，

其中应激经历是一种重要的环境因素。应激反应更是个体对变化着的内外环境最直接的适应性变化，这种变化是生物界赖以发展的原始动力。许多心理学研究表明，适度的应激可以促进个体认知、情绪、意志的发展和成熟，如果个体早年被过度保护，则由于缺乏应激经历，其在认知、情绪和意志等心理的各个方面都发展滞后。

2. 适度的应激是促进个体成长的有效途径 千锤百炼才成钢，不断应激才成才。成功的人都是在困难中受到锻炼，在失败中获得经验，在挫折中不断成熟，在讥笑中逐步成长，在摸索中得到提高，在斗争中迎来胜利。因此，适度的应激是促进个体成长的有效途径。适度的应激有助于激发人的动机，挖掘人的潜能，提高人的学习和工作效率，锻炼人的意志，培养人的健全人格。

（二）心理应激对健康的消极影响

一般来说，高强度、持续时间过长的应激往往对个体健康产生较大的不良影响。

1. 躯体方面 研究证实，在应激状态下，机体免疫系统的功能会降低，使机体对疾病的易感性增加。由于个体心身反应表现为持续的病理性改变，会形成心身疾病，包括原发性高血压、消化性溃疡、溃疡性结肠炎、支气管哮喘、偏头痛、类风湿关节炎、荨麻疹等。

2. 心理方面 对儿童和青少年来说，高强度的、持续时间过长的应激会影响个体的心理健康发展，导致发展缓慢或停止，如认知功能障碍，人格发展异常，甚至出现发展危机，导致适应不良行为（如吸毒、攻击）和精神障碍的发生；对成人来说，应激会打破原有的心理平衡，出现心理功能失调，如神经症、性心理异常、精神活性物质滥用等，严重的会导致精神崩溃，发生精神障碍（如精神分裂症、反应性精神病等）；对老年人而言，则可能会引起老年痴呆症等疾病的发生。

（三）影响心理应激与健康关系的因素

1. 应激源

（1）**应激源的强度** 即应激源本身的性质是轻还是重。例如，护士患感冒与护士出现医疗事故这两种应激相比，前者程度相对较轻，一般不会对个体造成太大影响，而后者属于相对较重的应激源，可能会对个体影响较大。

（2）**应激源波及的范围** 应激源波及的范围越广泛，应激反应就越强烈，对健康的影响就越大。

（3）**应激源持续时间的长短** 例如，感冒患者可能仅经历短期应激，而需要长期卧床的偏瘫患者，其应激源持续时间相对较长，患者的身心反应也更大。

（4）**合并应激源的数量** 当个体面对单个应激源时，可以集中精力去应对。但个体如果同时要面对几种应激源，如刚刚失去工作、家里老人又得了重病、妻子还闹离婚。在这种情况下，个体会感觉心力交瘁，甚至出现精神崩溃的强烈反应。

总之，应激越强烈、持续时间越长，以及合并应激源的数量越多，越有可能对个体的身心健康造成影响。

2. 个体差异 应激对个体健康的影响是因人而异的。即使同一应激源对不同的个体来说，往往因每个人的人格特征、认知评价、应对方式、社会支持可能不同，产生的应激反应强度就可能不同，应激持续的时间也可能不一样，因而对个体健康的影响也存在差异。例如，面对应激有的人采用建设性应对策略，激发自身内在的潜能和积极性；有的人却出现了严重的身心功能障碍。个体差异主要与个体自身的身体条件、心理状态、社会文化背景有关。

三、应激的管理

应激管理（stress management）就是个人和组织采取策略和方法来处理和应对应激的过程。应激是一个多因素的集合概念，涉及应激源、应激反应、应激中介因素等，因此，应激的管理应针对应激涉及的各个因素和作用过程的环节进行管理。

（一）应激源的管理

针对应激源的管理，应根据应激源的性质、程度和影响，分别选择解决、回避、缓冲等不同的管理策略进行管理。解决就是指导个体尽快处理掉应激事件，即所谓的"大事化小、小事化了"，如化解人际间的矛盾冲突、解决事业发展中长期晋升职称中的不公平待遇等。回避是指与应激性生活事件隔离，即指导个体暂时脱离应激事件现场、避免触景伤情，以利于个体内部转机的出现，如灾难时劝导当事人离开灾难现场，老年丧偶时劝其到儿女家去住一段时间等。缓冲或接受是指对于某些生活事件，人类原本就无法抗拒或回避，或者个体自身条件导致无法摆脱，则需要指导个体接受它，为重新振作带来缓冲期。

（二）应激中介因素的管理

1. 认知评价的管理 认知评价对应激过程的影响至关重要。然而，人们对事物的认知评价会受心理、社会和环境刺激多维度因素的影响而变得复杂多样，并难免出现认知偏差或歪曲。艾利斯的合理情绪疗法、贝克的认知疗法等都是非常实用的认知评价管理手段。

2. 应对方式的管理 指导个体通过"问题解决"的应对方法，消除应激源所带来的影响。对于实际问题的解决，可以采用麦克纳马拉（McNamara）的问题解决应对技术。首先，清晰地判断问题的原因和影响问题解决的因素，这是关键的一环；其次，在清晰判断的基础上，需要尽可能地多角度考虑问题，提出多种解决方案，经权衡比较找出最佳行动策略；最后就是积极行动，解决问题。也可采用焦点解决疗法、理性情绪疗法等心理治疗方法，帮助个体解决影响"问题解决"的心理困惑。

3. 社会支持的管理 个体如果拥有一个完善的社会支持系统，就可以承受更强烈的应激并保持心理平衡状态。通过提供客观支持，改变主观支持和加强家庭支持，帮助来访者改善社会支持水平。对那些家庭内或家庭外社会支持水平过低，或社会支持的利用度不足，或主观社会支持缺乏的来访者应该在提高其社会支持水平上多给予手段和途径方面的指导。例如，积极参加社会活动，多与人交往，以提高其家庭外社会支持水平；加强亲友之间的定期活动和联系，以拓展其家庭内社会支持水平；参加定期和不定期的集体活动，以增加团体成员之间的主观支持程度。

4. 人格特征的管理 人格特征是应激过程的核心因素，与其他中介因素均有交互影响，如部分负性生活事件的产生和个体的人格特征密切相关，并且人格特征还影响着社会支持和来访者对社会支持的主观利用度。因此，培养健康的人格往往能更好地增强自身的适应能力和抗挫折能力。若有突出的人格问题，则需要进一步进行心理治疗。

（三）应激反应的管理

根据应激的身心反应特点，即应激的心理行为反应和生理反应，可选择多种心理、社会与生物学的干预手段。如应激情境下出现焦虑、恐惧、抑郁等负性情绪，严重影响患者的社会功能，加剧应激反应，可通过释放、转移注意力、情绪宣泄等方法缓解负性情绪。具体如下：

1. 释放 指导来访者通过倾诉、移情等正当途径，宣泄消极情绪的反应症状。但需要注意，类似"哭吧"及拳击沙包等宣泄方式，应掌握一个"度"。例如，长期反复甚至一辈子都是通过哭泣来宣泄消极情绪的人，往往与其性格的脆弱性形成有关。宣泄时还需要关注来访者的心理反应及人格特征。

2. 转移 可指导来访者通过建设性的活动将当前注意力从痛苦的情感中转移到其他方面。例如，当心情烦闷时，可以转向逛街、看电影、听音乐、旅游等自己喜欢的活动，起到分散注意力的效果。

3. 松弛训练 放松技术是指通过专业指导下的放松训练来缓解压力的身心症状，目前在国外被广泛应用于缓解或消除应激。常用的放松方法有冥想、渐进式肌肉放松法、呼吸放松、想象放松、音乐放松等。

【知识链接 4-3：冥想】

冥想（meditation）是用来改变意识状态的一种精神训练，是使用最广泛的放松方法之一。冥想时，注意力高度集中，日常的思绪和烦恼被暂时隔绝。

冥想可以分为专注冥想和正念冥想。专注冥想专注于一个焦点，通常是一个物体，也可以是一个想法，或者是你自己的呼吸。与此相反，正念冥想较为开放和弥散，通过扩大注意力来获取对世界全面而不加评判的觉知（Lazar，2005）。

专注冥想是较为实用的自我控制方法。如何进行专注冥想？基本方法是安静地坐好，将注意力集中在某一外部物品或者内在刺激上，如呼吸或嗡鸣声。此外反复默念"咒文"，"咒文"最好选择语音平缓流畅、易于重复的词语，比如使用最多的"om"，若出现杂念，要尽快把注意力集中在咒文上方可继续冥想。

冥想的精髓在于放松反应。Bensen(1977)认为，根据如下指导语可以进入放松状态："安静而舒适地坐好，闭上你的眼睛。放松全身肌肉，从脚底开始向上，逐渐放松至头部，深度地放松。感受你的呼吸，呼吸时，对自己轻轻说一声'安静'。不要担心你放松的程度，顺其自然。假如有其他意念干扰，忽略它们，继续重复'安静'。"

研究发现，冥想可以有效降低心率和血压，放松肌肉，缓解压力，同时可以增强身体免疫力。一组大学生在接受90分钟放松训练后，压力水平显著降低（Lazar et al，2000；Davidson et al，2003；Deckro et al，2002）。如果经常冥想，人的精神状态会有很大提升，拥有清晰、冷静、专注的头脑，有规律的冥想还可以增强对注意力的控制，提高自我意识，促进心智成熟（Hodgins & Adair，2010；Travis et al，2004）。

4. 药物 在应激反应明显时，可合理用药。借助药物可以有效阻断心身反应的恶性循环。短期内应用抗焦虑、镇静药物有助于缓解应激引起的不良情绪，但长期使用容易形成依赖性并可能产生不良反应。因此，须向来访者透彻讲解其原理及注意事项。

除了上述应激管理之外，还可以通过均衡营养、体育锻炼、改善睡眠等方法强健体魄。研究发现，身体健康的人比不健康的人能够承受更高的应激强度。此外，还可以通过加强时间管理增强个体管理应激的能力。时间属于个体的应对资源，时间管理是帮助个体改变不良的做事习惯，将需要做的大量事情进行取舍后，再按照事情轻重缓急做合理安排，以便更有效地运用时间工作、学习。

【复习思考题】

1. 试述心理应激的中介因素。
2. 简述心理防御机制的特征。
3. 简述心理应激对健康的影响。
4. 试述如何进行应激的管理。

扫一扫，查阅本章数字资源，含PPT、音视频、图片等

心身疾病（psychosomatic disorder）亦称心理生理疾病（psychophysiological disease），是与心理社会因素密切相关的躯体疾病的总称。这些疾病的发生、发展和转归，都不同程度地受到心理、社会因素的影响，临床上主要表现为躯体症状，并伴有病理生理和病理形态学的改变，其临床诊断、治疗、护理过程中都需要采用心身统一的观点及注重个体与环境的协调。

第一节　心身疾病概述

一、心身疾病的概念

目前，关于心身疾病的概念有狭义和广义两种理解。狭义的心身疾病是指心理社会因素在疾病发生、发展过程中起重要作用的躯体器质性疾病，例如原发性高血压、溃疡病等；广义的心身疾病是指心理社会因素在疾病发生、发展和治疗过程中起重要作用的躯体器质性疾病和功能性障碍。心身疾病的躯体症状和病理改变与由生物理化因素导致的躯体疾病的表现相同，只是病因上有差别，例如，原发性高血压与肾病性高血压，在临床表现上都是血压升高，但两者的发病机制不同。

二、流行病学特征

心身疾病的流行病学目前尚缺乏大样本的资料。国内资料显示，在综合性医院的初诊患者中，有近1/3的患者所患的是与心理因素密切相关的躯体疾病；国外调查结果显示有10%～60%为心身疾病。心身疾病的流行病学特征有以下几个方面：

1. 年龄特征　65岁以上及15岁以下的人群患病率最低；从青年期到中年期，其患病率呈上升趋势；更年期或老年前期为患病的高峰年龄。

2. 性别特征　总体上女性高于男性，二者的比例为3∶2；但个别病种是男性高于女性，如冠心病、溃疡病、支气管哮喘等。

3. 职业特征　脑力劳动者高于体力劳动者。

4. 性格特征　一些心身疾病与特定的性格类型有关，如A型行为者易患冠心病及高血压，C型性格者患癌症的概率是其他性格类型的3倍。

5. 社会环境特征　不同的社会环境，人群的心身疾病患病率不同。如以冠心病流行病学调查为例，在所调查的几个国家中，患病率最高的为美国，其次为芬兰、南斯拉夫、希腊及日本，最低者为尼日利亚。

三、心身疾病的分类

心身疾病是由临床各科、躯体各系统的多种疾病组成的疾病群，按系统分类如下。

1. 消化系统 胃、十二指肠溃疡，溃疡性结肠炎，胃肠神经症，神经性呕吐，胆管功能障碍，过敏性结肠炎等。

2. 循环系统 原发性高血压、冠心病、神经性心绞痛、心脏神经症、功能性期前收缩和心律失常等。

3. 呼吸系统 支气管哮喘、过度换气综合征、神经性咳嗽等。

4. 内分泌系统 糖尿病、甲状腺功能亢进症、肥胖症、神经性厌食症、更年期综合征等。

5. 泌尿生殖系统 月经失调、经前紧张综合征、功能性子宫出血、不孕症等。

6. 骨骼和肌肉系统 外伤性神经症、事故多发症、书写痉挛症等。

7. 神经系统 头痛、痉挛性斜颈、心因性运动障碍、脑血管障碍等。

8. 皮肤科 斑秃、湿疹、慢性荨麻疹、瘙痒性皮肤病等。

9. 耳鼻喉科 咽喉异感症、梅尼埃病等。

10. 眼科 原发性青光眼、眼睑痉挛等。

11. 妇科 痛经、月经失调、心因性不孕症、外阴瘙痒等。

12. 儿科 口吃、遗尿症等。

13. 口腔科 黏膜溃疡、口臭症、异味症等。

14. 其他 癌症、术后肠粘连等。

随着心身医学的发展，人们对心身疾病的认识逐渐加深，心身疾病的范围有扩大的趋向，病种也日渐增多。

第二节 心身疾病的发病机制

心身疾病的发病机制比较复杂，是社会、心理、生理等多因素相互作用的结果。

一、社会因素致病机制

人不仅是生物的有机体，也是社会中的一员，当个体与社会之间出现矛盾和冲突时，个体无法很好地调适，便出现了心身疾病。社会因素是指社会环境中存在的各种事件对个体的影响和作用。如经济变革、社会动荡、战争与动乱、风俗习惯、人口流动、居住环境等，均可通过个体的认知评价、人格等心理活动影响身心健康。

1. 环境因素 自然环境中大气、水源污染及不适当的温度、湿度、照明、空间和噪声刺激等，社会环境中政治恶劣、工作超负荷及人际关系紧张、不良的生活习惯等都会影响和损害身心健康，导致心身疾病。

2. 重大生活事件及突发事件 个体周围发生的变故，如职业的变动、亲人的意外伤亡、患病、违纪与犯罪，可以引起个体心理上的剧烈冲突，若在一段时间内它们连续发生，而个体又不能较好地适应时，心理压力效应就会累加，导致心身疾病。还有一些社会因素如收到晋升与奖励、得到社会荣誉等虽然是积极因素，但积极的情感过度，同样会带来不利后果。

3. 文化因素 政治、经济、社会制度也会影响人类健康，流行病学调查结果显示，日本胃癌、食道癌发病率最高，美国、荷兰冠心病患病率最高。这是种族差异、饮食习惯、人口年龄组成等多因素作用的结果。总体上这些疾病患病率是发达国家高于发展中国家，城市高于农村，脑力劳动者高于体力劳动者。

二、心理因素致病机制

导致心身疾病的心理因素，主要包括负性情绪和人格特征。

1. 负性情绪　心理因素致病主要通过不良情绪，影响躯体内脏器官。人体在威胁性情境下产生的焦虑或愤怒情绪，会引发机体内肾上腺素和肾上腺皮质激素分泌增加，因而心率加快、血压升高、呼吸加深、胃肠活动减慢、新陈代谢率增高。如果强度过度或时间持久，便使人的心理失衡，导致神经活动的功能失调，对机体健康产生不利影响。如果消极情绪经常反复出现，它所引起的长期或过度的神经紧张，还可以造成机体的病变，如神经功能紊乱、内分泌失调、血压持续升高等，从而导致某些器官、系统的疾病。消极情绪的致病作用，主要有以下两种状况。

（1）突然的超强紧张刺激　指一些使个体无法预料和难以承受的、突然发生的、超高强度的社会生活事件，如亲人突然亡故、威胁生命安全的突发事件等。通常个体面对这些突如其来的超强刺激所发生的情绪反应十分强烈，伴随着的生理变化极其剧烈，如果超过了个体所能承受的极限，机体就会丧失适应能力，进而导致躯体生理变化，罹患心身疾病。

（2）持久的劣性刺激　即使没有超强紧张刺激，劣性刺激接踵而来，或某种劣性刺激持久地导致个体处于不良情绪状态，压抑的情绪反应长期得不到疏泄，也会使机体的自身调节功能受到损害，以至于个体的身心状态长期失衡，继而造成个体的神经系统活动障碍，特别是自主神经功能失调。久而久之，便会导致身体器官或组织的病理性改变。若此类刺激通过自主神经系统作用于胃肠平滑肌，便易引起胃肠功能的紊乱或器质性病变。

2. 人格特征　心身医学研究发现，人格特征与心身疾病之间存在着一定的关系。如急躁、情绪不稳、争强好胜、行动快等 A 型性格与冠心病的发病相关。对于社会紧张刺激常常做出压抑、克制反应的人有易患癌症的倾向，其行为被称为"C 型行为"，也称癌症人格。

大量调查表明，同样的社会心理刺激作用于不同人格特征的个体，可导致其机体内不同的生理生化改变，从而罹患不同的心身疾病。这正是由于不同人格特征的个体其易感性不同决定的。一方面，人格特征既可以是许多疾病的发病基础，不同的人格特征可以诱发不同的心身疾病；另一方面，人格特征又可以对许多疾病的发展过程产生重要影响，具有不同人格特征的个体在患有同类疾病时，其病情轻重、病程长短、转归久暂等都可能不同。

近些年来，心身医学专家们围绕个体人格特征的差异做了大量研究，通过人格特征测量与罹患心身疾病的对照，获得了很多有意义的结论，总结出不同疾病的易患人格特征（表 5–1）。

表 5–1　人格特征和疾病的关系

疾病	人格特征
哮喘	过分依赖、幼稚、希望被人照顾、感情上模棱两可
背痛	性的矛盾、逃避的愿望、被压抑
结肠炎	听话、强迫性、抑郁、矛盾、吝啬
心脏病	忙碌、好争、急躁、善于把握环境
荨麻疹	渴望得到情感、罪恶感、自我惩罚
高血压	好高骛远、愤怒被压抑、听话
偏头痛	追求尽善尽美、死板、好争、嫉妒
溃疡病	依赖、敌意被压抑、情感受挫折、雄心勃勃、有魄力

三、生理因素致病机制

目前对心身疾病的生理因素的研究，主要集中在生理始基和生理中介机制两个方面。

（一）生理始基

生理始基是指心身疾病患者病前的机体生理学特点。现实中，当面临同样的心理社会刺激，只有部分人得了心身疾病，而且不同个体的心身疾病又不尽相同。研究表明个体的生理特点和健康状况不同的人对心身疾病具有不同的易感性。有高血压素质的人，在应激条件下，容易患高血压疾病；胃蛋白酶原水平高的人，在应激条件下，容易患溃疡病。现已发现，高甘油三酯血症是冠心病的生理始基，高尿酸血症是痛风症的生理始基。对生理始基的研究不仅对了解心身疾病的发病机制有重要意义，而且对这些疾病的预防也提供了重要线索。另外，在同样应激条件下，有相同生理特点的人也不一定都患同样的疾病，这与机体的健康状况有关，在体弱多病的情况下，发生应激事件，更容易引起疾病。

（二）生理中介机制

紧张刺激通过各种心理途径作用于个体最终导致躯体的病理性改变，即为心身疾病。现代心身医学研究发现，人对紧张刺激产生的应激反应导致心身疾病是通过机体的生理、生化方面发生变化而形成的。这些重要的生理、生化方面的变化是借助于神经系统、内分泌系统、免疫系统而实现的，因此神经 – 内分泌 – 免疫这一网络系统被认为是心身疾病的中介机制。

1. 神经系统　神经系统包括中枢神经系统和外周神经系统，中枢神经系统中尤其是大脑皮层对各种信息起着接受、分析、综合、评价和做出反应的作用，外周神经系统的自主神经系统与机体内脏的生理病理功能密切相关，内脏的功能活动在很大程度上受自主神经系统（交感和副交感神经）的支配和调节，而高级皮层特别是边缘系统，可通过交感和副交感神经与机体的内脏功能和病理生理过程发生联系。急性应激时，不管刺激来自内部或外部，经过中枢神经的接收、加工和整合，以边缘系统包括下丘脑为核心，通过自主神经系统的活动可以引起内脏器官生理功能的改变，强烈刺激引起的内心体验，可导致自主神经系统所支配的器官或系统的功能障碍，进而形成组织结构的病理改变。

2. 内分泌系统　内分泌系统是中枢神经系统与内脏之间重要的联系途径，在中枢神经系统内有许多神经肽通过各种激素轴起重要调节作用。例如下丘脑 – 垂体前叶 – 靶腺轴，下丘脑接收来自边缘系统和皮层的传入冲动，同时分泌释放激素或抑制激素影响垂体前叶，垂体前叶释放促靶腺激素调节外周靶腺激素释放，从而实现中枢神经系统与内脏的联系。内分泌系统对维持机体内环境的稳定起着重要的作用，各种内分泌腺体分泌的激素参与机体各系统的代谢过程。心理因素在使神经系统发生变化时，通过神经 – 内分泌联系也能改变机体的激素水平，从而影响相应的代谢过程，如高度紧张或抑郁状态时，血液儿茶酚胺含量增高，一旦这种因素多次反复，可引起肾上腺素和去甲肾上腺素分泌持续增高，激素水平的改变影响代谢过程。经过反馈作用，可使整个功能的稳定性改变，从而可导致心身疾病的产生。

3. 免疫系统　中枢神经系统与免疫有密切关系。神经递质如去甲肾上腺素、乙酰胆碱、5-羟色胺、多巴胺、儿茶酚胺、肽类等可影响自主神经的功能和内分泌系统的功能，进而影响免疫功能。研究证明淋巴结受交感神经纤维支配；胸腺受肾上腺能和胆碱能双重神经纤维的支配；下丘脑视前区的损害可导致胸腺退化和脾脏淋巴细胞减少；ACTH、脑啡肽、13- 内啡肽可直接减少抗体产生。可见，神经、免疫间联系密切。应激信息可以通过神经、内分泌等系统影响免疫功能，使其功能失调而致病。研究表明，长期较强烈应激会损害下丘脑，造成皮质激素分泌过多，内环境严重紊乱，导致胸腺和淋巴组织退化或萎缩等一系列变化，造成免疫功能抑制，降低机体抗病能力，从而导致心身疾病发生。

综上所述，在人的心理与生理联系上存在多种渠道，其中神经-内分泌-免疫网络是最重要的中介机制，三者相互联系，相互影响，共同发挥对机体健康的调节作用；当调节失衡，则导致疾病发生。

第三节　心身疾病的诊断与防治原则

一、心身疾病的诊断

（一）诊断要点

1. 具有明确的躯体病变。
2. 发病前存在较明确的不良社会心理因素，且疾病过程中心理因素与躯体因素互相影响。
3. 具有以情绪障碍为中心的临床表现。
4. 个体有特定的性格特征或心理缺陷。
5. 心理治疗和躯体治疗相结合的综合防治措施疗效较好。

（二）诊断程序

1. 病史采集　除与临床各科病史采取相同的采集方式外，还要注意收集患者起病前的心理状态，如心理应激的来源、性质和程度，患者对应激事件的认知和反应，以及其个性特点、生活史、家庭环境和亲子关系等，并初步分析其与心身疾病发生、发展有关的因素。

2. 体格检查　除了注意躯体的阳性体征外，还要注意体检时患者的心理行为反应方式，有时可以从患者对待体检的特殊反应方式中找出其心理素质上的某些特点，例如是否过分敏感、拘谨等。

3. 心理测验　要全面了解患者的人格特点，评估心理社会因素及其影响，有必要选择一些标准化的心理测量工具对患者进行评估。常用的有：90项症状自评量表（SCL-90），生活事件量表（LES），康奈尔医学指数（Cornell medical index），A型行为问卷，明尼苏达多相人格调查表（MMPI），应激问卷等。

4. 心理生理检查　给患者以情境性心理刺激，然后用生理学方法检测血压、心率、呼吸及脑电等，了解心身之间的联系，有助于诊断。另外，临床常用的自主神经系统检查，主要目的是了解交感神经和副交感神经的功能状况，如眼球压迫试验、卧立试验等。

5. 心理社会因素调查　为了确定患者在发病前是否存在心理社会因素，以及此类生活事件对患者产生影响的严重程度。通常可采用 Holmes 的社会再适应量表、Brown 的生活事件或自觉困难调查表（LEPS）。

二、心身疾病的防治原则

心身疾病是由个体的生物遗传、心理、环境、社会等多种因素相互作用的产物。因此，对于心身疾病的预防应从个体的生物遗传特性、生存环境、生活习性、认知评价、对心理社会因素刺激的反应性和适应性等方面进行调节。

（一）心身疾病的预防原则

1. 个体预防原则 首先要培养健全的个性、健康的心理和体魄；养成良好的个人生活习惯，注意心理保健和身体保健；丰富自己的生活阅历，学会处理和缓解心理应激的技巧，提高对社会的容忍力、适应能力和应对能力；争取多受教育的机会，增加知识水平的广度和深度，增强处理各种信息的能力，提高对应激源的正确认知评价水平、对挫折的抵抗力和承受力；建立良好的人际关系，储备社会支持力量。

2. 社会预防原则 心身疾病的社会预防主要从改善人的生活环境和社会环境、提高全民文化素质和身体素质、增强个体不同年龄阶段和不同群体的心理保健意识等几个方面着手，维护好人类的心身健康。由于心理社会因素大多需要相当长时间的作用才会引起心身疾病，故心身疾病的预防应从早做起。

（二）心身疾病的治疗原则

1. 心身相结合的治疗原则 一方面用有效的生物学手段治疗躯体疾病，另一方面进行心理干预和治疗，主要围绕三个目标：①帮助患者从客观上消除心理社会刺激因素。②帮助患者改变认知模式和行为方式，增强应对能力。③帮助患者减轻应激引起的生理反应，改变生物学过程，促进疾病的康复。

2. 心身同治原则 在明确诊断的基础上，对心身疾病患者应积极采取心身同治。但在具体治疗时，应有所侧重。急性发病且躯体症状严重者，应以躯体对症治疗为主，辅以心理治疗；慢性疾病以心理症状为主、躯体症状为次，或虽然以躯体症状为主但已呈慢性病程的心身疾病，在实施常规躯体治疗的同时，侧重心理治疗。

心身疾病的心理干预手段，应视不同层次、不同方法、不同目的而决定，因人而异地选用心理治疗方法。

第四节 常见的几种心身疾病

一、冠心病

冠心病是最常见的心身疾病，也是严重威胁人类健康的疾病之一。冠心病的发生与多种因素有关，不良的行为生活方式如吸烟、不健康的饮食、缺乏运动等可促使冠心病的发生，而且大量的临床研究发现心理因素在冠心病的发生发展中起主要的作用。

（一）心理社会因素

1. A 型行为 20 世纪 50 年代，美国的弗里德曼（Frideman）和罗森曼（Rosenman）发现冠心病患者有一种特征性的行为模式，称为 A 型性格或 A 型行为类型。具有 A 型行为的人动作匆忙，办事的节奏快，有时间紧迫感，争强好胜，遇到困难也不罢休，对任何事情都有一种不满足感。一件事情没有做完，又去做另一件事情，四处奔忙。这种人雄心勃勃，脾气暴躁，干练利索，性格外向。他们常常为一些小事就可以大发雷霆，虽然有事业心，但对周围的人怀有敌意。

另外，由于 A 型行为的人过于追求事业和功名，常常忽视个人的健康，他们不会享受生活的乐趣，不懂得如何照顾自己，常使自己整天处在紧张和压力之中。恰恰相反，具有 B 型行为的人，他们慢条斯理，不慌不忙，随和易处，没有争强好胜的压力，紧张之后能愉快地休息。美国科学家研究表明，A 型行为者冠心病发病率是 B 型行为者的 2 倍。国内资料表明，A 型行为者占冠心病人数的 70.9%。A 型行为现已被确认是冠心病的一个独立危险因素。也有研究表明，A 型行为作为一个总体与冠心病之间的关系并不显著，而是其中的某些成分如时间紧迫感和无端的敌意与冠心病有一定关系。

【知识链接 5-1：A 型性格对心脏的影响】

美国心脏病专家弗里德曼和罗森曼等人，在进行冠心病的心理和生理研究中发现，冠心病与心理社会因素密切相关。1974 年他们合著了《A 型行为和你的心脏》一书，书中把人的性格分为 A、B 两种类型。两位心脏病专家分析的结论是：具有 A 型行为的人最容易患冠心病、高血压、神经官能症；而 B 型行为的人患冠心病的就很少。为了进一步研究 A 型行为的人的行为是怎样影响心脏的，弗里德曼和罗森曼又进行了一系列生理学和生物化学的实验。他们选择了一些 A 型行为和 B 型行为的人，围在一张桌子旁边，在桌上放着一瓶上等的法国白兰地酒。然后医生提出问题，如果谁能在 15 分钟内第一个正确地回答问题，这瓶酒就属于谁。结果是：A 型行为的人特别认真，显得非常紧张和兴奋；B 型行为的人十分轻松、平静。当宣布 A 型行为者获胜时，他们往往兴高采烈，手舞足蹈；若说他们回答得不对时，他们就十分气恼，甚至争论得面红耳赤。而 B 型行为的人对此则泰然自若，十分坦然。这时，对参加实验的人进行各种检查，结果发现 A 型性格的人血压升高，心跳加快，血浆中肾上腺素和去甲肾上腺素的含量均比实验前有明显的升高，并且迟迟不能恢复常态；而 B 型行为的人的这些指标则变化不大。

2. 负性情绪 愤怒、焦虑、烦躁、抑郁、紧张、惊恐、憎恨、过分激动等情绪应激可以促使动脉粥样斑块数量与大小显著增加，因此可能诱发冠心病心绞痛发作、心肌梗死，甚至猝死。当人处于负性情绪状态下时，机体的交感神经亢奋，大量释放加快心率、收缩血管的活性物质，使心率增快，心肌耗氧量增加，而此时的冠脉血管处在收缩状态，造成心肌氧供减少。

3. 社会环境因素 冠心病的流行病学调查研究表明，社会心理应激、精神紧张、噪声、人际关系失调等因素，同大量吸烟、高血压、高血脂、脂肪摄入过多一样，都是冠心病的重要诱因。社会环境中的不同社会结构、经济条件、社会分工、社会稳定程度等因素，都与冠心病的患病相关。心理社会因素方面的系列研究证实，社会发达程度高、脑力劳动强度大、社会稳定性差等与社会环境有关的因素，都是促使冠心病高发的原因。

（二）心理生理机制

目前，临床研究发现，生活事件导致情绪障碍，进而通过大脑皮层影响到下丘脑自主神经中枢和垂体肾上腺系统，造成神经内分泌功能紊乱和血液成分比例失调。血浆中儿茶酚胺、多巴胺、β-内啡肽的升高、心率加快、舒张压上升等因素可导致冠状动脉血管内皮的损伤。应激状态下的冠心病患者、A 型行为和高焦虑性格者不仅对社会心理刺激敏感，而且具有某些生理生化的特定基础。其主要表现为儿茶酚胺的升高、心动过速和心电图 ST-T 段变化明显甚于健康者，甚至诱致频发或多源性异位心律。

研究还发现，A 型行为者的交感神经张力过高，在从事竞争性与烦恼的任务时，体内去甲肾上腺素含量明显增加。A型行为者对应激的反应过度，造成长时间过量的去甲肾上腺素分泌，心肌耗氧量增加，影响凝血机制，加速血栓形成或促发冠状动脉痉挛，发生心绞痛、心肌梗死、心律失常，甚至猝死。因此，在冠心病的发生与发展中，A型行为起着"扳机"的作用（trigger role）。

（三）护理干预

1. 评估与诊断　冠心病的诊断主要依据病史、临床表现和实验室检查等临床医学的方法。

心理评估则可通过晤谈和心理测验方法，以了解患者情绪状态，日常对生活事件的处理方式、应对风格等。心理测验常用A型行为问卷、生活事件量表、特质应对方式问卷、抑郁和焦虑症状评定量表等。

2. 心理护理

（1）心理支持和心理咨询　冠心病患者对病情过分关注、担心，因此对患者应热情和蔼、关心体贴，详细了解病情，认真做好各项检查，依据患者的特点，确定综合护理措施，对临床不同特点进行解释性心理咨询，消除紧张，稳定患者情绪，以增强战胜疾病的信心。

（2）矫正A型行为　通过行为治疗和自我训练相结合，逐渐减弱患者时间紧迫感、争强好胜等行为习惯，可以减少机体的过度反应，使冠心病向好的方面转化。

（3）矫正不良生活方式　对吸烟、酗酒、过食、肥胖、缺乏运动及嗜咸食等不良行为进行矫正。医护人员应该对具有此类不良行为的患者进行健康文明生活方式的宣教，鼓励他们积极参加文体活动，及早戒除不良行为。

二、原发性高血压

原发性高血压在世界上发病率很高，而且近年来还有不断上升趋势。高血压也是多因素疾病，除高盐饮食、肥胖和家族史等原因外，心理社会因素是重要的致病因素。

（一）心理社会因素

1. 人格特征与高血压　一般认为高血压患者具有易激动、刻板主观、责备求全、不善表达情绪、压抑情绪但又难以控制情绪的特征。具有这些人格特征的人往往在遭遇应激时习惯压抑自己的情绪，但由于难以控制自己的情绪，所以导致心理不平衡，并伴随着自主神经功能的紊乱，最终导致高血压的发生。

2. 负性情绪　应激中的负性情绪反应，如焦虑、愤怒、恐惧等，可致血中儿茶酚胺升高，引起血压升高，如果应激长期存在，则使升高的血压固定下来，就成为高血压病。

3. 社会因素　生活事件和心理应激流行病学调查显示，在高应激区（即指社会条件差、暴力行为多、人口密度高、迁居率高和离婚率高的地区），人群中高血压的发病率高于低应激区。第一次世界大战中，前线士兵的血压高于预备兵和居民。从事精神紧张、注意力高度集中、责任过重工作的职业者容易发生高血压。另外，长期慢性应激比急性应激更易导致高血压的发生，如失业、离婚、长期生活不稳定或长期处于噪声环境的人群中，高血压的发病率高。

（二）心理生理机制

现代医学对高血压研究有近百年历史，但高血压发病机制仍未完全阐明。Folkow（1977）发现，所有能引起血压升高的标准刺激都能触发高血压患者的强反应。Julius等（1983）设想，原发性高血压人格及行为特质所引起的持久性的高度警戒状态，是由中枢整合，交感性影响强化使血压及一氧化碳都增高引起。负性情绪可促进肾上腺素的释放，增加一氧化碳与外周阻力，是导致高血压发展的重要因素。

（三）护理干预

1. 评估与诊断 原发性高血压除按临床疾病诊断与护理外，还可通过晤谈以了解患者心理、行为特点，以及生活事件和应对方式。也可结合各种评定量表进行测量，详见心理评估的相关内容。

2. 心理护理

（1）放松疗法 放松疗法是目前治疗原发性高血压常用的一种行为疗法，放松是让神经、肌肉达到放松的过程，包括排除杂念、全身放松和深慢呼吸等。放松疗法需要反复长期的实施，对于边缘性高血压和不稳定性高血压效果较好，可以代替药物使用。

（2）生物反馈疗法 该疗法不仅是Ⅰ期高血压与临界高血压的首选治疗方法，也是Ⅱ期和Ⅲ期高血压的辅助疗法，临床应用较多。其机制是通过皮肤温度反馈调节，使患者的外周血管扩张，从而达到降压效果，若加上放松训练使交感神经张力下降，则降压的效果更明显。

（3）行为矫正和其他疗法 行为矫正疗法治疗高血压，应首选那些因行为习惯和生活方式不健康而致病的患者。如高盐饮食、少动和高热量食物、肥胖、酗酒等。可选用条件操作法，当患者行为和生活习惯改变时，给以奖赏予以强化，使患者逐步建立健康的生活方式和良好的生活习惯，逐渐消除症状，以达到降压之效。

其他如音乐疗法、环境疗法、运动疗法等，对高血压治疗也有较好疗效。

三、消化性溃疡

消化性溃疡包括胃、十二指肠溃疡，属于功能性胃肠病，是一类常见的心身疾病。研究结果表明，消化性溃疡是多病因的疾病，除与遗传、药物、吸烟等有关外，还与心理社会因素密切相关。生活应激事件常常诱发或加重功能性胃肠病，神经质、情绪化等人格特征明显影响患者就诊率和症状程度，躯体化症状更多见于此类患者。患者常具有胃肠道外症状，如呼吸困难、心慌、慢性头痛、肌痛等。精神方面的疾患也常见于该类患者，尤其是症状严重或顽固的患者，其发生率为42%～61%。

（一）心理社会因素

1. 情绪因素 可改变胃液分泌及胃动力功能。如愤怒、紧张、恐慌、憎恨和焦虑等情绪，可使胃液分泌量减少，胃酸度下降，胃动力减弱；而抑郁、苦闷、沮丧和失望等情绪，可使胃液分泌量增加，胃酸度升高，胃动力增强。

2. 社会应激因素 自然灾害、洪水、地震、战争动乱、交通事故、环境污染、传染病流行等引起创伤后应激障碍（PTSD），使胃黏膜动静脉短路，尤其在胃底、体部，导致黏膜缺血、坏死，胃蛋白酶原分泌增加，胃黏膜屏障破坏，从而导致应激性溃疡发生。如第二次世界大战时期，在德国和日本集中营的幸存者，消化性溃疡发病率增高；受到严重空袭的伦敦与克拉克地区的居民，感冒、十二指肠溃疡穿孔发病率上升。

3. 生活应激事件 如家庭成员的出生或死亡、结婚或离异、升学或就业、工作或生活方式改变、经济状况变化、人际关系紧张、儿女离家、住房困难等与溃疡的发生较为密切。

4. 人格特征   有报道显示，溃疡病患者过分关注自己，保守、被动、顺从、依赖性强，缺乏创造性，易产生心理矛盾和冲突。但近来研究结果发现，具有任何人格特征者均可发生溃疡病。因此，消化性溃疡可能并无特异性人格特征。

（二）心理生理机制

1. 胃黏膜保护功能削弱   由于心理社会因素的影响，患者往往会出现一定的应激反应。在应激状态下胃黏膜屏障功能减弱。机体在应激状态时，可引起下丘脑功能失调，刺激肾上腺皮质分泌大量糖皮质激素，使胃酸胃蛋白酶分泌增多，并抑制黏液分泌，造成胃黏膜糜烂与溃疡。

2. 胃黏膜损伤因素作用相对增强   溃疡病性格患者常常处于精神高度紧张状态，易致大脑皮层功能减退，皮层下的自主神经中枢紧张性增加，副交感神经张力增高，抑制调节功能紊乱，从而引起胃肠平滑肌和血管痉挛，局部组织缺血，黏膜营养障碍。同时迷走神经过度兴奋，壁细胞分泌过多胃酸，使胃、十二指肠黏膜屏障遭到破坏，导致攻击与防御因子失衡，从而产生溃疡。

（三）护理干预

1. 心理评估与诊断   溃疡病性格患者上腹疼痛呈慢性病程，周期性发作。十二指肠溃疡表现为两餐间痛（饥饿痛），进食缓解；胃溃疡疼痛常在餐后 1 小时内发生，经 1～2 小时后逐渐缓解，直至下餐进食后再复出现上述节律。X 线钡餐检查及胃镜检查能有助于准确诊断。临床上，常用 90 项症状自评量表了解患者的一般心理状况，用各种抑郁和焦虑量表评估情绪障碍，用艾森克人格问卷评估人格特点，用心理防御量表和社会再适应量表调查患者的心理防御反应和应激水平。

2. 心理护理

（1）支持性心理疗法   结合临床症状给予恰当解释、疏导，鼓励患者积极乐观面对疾病，消除其紧张心理。

（2）放松疗法   治疗慢性溃疡患者，减轻紧张情绪所引起的交感神经过度兴奋和大脑皮层的高度觉醒状态。

（3）认知疗法   对不良行为习惯和生活方式，要通过改变认知结构，接受医学常识的宣教。

四、支气管哮喘

支气管哮喘是一种常见的心身疾病，任何年龄都可以发病，但半数以上是在 12 岁之前，主要临床表现是发作性的带有哮鸣音的呼气性呼吸困难，持续几分钟或数小时，是呼吸系统中典型的心身疾病之一。

（一）心理社会因素

1. 教养方式   母亲对孩子约束过多，造成母子关系紧张，患儿产生强烈的、不良的心理体验，在一定的物理因素刺激下，容易诱发支气管哮喘。研究表明，如果让这种儿童暂时离开父母去住院或下乡劳动，哮喘病症状就会减轻。

2. 心理应激   考试紧张、入托、玩具破坏、意外事件等引起强烈的情绪反应，可以诱发哮喘。

3. 个性与行为特征   缺陷人格特征多表现为依赖性强、被动、幼稚和性格内向等。性格内向者情绪缺乏表达、期待被他人接纳、社会交往少、不合群等。情绪不稳定者，有强烈的不安全感，易发生情绪冲突，常以自我为中心，有强迫倾向，容易受暗示。

（二）心理生理机制

1. 特异性体质　目前普遍认为本病属 I 型变态反应。激发 I 型变态反应性哮喘的变应原较多，如花粉、屋尘、尘螨、动物皮屑、霉菌、某些食品、药物、某些工业粉尘及气体等。当抗原进入机体后，诱发 B 细胞产生较多的 IgE，并结合到靶细胞（气道黏膜内的肥大细胞）上，当再次接触同种抗原时，抗原与 IgE 发生桥联反应，催化肥大细胞膜上的花生四烯酸代谢过程，通过环氧化酶途径生成前列腺素和血栓素 A_2；通过脂质氧化酶途径生成白细胞三烯，肥大细胞脱颗粒后还能释放组胺、5- 羟色胺及嗜酸性粒细胞趋化肽等介质，引起弥漫性支气管平滑肌痉挛、黏液分泌增多及管壁上嗜酸性粒细胞的浸润。

2. 气道高反应性　气道高反应性（airway hyperreactivity，AHR）是指气道对各种刺激因子出现过强或过早的收缩反应，是哮喘患者发生、发展的另一个重要因素。AHR 是哮喘患者的病理生理特征，但出现 AHR 者并非都是支气管哮喘，长期吸烟、接触臭氧、病毒性上呼吸道感染、慢性阻塞性肺疾病、过敏性鼻炎等也可出现气道高反应性。

3. 不良行为模式　在一定的生理基础上，由于早期习得经验的缘故，一些患者形成了条件化的不良行为模式，在某些特定的条件下，必然会引发哮喘。例如，有些患者想到或看到曾致病的过敏物时，会出现哮喘样反应。

（三）心理护理

1. 心理评估与诊断　哮喘的发病虽然有心理因素的参与，但哮喘并不是一种单纯的神经官能症。一般来说，凡具有下列情况的哮喘都可考虑有心理因素存在：①哮喘的发作和以后的发病，显然与精神刺激、情绪波动有关。②通过暗示或相应的心理条件可诱发哮喘发作。③表现为不安倾向、神经质、以自我为中心、情绪不稳、社会不适应、消极或欲求水平高等性格。④有回避疾病倾向，病情反复发作。⑤有分离体验，心理创伤体验。⑥有家族史或其他疾病。

2. 心理护理

（1）家庭心理疗法　与患者及家属共同分析病情及可能诱发疾病发作的心理因素和理化因素，从而避免接触和积极消除这些因素。

（2）放松疗法　可用静默法，患者采取坐位或半坐位。调整呼吸、排除杂念、意守丹田、入静，对于消除、减轻自主神经系统功能紊乱有很好的调理作用。

（3）系统脱敏疗法　对过于依赖母亲的患者，可让患儿与母亲暂时分离，并逐渐延长分离时间，以至于完全脱离家庭环境。在此期间辅以音乐、游戏等活动，以培养其独立个性，达到减少发作的目的。

【复习思考题】

1. 简述心身疾病的概念及特点。
2. 试述心身疾病的诊断、治疗和预防要点。
3. 简述常见心身疾病的病因及心理护理。

第六章

患者心理

随着生物 – 心理 – 社会医学模式的广泛应用，护理工作也更加注重于满足人的生老病死整个生命过程的护理需要。这就要求护理工作人员必须要清楚患者的心理状态、心理需要及其心理活动的主要变化规律，才能更好地提高护理质量。

第一节　疾病行为与患者角色

自从社会医学专家提出"疾病行为与患者角色"的概念后，极大地促进了医学实践领域中对患者行为的研究，尤其对了解患者行为的心理社会影响因素具有重要价值。大量临床实践证明，复杂社会心理因素所致患者个体的疾病行为，可对其自身疾病的发展、转归及健康修复产生重要影响。

一、患者的疾病行为

（一）疾病行为的概念

疾病行为（illness behavior）通常是指患者显示其病感的行为。病感是指个体感到有病的主观体验，可由躯体疾病引起，也可由社会心理因素所致。病感虽是促使个体求医的直接原因，但病感并非患有疾病的标志。病感与疾病是两个不同的概念。

（二）疾病行为的类型

从上述定义可知，疾病行为并不等同于疾病所致行为，但却可归为病感所致行为。

根据个体的主观体验等差异，可将疾病行为相应地分为以下3类。

1. 主动疾病行为　指个体无论是否患有疾病，稍有不适即表现出明显病感的行为。此类个体一旦出现病感，随之对工作、家庭事务，甚至日常生活的适应能力均有所下降，或主动寻求医疗专业人员的帮助，或放弃责任和义务请求家人照料等。此类疾病行为，多见于对自身健康特别关注的个体、疑病性神经症个体或对药物依赖的个体。

2. 被动疾病行为　指个体尚无对所患疾病产生病感，或对所患疾病的严重程度认识不足，或出于其他目的不愿显现出病感的行为。此类个体大多对某些疾病的潜在威胁不在意；另有个体因扮演家庭、社会等重要角色，常常全身心地投入对家庭、社会所承担的责任和义务，或对某些不适无暇顾及，或不愿亲友担忧而掩饰病感。

3. 医源性疾病行为　指较多地发生在受暗示性较强的个体显现其病感的行为。此类疾病行为，多见于疑病性神经症个体及受暗示性较强的个体。随着医学知识的普及，某些疑病性神经症者经翻阅医学书籍也可产生病感。如受暗示性较强的患者仅因炎性咽喉肿痛，就查阅医学书籍关于食道肿瘤的症状描述，常无端猜测，机体受到暗示并出现吞咽困难、食水不进等相应病感，此即典型的医源性疾病行为。

二、患者角色

（一）患者角色的概念及基本特征

1. 概念　患者角色（sick role）又称患者身份，指被医生或社会确诊的身患疾病者应具有的心理活动和行为模式。

2. 基本特征

（1）社会角色退位　当一个人被宣布患有疾病之后，就获得了患者角色，意味着个体对此前承担的社会及家庭的责任和义务将获减轻或免除，从而获得患者应享有的权利，其原有的社会角色就会部分或全部地被患者角色所代替。此时，患者角色在个体的全部社会角色中获得优势或主导地位，原有社会角色则退至次要、服从的地位。有的患病个体，甚至以患者角色取代了其他一切社会角色。

（2）求助愿望增强　任何个体处于疾病状态时，都需要寻求他人帮助，以缓解和驱除病痛。尽管有些个体患病前自身能力很强或社会地位显赫，却很少有患者能不求助他人而独自排遣病痛。患者大多具有积极求医的愿望，或本人主动上门寻医，或请求他人帮助就医。

（3）康复动机强烈　面对疾病带给人们的各种痛苦和损伤，患者强烈的康复动机不言而喻。患者会自主依据各自了解的疾病知识，选择自认为最佳的康复途径或方式。在此期间，医护人员的正确引导尤为重要，以免造成因患者缺乏疾病知识而事与愿违。

（4）自制能力减弱　因为疾病的发生、发展给患者带来躯体上的病痛和心理上的压力，当个体获得患者角色后，人们总是尽可能多地给予他们关注、同情和帮助。而从患者角度来看，大多数患病者认同"疾病乃超出个人意志所控制范畴"的观点，加之其在疾病状态下常具有身心失衡、情绪多变等特点，易产生对医护人员及亲友的依赖，适应能力及自我控制能力均有不同程度下降。

（二）患者角色的权利与义务

1. 患者的权利　随着社会的发展和法制的不断完善，人们的自我保护意识日益增强，患者权利问题已开始得到广泛重视。护理人员应十分清楚患者享有的权利，这不仅有利于履行医疗服务合同，同时对改善护患关系有着十分重要的意义。患者权利包括以下内容。

（1）责任免除权　即可免除在健康状况时所担任的角色责任。如刑法中规定：精神病患者在没有自知力的情况下犯法，可免除其刑事责任。

（2）医疗享有权　即有权享受相应的医疗和护理。任何公民只要他有求医的需要和行为，医生、护理人员就不能拒绝，这既是医务人员的义务和责任，也是患者应有的权利。

（3）知情同意权

1）患者有权了解对自己的诊断、处方、治疗、预后等内容和结果，并对此有受到通俗易懂说明的权利。

2）在治疗处理之前，患者有权要求对其内容和选择进行说明并决定同意与否，尤其作为临床试验研究的对象时要强调这点，患者有权了解其副作用等。

3）患者有权拒绝非诊断、非治疗活动。

4）患者有权知道处方上的内容，在出院时和出院后有权索取处方的副本。

【知识链接 6-1：艾滋病患者是否有隐私权】

艾滋病患者当然也有隐私权，这是患者的基本人身权利。保护艾滋病患者的合法权益，最重要的就是要保护他们的隐私权。但是对艾滋病患者隐私权的保护也不是没有限制的，比如故意传播艾滋病病毒的患者要依法追究其法律责任。《艾滋病防治条例》第三十九条规定："疾病预防控制机构和出入境检查检疫机构进行艾滋病流行病学调查时，被调查单位和个人应当如实提供有关情况。未经本人或者其监护人同意，任何单位或者个人不得公开艾滋病病毒感染者、艾滋病病人及其家属的姓名、住址、工作单位、肖像、病史资料以及其他可能推断出其具体身份的信息。"

（4）隐私保密权　即有权要求医护人员和机构对诊疗过程中涉及的个人及家庭隐私予以保密。患者在医疗过程中，享有不公开自己病情、家族史、接触史、身体隐蔽部位、异常生理特征等个人生活秘密和自由的权利，医务人员不得非法泄露。医务人员未经患者或其家属同意，不得向他人披露患者的病情。

（5）参与评估权　即患者在接受治疗的过程中，有权对施治单位或个人各个环节的工作做出客观、恰如其分的评价。

（6）核查诊疗费用权　即无论诊疗费用由谁支付，患者都有权核查医疗账单，并有权要求解释各项支出的用途。

（7）聘请专家协助认证权　患者有权聘请专家协助认证《医疗机构执业许可证》和医务人员的执业证书或者资格证书。

（8）申请医疗事故技术鉴定权　患者有权申请医疗事故技术鉴定，如对首次医疗事故技术鉴定结论不服的，可自收到首次鉴定结论之日起 15 日内向医疗机构所在地卫生行政部门提出再次鉴定的申请。

2. 患者的义务　患者除了享有一定的权利外，社会也要求他们承担一定的义务，主要包括以下内容。

（1）有自觉节约卫生资源的义务。健康是一种资源，人一旦患病，就会减少了社会财富的生产，或要直接消耗社会的卫生资源。因此，任何患者有自觉节约卫生资源的义务。小病大医、一病多医等都是浪费卫生资源的表现。

（2）有尽力使自己所患的疾病不传染给别人、不污染环境的义务。

（3）有及时就医的义务。有病就要求医，不要讳疾忌医，以致铸成大错。

（4）有准确提供医疗资料的义务。患者有义务尽自己所知提供现病史、既往史、住院史、用药史及其他有关情况的准确而完整的资料，并有义务向负责其医疗的医生报告意外的病情变化。

（5）有遵从医嘱的义务。患者有义务遵照医生为自己所采取的治疗措施和检查安排计划；遵照医护人员执行医疗计划和规章制度时的嘱咐；还有义务遵守约定，如果不能遵约，则要报告给主管医生或有关人员。

（6）有遵守医院各项规章制度与规定的义务。患者要协助医院控制和减少噪声、保持环境清洁安静、不吸烟、减少探亲和来访人员等；有义务遵守医院的规章制度。

（7）有尊重医务人员及其他患者的义务。医患之间、患者之间都应互相尊重。不应轻视医务人员及其他患者，要尊重他们的人格，更不能打骂、侮辱医务人员。

（8）有按时、按数支付医疗费用的义务。患者不论以何种方式支付医疗费，都有责任按时按数交付，或督促单位前往医院交付，不能把经济负担转嫁给医院。

（9）病愈后有及时出院的义务。医院的床位和医疗资源有限，只有及时周转才能保证广大患者对医疗的需求，因而患者病愈后应及时出院。

（10）有协助医院进行随访工作的义务。有些患者出院后，还要继续跟踪随访观察治疗效果，这是医院对患者负责的表现，患者有义务配合随访。

（三）患者角色的适应偏差

个体要进入患者角色，都会有适应与否的问题，有人适应较快，有人适应较慢；有人适应良好，有人适应不良等。患者角色行为适应不良，对其康复进程不利，综合起来主要有以下几种模式。

1. 患者角色强化（sick role intensification）　指患者对所患疾病出现心理反应过度等角色行为特征，如过度依赖医疗机构或医护帮助，过度要求亲友照顾等。他们夸大疾病的严重后果，对重返社会角色缺乏信心，担心失去患者角色再致健康受损等。患者角色强化的结果，通常是个体基本丧失与疾病抗衡的主观能动性，还可能对医护救治的正常秩序造成干扰。如有患者显得过于紧张，处处小心翼翼，或者在病感的陈述中小题大做，或者在康复训练中消极被动，有患者甚至再三纠缠或完全依赖医护人员的支持。

2. 患者角色减退（sick role reduction）　也称为患者角色淡化，指已经进入患者角色的个体，由于环境、家庭、工作及社会角色、责任、义务等因素的影响而使患者行为减少或退出患者角色。与患者角色强化相反，患者角色减退主要表现为患者忽略自身疾病的严重程度或后果，仅凭主观感觉行事，即使医护人员提醒也不以为意。如有患者自认平素身体健康，遇有不适就撑一下，结果很可能贻误宝贵的就医时机，加重病情；有患者大病未愈便急于脱离患者角色，甚至参与不符合健康状态的超负荷活动，致疾病转归过程受挫等。

【知识链接 6-2：吴阶平：给晚年周总理治病的亲身经历】

周总理患膀胱肿瘤，是在常规检查时发现的，不是他有什么病状才检查的。接着，我们就赶紧加强检查，比较快就得到了证实。后来得到中央批准，要跟他讲这个事情。我很明白，周总理是相信科学的，是相信我们的，估计他接受治疗不会有什么大的困难，但是我不知道他还会说什么。实际上，我跟他说了这个检查结果，他一点也不震惊。他说："我一定配合你们。"这句话在我的意料之中。可是，他在这句话后头还有一句话："你们也要配合我。"这句话是在我意料之外的。我完全理解，他这是要医疗、工作两不误，医疗工作的安排要不影响他的工作，他是处处以工作为第一的。我马上就回答："我们一定这么做。"可是我有个考虑，尽管膀胱肿瘤还不算是最坏的肿瘤，但毕竟它还是比较严重的，实际上最终一定要影响工作的，也就是说根本不能工作的，我也不希望有那一天，所以说到这儿就完了。后来，我们安排治疗，差不多都是适应他的时间，他是从工作岗位上抽时间来治疗。比如说，1973 年 3 月9 日我给他做治疗，为什么呢？因为他 3 月 8 日去参加中联部、外交部举办的庆祝三八妇女节招待会，然后回到医院，3 月 9 日做治疗。他 1974 年 6 月 1 日又开始到医院治疗，为什么呢？因为他是 5 月 31 日刚刚和马来西亚总理拉扎克签订了两国建交问题的协定。可以说没有一次不是从工作岗位上抽出时间来做治疗的。1974 年，已经知道他还有一个肠肿瘤的问题，已经决定要治疗了。可是那个时候毛主席在湖南，四届人大的安排在即，周总理不得不延缓治疗，与王洪文到长沙去见毛主席。回到了医院后，还继续工作，不仅看文件，批文件，还要见外宾。我记得，他住院以后，从1974年，一直到1975年9月，其间他见了60多次外宾。他接受治疗，是以工作为主的，一直到最后离开我们。

——摘自《你是这样的人——回忆周恩来口述实录》

3. 患者角色缺如（sick role scarcity）　指患者未能正常进入患者角色。此类患者因不能接受现实而采用否认的心理防御机制，虽然被医生诊断为有病，但患者本人否认自己有病，根本没有或不愿认识到自己是患者，未能进入患者角色。比如有些疾病会影响就业、入学或婚姻等，使患者处于某种现实矛盾中而不愿承认患者角色。

4. 患者角色冲突（sick role conflict）　指个体在适应患者角色过程中与其患病前的各种角色发生心理冲突，使患者感到焦虑、不安、烦恼，甚至恐惧。同一个体常常承担着多种社会角色，患病意味着要从正常的社会角色向患者角色转化，但这并不意味着正常社会角色一定会完全消失。当某种社会角色强度超过求医动机时，患者就容易发生心理冲突。

三、患者就医行为的基本类型

就医行为（health seeking behaviors）指当人们感到身体不适，有病感或出现某种症状，主动请求医疗机构或医护人员给予帮助的行为。就医行为与前述疾病行为的区别在于，个体有疾病行为不一定伴随就医行为；但有就医行为者必然伴有疾病行为。就医行为大致可分为以下三种基本类型。

（一）主动就医行为

主动就医行为（positive health seeking behaviors）指人们察觉出病感或经他人提示而认同自己有病时，主动前往或要求家人陪伴就医的行为，在就医者中占绝大多数。

（二）被动就医行为

被动就医行为（negative health seeking behaviors）指个体在产生病感后，未发生就医动机，在他人催促或强迫下不得已而形成的就医行为。被动就医者，在主动察觉病感者中也不少见，随着医学条件日益改善，一般家庭都备有常用药，略有不适，人们常以自行服药等办法应付。

（三）强制就医行为

强制就医行为（compulsive health seeking behaviors）指某些对社会人群健康有严重危害的特殊患者，虽本人不愿就医，社会须对其给予强制医治或隔离的就医行为。如对某些烈性传染病、性传播疾病、某类具有伤害他人行为的精神疾病等患者的强制就医行为。强制的目的是为了保证社会其他人群的利益，同时也是对患者个人负责。

四、患者就医行为的影响因素

系统地分析患者就医行为的影响因素，对引导患者的适当就医行为具积极意义。患者就医行为的主要影响因素如下：

（一）疾病认知

疾病认知适当与否，是影响患者就医行为的最主要原因。患者对其疾病的严重程度、预后及康复进程等信息的掌握，是其疾病认知的主要内涵。"病情严重但预后良好"的疾病认知，通常可促使患者主动积极就医；而"病情较轻但预后不好或康复进程过长"的疾病认知，则可能导致患者及亲属的消极就医行为。

（二）就医经历

就医经历主要与患者对所求助医疗机构、医护人员的满意度有关。患者的就医经历，对其后续的就医行为多产生继发性影响。尤以首次或急危重情形下的就医经历对患者日后的就医行为影响重大。既往就医经历中有较强挫折感或留下深刻痛苦体验者，日后的就医行为就可能比较消极。

（三）医疗经费

医疗经费对患者就医行为的影响，主要取决于医疗费用高低、就医个体所承担的支付经费比例、人们对医疗经费的价值认同等。一般有医疗保险、无须承担高额医疗经费者的就医行为较主动；而无医疗保险、需自行承担高额费用、不能对所支付费用产生价值认同的个体，其就医行为多比较消极。

（四）就医条件

患者的就医条件，主要包括其就医场所的医疗设施、医疗水平、交通状况等。一般地说，医疗设施越先进、医疗水平越高、交通条件越便捷越易促成患者的就医行为。

（五）社会支持

对患者就医行为具有重要影响的社会支持包括：亲友对患者就医行为的态度、个体的工作精力及职业目标等。一般情况下，亲友的关注和支持，有利于促成患者的主动就医行为。

（六）个体人格

患者的就医行为还与其性格倾向、疾病体验、生存动机等个体人格因素密切相关。一个人乐观与否、对病痛的体验是否敏感、生存动机是否强烈等，均可影响其就医行为。生存动机强烈者、病痛体验较敏感者、对疾病预后乐观自信者等，其求医行为通常比较积极。

上述各种患者就医行为的影响因素，并非孤立或单一作用，常由多种因素交织作用，且对千差万别个体的就医行为所产生影响的性质和程度也不尽相同。

第二节 患者需要的一般规律

患者除了具有和常人一样的各种生理和精神需要外，还有其特殊角色条件下的特定需要。患者需要的特点、内容，主要有如下规律。

一、患者需要的基本特点

（一）患者需要的错综复杂性

在疾病的特殊状态下，疾病行为、患者角色引发的多种心理活动，促使患者的需要变得更加错综复杂。病痛困扰、与亲人分离、置身于陌生群体、面对特殊氛围、担忧疾病预后等，可使患者在短时期内同时产生多种较高强度的需要。身心失衡的患者，同时面对错综复杂的需要，极易导致其内在动机的多重趋避式冲突，继而致其身心健康遭遇较大挫折。

（二）患者需要的不稳定性

患者需要的错综复杂、始料不及等特征，还可引发患者需要的不稳定性。患者需要随其健康动态而不断变化，患者需要的主导地位也随之时常变更等。如某患者因病情明显好转，产生了归属和爱的强烈主导需求；一旦病情再次出现反复，其健康需求又成为届时其他需要的主宰。

（三）患者需要的不可预料性

进入患者角色后，个体日常需要的内涵可发生较大改变，一些平时未意识到的需要，突然上升至患者需要的重心，患者会因始料不及的需要而产生较强挫折感。健康个体通常很少关注衣、食、住、行等循环往复的日常需要，只有患病后部分或全部丧失日常自理能力的患者，才会深刻体验平日习以为常、易如反掌的生活小事，突然间竟成了无法独自解决的难题。如平素体魄强健的成年患者，突然因严重病残整日卧于病榻后，需要有人协助进食、需要他人帮助排泄并处置排泄物，一时很难适应凡事须求助他人照顾的窘境，一切活动都被局限在两平方米的病床上，想自理却力不从心，强烈的自尊心会令其无比难堪，进而导致其内心的激烈冲突，行为的不知所措等。

二、患者需要的主要内容

患者需要既有因人而异的独特性，也有众人相似的共同性。无论男女老幼、病情轻重，患者需要的共性内容，主要涉及以下几点：

（一）健康需要（health needs）

当疾病使人卧床不起，或伤残使个体丧失部分组织器官、某种躯体功能时，人们会愈发感到健康之宝贵。此时健康几乎成为患者的第一需要，康复的动机也极为迫切。有些患者由于迫切想要恢复健康，十分关注其病程中的每一个细微变化，稍有不适或病情反复，就情绪低沉、寝食难安，心理压力很大，甚至急功近利不顾身体的承受能力要求缩短康复进程。因此，护理人员更应处理好患者对健康的迫切需求与康复进程之间的关系，科学地引导患者走向康复，重获健康。

（二）安全需要（safety needs）

安全是患者至关重要的需要，也是患者求医的主要目的。然而，患者在疾病治疗期间，各医疗处置环节中常潜伏着威胁患者安全的因素，如院内交叉感染、药品的毒副作用、手术或特殊检查过程的某些意外、个别医护人员的工作失误等，都可显著增强患者的安全需求。如患者对医疗知识的一知半解或道听途说，常会在其接受治疗时顾及肌内注射是否伤及坐骨神经、空气是否会因静脉输液进入血管、手术是否有生命危险等问题的发生，若不能从医护人员处获得及时、合理的解释，患者可长时间、持续处于焦躁难安的警觉状态，对其身心康复极为不利。医护人员的医德和技术也是患者获得安全感的基础，为了帮助患者缓解心理冲突，减轻精神痛苦，医护人员还应针对每个患者的具体情况做好心理疏导工作，使患者能够身心放松，感到安全。

（三）尊重需要（esteem needs）

此类需要是人类特有的高层次需要，并不随患者原有社会角色的丧失而减弱，有些患者出于某种动机甚至强化其尊重需求。患者在患病后更希望得到他人的尊重、关心，更希望他人重视其病情。愿听安慰与疏导的话语，自认为应受到特殊照顾、特别尊重，特别注意医护人员的态度，稍有不妥即视为对其不尊重而生气，对治疗不合作。有的患者进入新的人际群体后仍希望保持原有社会角色的优越地位，希望得到医护人员的特别关注，疾病过程中享有周全的医护照顾。有的患者则不愿把原有社会角色带入新群体，唯恐自己处于劣势而被医护人员忽略。

（四）归属需要（belongingness needs）

在取得患者身份前，个体的社会角色大多具有多重性，其归属和爱的需要，可从多方面获得满足。但患者角色的特殊性，却可能使个体的原有社会角色一时陡然丧失，离开了朝夕相处的至爱亲朋，告别了彼此默契的合作伙伴等，都可使疾病状态下的患者，比任何时候更需要他人的情感支持。此间，患者往往产生更强烈的归属动机，需要新的人际群体的接纳、认可，并争取在情感上被接纳为病室的正式成员，需要从同伴处寻求精神寄托，需要在温馨、和谐的人际氛围中排遣孤独，满足个人的归属感。

（五）安抚需要（comfort needs）

疾病常可使人更多表现出情感脆弱的一面，即使平素看似意志坚强的个体，也会在疾病的特定状态下，难以自控地显露其脆弱，特别渴望他人同情、安慰。如许多病痛缠身的患者，突出地表现为情绪易激惹、任性、爱哭、行为幼稚等。病残所致不适及对疾病预后的担忧，患者心理承受能力显著下降，且很在乎别人的态度，希望所有医护人员和亲友，都能和颜悦色、体贴入微，及时为之分忧解难；此时，医护人员的不经意言行都可能引起患者的较大挫折感。

【知识链接 6-3：笑容可掬的护士给患者和家属带来极大的安抚】

李女士的妹妹半个月前因精神病发作，住进某精神卫生中心。根据医院规定，此类患者住院期间不需要陪护。李女士非常担心患者太多、家属又不在，妹妹根本无法得到良好的照顾。探视的时候，李女士特意向妹妹了解她治疗的情况、医护人员的态度。妹妹告诉她，医院每个病房都有监护器，既是有利于医护人员观察患者，也能看到每一位护士的操作。这里的每一位护士态度都很和蔼，她们尊重患者，有时间还会开导患者。遇到病情较重者，护士负责接屎接尿、喂饭喂药，从无怨言。值夜班时，护士每天晚上都在病房门口坐到天亮，一分钟也不离开。几天前，妹妹病情非常严重。护士遵医嘱给她打针，妹妹一脚将护士踹伤，连着 3 天这位护士都没能来上班。护士重新上班后，依然笑容可掬地像以前一样照顾妹妹。听了妹妹的话，李女士点了点头，心中悠然升起一股暖流。

通过上述临床案例可以看出，在护理工作中除了专业知识，护士温和的态度、亲和的语言是提高患者和家属对护理工作满意度最有效的方法之一。

（六）适应需要（adaption needs）

一个人面临新的环境，往往茫然不知所措，甚至会产生焦虑感。患者住进医院，不只面对陌生环境，还要跟素昧平生、同样处于身心失衡状态的另一些患者朝夕相处。在患者这个临时的松散群体中，来自五湖四海且饮食、睡眠习惯迥然不同的个体集居一室，加之医院的作息制度与众多个体的日常习惯完全不符等，都需要患者逐一适应。护理人员应及时予以干预和指导，使其尽快了解医院的各项规章制度，了解饮食起居规律，了解查房、处置、治疗时间，进而了解自身疾病的治疗原则及预后等。

（七）信息需要（information needs）

患者的信息需要较集中于其相关疾病的信息范围。如患者需了解医院各项制度，需掌握自己所患疾病的相关知识，需了解所患疾病的治疗方案和各种处置程序，需了解所在医疗机构的医护人员的专业水平、工作能力等。针对患者的此类需要，医护人员可根据不同患者对所需信息的掌握程度，酌情给患者以疾病知识等专题宣教，帮助其较全面掌握准确、可靠的信息。

（八）刺激需要（stimulation needs）

病房是个狭小的天地，是个半封闭的特殊社会。患者刚入院感到处处陌生，事事新奇，但医院的生活环境，相对医院之外精彩纷呈的社会环境，寂静而单调得多。患者在医院的活动空间受限、范围狭窄、内容枯燥、色彩单一，患者的日常生活，始终围绕饮食、睡眠、治疗的三部曲循环往复，不久，患者刚入院时茫然不知所措的心情就会被厌烦情绪所替代，再继续下去就会感到无聊、度日如年。患者一旦从病痛折磨中解脱，其需要的主导地位，即从健康、安全等需求，转到寻求新鲜刺激等方面。

因此，医护人员了解了患者的此类需要，可适当为患者提供些报刊，组织患者参与趣味性或公益性活动，引导至有利其身心健康的方向，也为其重返社会角色建立相应心理准备。

第三节　患者心理活动的一般规律

一、患者心理活动概述

（一）患者心理活动的概念

患者心理活动又称患者心理反应或患者心理现象，指个体在取得患者身份期间，围绕患者特定概念而产生的认知活动、情绪活动、意志活动等。

（二）患者心理活动的反应形式

患者一旦知道自己患了病，在心理活动上必然有反应，概括起来，主要有以下几种心理活动。

1.行为退化、依赖性增强　依赖是患者进入患者角色后产生的一种退化或幼稚化的心理和行为模式。患者的行为表现往往与年龄、社会角色不相称，显得幼稚。如躯体不适时发出呻吟、哭泣，甚至喊叫，以引起周围人的注意，获得关心与同情；自己能料理的日常生活也要依赖他人去做，希望得到家人、朋友、护理人员无微不至的关心与照顾。

2. 敏感性增强、主观异常感觉增多 患者对自然环境的变化，如声、光、温度等特别敏感，稍有声响就紧张不安；对别人的说话声调、动作等也会挑剔，易反感。躯体不适时，耐受力下降、主观体验增强，如察觉到腹主动脉猛跳、某处神经颤抖等，害怕这些变化会加重病情。

3. 情绪易激惹 患者在诊断和护理中，有不适或副作用，给患者带来心理压力和痛苦时，患者易心烦意乱，常为小事而发火，情绪易激动、易哭泣，莫名的愤怒，怨恨命运，自责等。

4. 焦虑 焦虑是个体感受到预期要发生不良后果或威胁时产生的情绪变化，是临床患者最常见的情绪反应，常为疾病不见好转或病情恶化、康复无望时的一种复杂情绪反应。引起患者焦虑的原因有很多，如患者面对陌生的住院环境，牵挂家中亲人，也可因担心家庭、工作、经济、学习、婚姻问题等社会因素而焦虑烦恼、坐立不安。患者焦虑的表现为肌肉紧张、出汗、搓手顿足、紧握拳头、面色苍白、脉搏加快、血压上升等，也可出现失眠、头痛。

5. 恐惧 恐惧是个体由于某种明确、具有危险的刺激而产生的一种负性情绪活动。引起患者恐惧的因素包括医院特殊的氛围，危险性的特殊检查、手术，预后不良或者威胁生命的疾病等。临床上以手术和儿童患者出现恐惧情绪最为常见。

6. 猜疑 久病不愈的患者易盲目猜疑，对他人的表情、神态、行为等特别敏感多疑。甚至对诊断、治疗、护理也会产生怀疑、不信任，对检查、治疗均要追根寻底详细询问。

7. 自尊心增强 患者患病后希望得到他人尊重、关心，希望他人重视其病情。愿听安慰与疏导的话语，自认为应受到特殊照顾、特别尊重，特别注意医护人员的态度，稍有不妥即视为对其不尊重而生气，对治疗不合作。

8. 孤独感 患者来到医院新环境，与陌生人相处感到孤独，且住院生活单调。从早到晚，进餐、查房、服药、治疗、睡眠，日复一日，尤其是长期住院的患者，更是度日如年。孤独可使人烦恼、焦虑、恐慌，使人感到凄凉、被遗弃而消极悲观。

9. 悲观、抑郁 因患病丧失了劳动能力，或疾病导致了形象变化，患者情绪变得异常悲观，少言寡语，对外界事物不感兴趣；哭泣不语或叫苦连天；有的自暴自弃、放弃治疗，甚至出现轻生的念头。

10. 失助感 当一个人认为自己对所处环境没有控制力并无力改变时，就会产生失助感。这是一种无能为力、无所适从、听之任之、被动挨打的情绪反应。这种失助感还可以泛化而导致失望和抑郁等临床表现。患者呈现出淡漠、缄默不语，或自卑自怜、怨恨，或在回首往事留恋人生，或在默默告别人世。

11. 期待 期待是指患者对未来的美好想象的追求。一个人生病后，不但躯体发生变化，心理上也备受着折磨。因此不论急性或慢性病患者都希望获得同情和支持，得到认真的诊治和护理，急盼早日康复。那些期望水准较高的患者，往往把家属的安慰、医护人员的鼓励视为病情好转，甚至即将痊愈的征兆。期待心理是一个人渴望生存的精神支柱，是一种积极的心理状态，客观上对治疗是有益的。但要预防一旦期待的目标落空，患者会陷入迷惘之中，情绪消沉，甚至精神崩溃。

二、患者心理活动的规律

（一）患者心理活动与疾病严重程度的关系

1. 患者的心理活动强度与其疾病认知严重程度成正比 疾病本身的轻重缓急、痛苦程度等对患者心理活动都具有直接影响，但患者对于病痛程度的体验，通常有较强的主观性，即患者所认识的疾病严重程度，与疾病的实际严重程度并不一定完全相符。病痛体验的深浅，更主要取决于患者对疾病的认知强度。

患者对疾病的认知强度，具体表现为患者对疾病信息的敏感性和耐受性。一般地说，对疾病信息的敏感性强且耐受性差的患者，总是过高估计其疾病严重程度。如某具有疑病倾向而无任何实际病痛的患者常对莫须有的疾病诊断表现为极度的恐慌。相反，对疾病信息的敏感性差且耐受性强的患者，总是较低地估计其疾病严重程度。患者虽患有威胁生命的严重疾病，但因未发生病感而固执地自认为身体一向很好，也不会产生由疾病所致的心理活动。

2. 患者的心理活动强度与其疾病实际严重程度成正比   不同个体对疾病认知程度的显著差异，主要受其个性等心理特质的影响。即便是那些平日乐观、开朗且自制力较强的个体自知身患重病后，同样会因疾病的严重后果而产生复杂心理活动或激烈内心冲突，虽然他们通常能够冷静地面对现实，一般不会有过激情绪状态或极端冲动行为，但是他们同样会对其疾病所致的一系列严重后果产生恐惧感。

（二）患者心理活动与年龄的关系

患者的心理活动也遵循个体心理发展的基本规律，不同年龄阶段产生的患者心理活动，主要具有以下特征：

1. 患者心理活动的复杂性与其年龄增长成正比   婴幼儿患者除因疾病所致不适而哭闹不止外，基本不具备产生其他心理活动的能力。随着个体自我意识的逐渐增长，患儿有了主体与客体的概念后，便逐渐有了自我保护意识和对疾病与死亡的恐惧。但此时疾病对其所产生的健康危机感，通常还是比较抽象模糊的，所以他们因疾病而导致的心理活动也比较单纯。

在青少年向成年过渡的年龄阶段，患者因疾病而产生的心理活动逐渐变得复杂，他们开始懂得关注自己的疾病预后，重视自身的健康问题，会根据已知的疾病知识做各种推测、担忧未来等。

疾病过程中心理活动最复杂的患者，是一些处于青壮年的个体。家庭、社会等复杂的角色，往往使其对疾病不良后果所致各种影响考虑过多，因而疾病使其产生的内心冲突非常强烈，他们自身因疾病所承受的心理压力也特别大。尤其是事业上如日中天或距成功仅一步之遥的患者，常常难以自拔地陷入要事业还是要健康等激烈的心理冲突之中。尚有幼小孩子的重病患者，他们既有为孩子而求生的强烈愿望，又有担心发生意外而撇下孩子的极度恐惧；他们既有为根治病痛不惜一切代价的坚定决心，又有无法排遣人财两空的惶恐不安等。此类强大心理压力和激烈内心冲突，有时可能成为中年患者身心健康状况急转直下的直接原因。

老年患者在疾病过程中的心理活动，比青壮年患者似乎又单纯了许多。当其自以为基本完成了对家庭和社会应尽的人生义务时，通常能比较平静地对待病痛，可以没有太多的遗憾和牵挂。如对疾病治疗过程可能存在的风险，老年患者比中年患者更有心理准备。

2. 患者心理活动的外显性与其年龄增长成反比   患者心理活动的外显性，是指患者对疾病的情绪表达，无论个体情绪的稳定性、自控能力或掩饰能力，都呈现患者心理活动的外显性与其年龄增长成反比的规律。

患者年龄越小，其心理活动的外在表现就与其内心体验越相符。通常患儿总是用最直接的情绪表现形式，如哭闹等易被他人识别的外显行为，表达其对病痛的主观体验。随着个体社会化的发展和自我意识的不断成熟，人们开始学习如何适应社会、如何按照社会化标准来规范自己的行为后，逐渐形成了维护自身形象等自我保护的心理现象，学会了根据他人评价来调节自身行为等。能掩饰内心的真实情感，是个体心理发展到一定阶段的标志。从人们公认"孩子最真实"的不争事实中，也可了解"年龄越小，情绪的掩饰性越差"的心理活动发展的基本规律。但毕竟个体的情绪外显程度还与患者的动机、个性特征、患者个体对疾病的承受能力等许多因素有关。在患者心理活动的外显性与其年龄增长成反比这个基本规律中，老年患者可有例外，尤其一些高龄老年患者因其自身已发生退行性心理活动特点，会出现类似稚童的心理活动特点。

（三）患者心理活动与疾病治疗方式的关系

患者心理活动在其疾病治疗方式上的反应特征，与其在疾病严重程度上的反应特征基本类似，主要是与疾病治疗方式是否对患者造成创伤或损害及对患者疾病转归的利弊影响程度有关，同样也有实际程度与认知程度的问题。

1. 患者的心理活动与对治疗的危险程度认知成正比　患者对疾病治疗方式的危险程度认知，与个体的医疗知识背景有一定关系。有报道表明，对其疾病治疗方式的危险程度估计过高的患者，其中自己是或曾经是医务工作者占相当一部分。特别在其发生急症或接受有一定风险的治疗时，他们总会过多地联想曾经直接或间接经历过的最严重的不良预后，因而由疾病治疗方式所致的心理活动强度也特别高。例如，某中年女性医务工作者，因其下腹部良性包块接受风险不大的常规手术。由于她始终对手术过程中可能发生的各种意外极度担忧，因而其在整个手术过程都处于高度亢奋的紧张状态。她情绪激动且痛阈显著偏低，对手术治疗过程呈明显不合作状态，迫使麻醉师不断追加药量，致术中麻醉用药达到较高浓度。术后患者自认为已闯过所有风险关，加之其术中高度亢奋所致的身心疲惫，她才得以放松持续紧绷的情绪状态。然而此时该患者的机体应激能力已趋向衰竭，其体内积聚的较高浓度药物迅速扩散而致呼吸抑制而死亡。这虽然只是个别现象，但该典型案例却可进一步说明，患者的心理活动强度，既可因其对疾病治疗方式的危险程度认知而起，也可反过来对其疾病治疗方式的实际危险程度发生作用。

2. 患者的心理活动与治疗实际危险程度成正比　此类问题在临床医学实践中十分突出。如根据医院管理制度及相应法规，无论患者将进行的手术大或小、复杂或简单，术前都必须把手术中可能发生的各种意外向患者及亲属详细交代，并要求患者亲属签字以示认同。但主刀医生在进行术前谈话时，通常都采取同一模式。于是，无论接受单纯性阑尾炎手术的患者或是接受心脏换瓣手术的患者，同样都要面对可能发生麻醉意外而心脏骤停，可能出现术中大出血，可能发生术后感染等一系列令其难以认同的术前交代。尽管这两类手术风险截然不同的患者，对疾病治疗方式的危险程度认知均受到相似术前交代的影响，但他们因手术而产生的心理活动强度绝不可能等同。手术前夜，将接受单纯性阑尾炎手术的患者可能若无其事、安睡如常；而将接受心脏换瓣手术的患者，则可能因对手术风险的担忧而彻夜难眠。即使医护人员不做特别交代，患者也可根据其自身疾病严重程度的判断，或经其他途径了解其疾病治疗方式的危险程度，相应地产生一系列复杂心理活动。但术前对患者交代手术风险的方式和措辞，仍然很值得医护人员思考。术前医护人员应采取较婉转的方式向患者表述，既能使患者建立必要的心理准备，又能较大程度地降低患者的心理活动强度，确保患者以最适宜的身心状态，较好地配合医护人员，顺利地渡过手术关。

第四节　不同类型患者的心理反应特征及心理护理

一、门诊患者

（一）心理反应特征

1. 慕名择医，以求高明　初诊患者对自己的疾病知之甚少，希望有经验、技术好的医生诊治。有的患者为了达到请高明医生诊治的目的，不惜托熟人找关系求治。复诊患者对病情了解较多，对医院诊疗过程比较熟悉，一般会选择熟悉的、技术好的医生继续治疗。

2. 焦躁不安，急于就诊　门诊患者因疾病的威胁，大多数情绪急躁、烦躁不安，希望得到医护人员的尊重、重视、同情、关心和帮助，及时诊治。常表现出坐立不安或来回踱步，不断询问就诊号码，围观医生诊疗等。遇到和自己疾病相类似的患者，又急于知道其诊断结果，往往喜欢偷听、偷看诊治过程，以探听医生的医术是否高明。

3. 审时度医，期待正确诊疗　门诊患者大多都有想迫切体验到诊疗效果的心理。大多数患者均希望为自己诊疗的医生都是医术精湛的专家，医生的诊疗及时准确、立即见效；希望医生的诊疗过程有耐心、详细而具体；对所有检查总希望一次就有明确诊断；对护士打针输液希望一针见血等。

4. 怀疑收费，认知误区　每个患者因为经济收入、消费观念、文化素质的差异，对医生诊疗水平、服务质量要求也就各不相同。有些患者既希望医术高明的医生为自己诊治，但对医生开具的检查和药物不理解，总担心自己被宰；有些患者排队挂号、候诊很长时间，总希望医生能做详细检查，甚至主动要求医生给自己做检查，开好药，误认为便宜药效果不好。

（二）心理护理

1. 主动热情地接待患者，建立良好的第一印象　门诊护士是第一时间与患者接触的医务工作者，美观整洁的仪表，亲切的微笑与问候，都能营造出宽松和谐的就医氛围，对患者焦虑、恐惧心理起到安抚作用；护士在施治过程中要讲究语言的技巧，针对不同患者、不同病情、不同心态采用不同的语言表达方式。如安慰、鼓励、劝说、疏导、解释或指令等，使用暗示性语言，通过积极巧妙的暗示，使治疗发挥最好的效用。

2. 创造良好的就医环境　设立咨询服务台，帮助指导患者就诊，解决他们的某些疑问，减轻其焦虑紧张情绪和盲目心理；保持候诊室安静、整洁，护士注意维持良好的就诊秩序；在各诊区设立鲜明详尽的就诊须知，挂号、就诊、交费、取药指示标牌，尽可能减少在就诊过程中的往返；如有可能，还可设立导医人员，引导、协办就医手续。创造良好的候诊、就诊环境，解除患者疑虑，增强患者诊治的信心。

3. 耐心、细致、专业的解释　由于对自身疾病的关注和医疗知识的缺乏，门诊患者就诊时，往往有许多问题不明白，甚至满腹疑虑。门诊护士应主动询问患者的诊断，及时介绍疾病的相关知识，如发病原因、主要临床表现、治疗原则、饮食、休息等方面的注意事项，耐心向患者解释所做检查的目的，如何配合检查，所用药物的作用、不良反应，用药的注意事项，疾病的基本疗程及预防知识、复诊的时间等。护士专业的解答，可解除患者的心理负担，对疾病的诊疗及恢复产生积极作用。

二、急诊患者

（一）心理反应特征

1. 认知狭窄　急诊患者因起病突然，病情严重，常处于强烈的应激状态，容易出现认知狭窄的心理反应。如患者对周围其他事物的判断出现偏差，注意力更多局限于自身病情变化，有强烈的求生欲望，希望尽快得到医护人员的救治，常常出现过激、退行性行为等。

2. 焦虑、恐惧　忽然遭受意外、伤害或病情急剧恶化，患者及家属没有足够的思想准备，再加上对疾病缺乏了解，对疾病后果无法预知，对医院环境、抢救设备和各种操作技术陌生，此时患者自我防御机制便出现异常，大多数患者会表现出严重的焦虑不安、极度紧张、恐惧、喜怒无常、哭闹喊叫、难以控制等，他们渴望得到良好的医疗救治，挽救自己的生命。

3. 抑郁、悲观　当患者突然患重病或某种功能完全丧失，或由于疾病造成患者身体上的变化时，情绪会变得悲观沮丧。表现为情绪低沉、沉默少语、忧心忡忡、对周围的刺激反应淡漠、不愿别人打扰、对抢救往往采取不合作甚至拒绝的态度。

4. 敏感、多疑、易激惹　由于起病突然，患者高度关注自身的健康问题，对自认可能会影响康复的问题都十分敏感、计较，希望得到家属、亲友陪伴并分担精神上的痛苦；通过观察医护人员的言行来猜测自己病情的严重性，常见于慢性病急性发作或慢性病加重的患者；出现易激惹，稍不遂愿就大发脾气，如急性腹痛患者在未明确诊断前一般不能随便用止痛药，这类患者常因未及时给药而与医护人员发生冲突。

（二）心理护理

1. 主动、迅速、热情地接诊　急诊患者就诊时，护士要主动、热情、迅速地接诊，耐心地询问病情，沉着冷静，有条不紊，体贴、关心患者，稳定患者情绪，增强患者的信赖感和安全感。

2. 合理安排就诊顺序　虽然都是急诊，但病情轻重不一。每位患者均认为自己的病最重、最难忍受，都希望得到医护人员尽早的诊断和治疗。护士在理解患者及家属心情的同时，对急诊患者要区分急而不危，危而不险，合理安排就诊的顺序。对病情不严重，但内心紧张，对疾病症状反应强烈，情绪不稳定的患者，要耐心向患者解释，一视同仁，秉公办理，用温暖的语言使患者消除恐惧心理，以取得患者及家属的支持与配合。

3. 做好心理疏导工作　护士应针对每位患者的心理状况，主动关心患者，及时进行心理疏导。对焦虑、恐惧的患者，护士可有意识地多和患者交谈，对病情、治疗措施进行详细说明，也可选择患者喜欢的话题，引导谈话方向，转移患者在自身疾病上过度集中的注意力；对抑郁、悲观的患者，在救治过程中，抓住一切机会向患者提供持续的心理支持，如通过简短的语言或眼神、手势等肢体语言鼓励、安慰患者，增强其战胜疾病的信心；对敏感、多疑、易激惹的患者，要态度温和、诚恳，运用语言技巧，反复解释、说服，告知情绪对疾病的影响，使患者积极地配合诊治，要注意避免在患者面前讨论病情，以免加重其心理负担。

4. 重视对患者家属的心理支持　急诊患者家属大都有担忧、焦虑不安、易激动、不冷静等情绪。护士要充分理解家属、亲友和同事对患者的关切和重视，对他们提出的合理要求应给予适当的考虑，病情有变化时应随时告之，并将抢救过程中可能出现的问题也及时告知家属，使其有充分的思想准备。患者提出不合理的或与医疗工作相矛盾的要求，要正确对待，做耐心的解释工作，避免不必要的纠纷。

三、慢性病患者

（一）心理反应特征

1. 主观感觉异常　慢性病患者由于长期患病，造成患者角色强化，过度认同疾病状态，注意力转向自身，感受性提高，感觉异常敏锐，甚至对自己的心跳、呼吸、胃肠蠕动的声音都能感觉到。有的患者还会出现对客观事物的错误知觉，如对时间的错觉，他们会感到时间过得很慢，特别是病程长、疗效较差者，甚至会有度日如年之感。

2. 沮丧、无助　由于疾病需长期治疗且经久不愈，患者易产生沮丧、不安等情绪，有的患者经受长期疾病折磨后对治疗丧失信心，会产生一种强烈的无助感。患慢性病给工作、生活、经济、家庭、社交活动造成的影响，使患者灰心、丧气、孤独、失望，有的患者会表现为对他人求全责备，认为自己久病不愈是医护人员未尽全力或家人照顾不周，常表现为百般挑剔，情绪激动，易与他人发生冲突，以难以自控的情绪宣泄、摔打物品等方式缓解内心压力。

3. 猜疑　久治不愈或反复发作的慢性病患者，往往顾虑重重，怀疑自己患有不治之症，病情的细微变化常常影响到患者的情绪，易喜怒无常。有的患者根据自己的感觉或对照自己所患疾病的相关网络知识及书籍自行诊断，不断猜测；有的患者高度重视所患疾病的治疗，四处打听药方，道听途说，只要听说能够医治本病，不论效果如何，不惜耗费财力、物力和人力；有的患者听到别人低声细语，就以为是在讨论自己的病情，觉得自己病情加重；有的患者对他人的好言相告也半信半疑，甚至曲解他人的意思。猜疑心理严重影响了患者的身心健康，使本来可以早日治愈的疾病变得恢复缓慢，甚至恶化。

4. 自卑　由于疾病的长期折磨，患者的经济、家庭、事业等方面均有一定程度的损失，容易产生自卑心理。患者深感自己给亲人带来不幸，甚至成为家庭的负担和累赘，对治疗失去信心或是回避、拒绝治疗，产生厌世情绪，性格内向的患者甚至因抑郁而产生轻生的念头和行为。

5. 依赖　慢性病患者易产生角色习惯化心理，由于不断受到亲人的关怀与照顾，患者会变得被动、依赖性增强，本来自己可以做的事情也不愿意动手；情感变得脆弱，总希望亲友多照顾、多探视、多关心自己。有些患者产生药物依赖心理，他们相信药物能够解决一切问题，特别迷信某种药物，认为靠它才能治病，而忽视包括改变生活方式和心理调整在内的其他干预或治疗措施的作用。

（二）心理护理

1. 建立良好的护患关系、增强患者的安全感　患者入院时，护士要积极热情地接待患者及家属，消除患者的陌生感，以尽快适应医院的环境；介绍主管医生和护士，让患者感觉到对他的尊重和关心，从而对护士产生亲切感，建立友好的护患关系；详细询问患者病情，及时向患者提供有关疾病的信息，在特殊检查、治疗前向患者详细解释和说明，以取得其理解和配合；对患者出现的情绪反应给予积极回应，表示接纳和理解患者的感受，并介绍该种疾病常出现的情绪反应，使其感受到安全感。

2. 帮助患者树立信心、积极参与治疗　热情关心，正确引导，帮助患者树立战胜疾病的信心。向患者说明"既来之，则安之"的道理，帮助他们正视现实，抓紧当前的治疗，说明坚持治疗、完成疗程的重要性。可通过病友与疾病顽强斗争的真实事例启发患者，如将意识清楚、病情允许的老年患者集中在一起，挑选性格开朗、乐观自信的患者介绍自己患病的经历和感受，以积极的态度去影响鼓励其他患者，增强患者的心理承受能力，充分调动患者的积极因素，主动配合治疗。

3. 鼓励患者适当活动、丰富医院生活　慢性病患者大都空闲时间多，可根据他们的不同情况，组织适当的活动以丰富患者的医院生活内容。在病情允许的情况下，适当安排文娱活动、体育活动，如欣赏音乐、绘画、看电视、听广播、讲笑话等，使自己心有所寄。适当的活动有助于克服消极情绪的滋长，驱散患者心头的忧郁与烦闷，增强患者战胜疾病的信心。

4. 引导患者疏导情绪　慢性病患者经受疾病的长期折磨，易产生焦虑、易怒等负性情绪，及时的情绪疏导是十分必要的。护士可选择适当时间鼓励患者倾诉和宣泄负性情绪，如交谈、哭泣、写文章、记日记等；也可指导患者掌握一些负性情绪调节方法，如积极的心理暗示、转移注意力、深呼吸放松术等，使其面对疾病，时刻保持积极乐观的心态，积极疏导不利于疾病治疗的负性情绪，使身体早日康复。

5. 取得患者家庭和社会的支持　鼓励慢性病患者的家属和亲朋好友通过多种方式直接或间接地探望关心患者，给予心理上的支持，以减少其孤独、沮丧、无助和自卑感。在家庭支持的同时，也为患者提供必要的社会支持，如专业的康复人员和志愿者支持使患者感受到温暖和关怀，增强其战胜疾病的信心。

四、传染病患者

（一）心理反应特征

1. 恐惧、焦虑　患者大都对传染病充满恐惧，许多传染病所具有的传染性强、病程长、预后差、根治难、需隔离等特点，易使患者产生恐惧、焦虑等负性情绪反应。随着疾病的迁延，患者会过于担心治疗效果和病情恶化，容易变得对环境刺激过于敏感，过于自我责备，变得越来越悲观、越来越焦虑和恐惧。有的患者不理解隔离的目的和意义，觉得医护人员害怕他们、嫌弃他们，亲朋好友也疏远他们，感到处于一种孤立无援的境地，加重焦虑心理，影响治疗和康复。

2. 自卑　一旦进入患者角色，传染病患者便立即在心理和行为上与周围人划了一条鸿沟，认为自己是人们望而却步的人、瞧不起的人、惹人厌的人，因而感到自卑。患者常表现为情绪悲观，少言寡语，对周围事物特别敏感，往往猜疑或曲解他人，不愿与周围人接触和交往，回避社交场合，遇事总往坏处想，心情抑郁，甚至隔离解除也担心他人另眼相待，不愿参加集体活动。如许多传染病患者不敢理直气壮地说出自己所患病种，经常把肺结核故意说成肺炎，把肝炎说成是胆道感染等，都是害怕别人躲避、厌恶自己的表现。当受到周围人的轻视、嘲笑或侮辱时，这种自卑心理会大大增强，甚至表现出暴怒、愤懑等异常情绪，易激惹。

3. 孤独　传染病患者一般需住院治疗，医院严格的隔离措施使医护人员必须穿隔离衣、戴隔离帽和口罩，这些都拉远了医护人员与患者之间的心理距离；患者需较长时间内同亲人、朋友、同事隔离，探视时也需与患者保持一定的距离，因害怕传染，有的亲属也会有意无意地疏远患者；隔离限制了患者的活动范围，单调的隔离环境、缺乏社交活动和娱乐活动，这些都使患者觉得无聊、寂寞、孤独，产生很强的孤独感。这种孤独感如果不能及时平复，患者常常会觉得自己被别人遗弃了，自己成了家庭的负担、社会的累赘，形成沉重的心理压力。

4. 急躁、猜疑　许多传染病具有病程长、根治难、易反复等特点，易使患者产生急躁、敏感、猜疑等心理反应。他们往往因病情不能迅速好转而烦躁，也常因病情反复发作而苦恼，幻想着有灵丹妙药一下子把病治好。患者患病后往往变得敏感、多疑，听到别人低声言语，就以为是在议论自己的疾病；经常揣摩别人，尤其是医生、护士谈话的含义；格外关注自己身体上的各种变化；对各项化验检查结果、注射的针剂、服用的药物都刨根问底；有的患者凭自己一知半解的医学知识，推断病情和预后。

（二）心理护理

1. 进行传染病相关知识的宣教　为患者和家属提供疾病的相关知识，告知所患疾病的特性、传染途径、预防传播的有效方法、病程规律、隔离的目的等，使患者对传染病的相关认识建立在科学的基础上，能够正确评价自己的病情、了解疾病的预后，理解暂时隔离治疗的意义，使其适应暂时的被隔离生活，自觉遵守隔离制度，积极配合医疗和护理工作。

2. 纠正患者的不合理观念　针对患者的不合理观念进行适当干预，通过纠正患者对疾病、对治疗、对人、对事的不合理观念，帮助患者尽早走出羞耻、自卑、恐惧、焦虑等心理阴霾，尽快适应患者角色，摆脱消极情绪，以积极乐观的态度配合医护人员的治疗和护理。

3. 加强心理支持　心理支持对于稳定传染病患者的情绪具有重要意义。护士应合理安排探视时间，创造良好的探视条件，做好探视者的防护工作，既保证患者的治疗，又鼓励亲朋好友探视患者。护士尽量主动接近患者，增加与患者交谈的机会，热情地开导患者，积极为他们排忧解难，让患者得到心理上的安慰和寄托，尽量满足患者的心理需要。有条件的医院也可采用电话、视频等方式增强患者与亲朋的沟通交流机会。

五、手术患者

（一）心理反应特征

1. 术前患者

（1）焦虑　术前焦虑程度对手术效果及预后恢复快慢有很大的影响。患者由于对手术缺乏必要的了解，会怀疑麻醉效果、害怕疼痛、担心术中发生意外、担忧手术效果、害怕出现并发症；由于挑剔医护人员，有的患者会在术前打听主刀医生或主管护师的技术、责任心、工作态度等，并为此感到忧心忡忡；由于进入陌生的医院环境，接触陌生的医护人员，面对陌生的医疗器械，患者会缺乏安全感。若环境中存在不良刺激，如周围有术后危重患者，或同病房患者去世，则会加重患者的焦虑；有的患者由于以往有手术经验，会担心过去的痛苦重演，这些都会引起患者不同程度的焦虑反应。

（2）恐惧　手术和麻醉的风险、术中术后的疼痛及手术室的陌生环境都会使患者感到恐惧，这种恐惧心理使患者整日惶恐不安，吃不下饭，睡不好觉，个别患者术前还会出现血压下降、四肢发凉、颤抖、大汗淋漓、呼吸心跳加快等症状，有的患者甚至在术前替自己立下遗嘱。

2. 术后患者

（1）焦躁　患者术后由于躯体组织受到不同程度的损伤，会体验到伤口疼痛，加之躯体不能自主活动，又怕伤口流血或裂开，多产生焦躁不安的心情。如：有的患者可能产生新的疑虑，不仅怕疼痛，更怕伤口裂开，发生意外。尤其是老年患者术后应有效咳嗽排痰，但因顾虑重重，强忍咳嗽，严重者甚至引起术后肺部感染。

（2）抑郁　当焦躁减轻，患者平静下来之后，大都会出现抑郁反应。表现为沉默寡言、情绪低落、对周围事物不感兴趣、食欲不振、睡眠不佳等。如某些外科手术术后患者躯体上的改变给患者心理上、生活上带来了沉重的负担，患者表现出闷闷不乐、忧郁压抑，严重者甚至有悲观失望、生不如死的感觉。

（3）猜疑 由于对手术认知不足、身心经受手术的打击，术后的各种身体不适常常使患者产生种种疑虑，如手术是否成功，是否会有并发症，疾病是否已经根除，机体功能是否能够恢复等，患者渴望医护人员能给予确切回答。少数患者长期猜疑会导致心理障碍而影响术后正常恢复。

（4）患者角色强化 有些患者因为手术刺激，强化了患者角色，会出现心理退化现象，表现为疼痛反应极为强烈，疼痛时间延长，对各种不良刺激的耐受性降低等；情感变得脆弱、幼稚、顺从；力所能及的事情，如洗脸、吃饭、翻身、大小便等都不愿去做。

（二）心理护理

1. 术前患者

（1）向患者提供手术治疗的必要信息 及时给患者提供有关手术治疗的必要信息，减少恐惧、焦虑，增强信心。研究表明，接受过术前宣教的患者比未接受术前教育者更为合作，焦虑、忧虑程度减轻，住院次数减少，卧床时间缩短，术后并发症减少。术前教育应介绍患者所关心的有关手术知识，如手术方式、麻醉方式、可能出现的问题及处理措施、如何配合治疗、术后功能锻炼方法、术后缓解疼痛的方法等。

（2）应用行为控制技术帮助患者学会放松 及时应用行为控制技术，减轻患者术前焦虑，顺利度过手术期，促进疾病的恢复。常用的放松方法有：①情绪松弛训练法，放松训练能够抵消生理和心理应激的负面影响，有效对抗焦虑，减轻紧张。②分散注意法，采用谈话或听轻音乐的方法，例如将音乐疗法应用于癌症、心身疾病患者，取得了理想效果。③示范法，请手术成功的患者介绍自己的经验。

（3）做好家属的术前教育，稳定患者情绪 许多外科疾病因发病突然，患者缺乏思想准备，如骨折、胃穿孔、阑尾炎、烧伤等，导致患者紧张、焦虑、恐惧不安。护士应鼓励家属给予患者支持和关怀。对于一些不便对患者讲明的问题，如手术后形象改变，可先对家属交代清楚，并与家属协商选择合适的方式告知患者，取得家属的配合，做好解释工作，减轻患者的心理障碍；对于病情危重者，要交代家属不要流露出悲观的情绪，以免加重患者的焦虑。

2. 术后患者

（1）及时反馈手术情况 患者从麻醉中醒来，医护人员应及时告知手术已顺利完成，即使术中不顺利，或肿瘤扩散无法切除，暂时也不能告诉患者。护士应向患者多传达有利信息，多给予支持和鼓励，以免患者术后过度痛苦和焦虑。

（2）帮助患者缓解疼痛 术后疼痛是普遍存在的。患者术后的疼痛不仅与手术部位、切口方式和镇痛剂的应用是否得当有关，而且与个体的疼痛阈值、耐受能力等有关。护士应理解患者对于疼痛的感受和表现，观察疼痛情况，必要时遵医嘱给予镇痛剂，鼓励患者通过坚强的意志力来提高自身的耐受能力，尽量采取措施减轻患者的疼痛。

（3）做好出院前的健康教育 多数患者伤口拆线后即可出院，但其各方面功能均未完全恢复，因此应向患者详细介绍出院后自我康复的相关知识，如什么时候才能进行哪些活动，饮食上有何特殊要求等。有些患者术后带来部分生理功能丧失或残缺，给患者带来重大的心理创伤，护士应针对患者的心理状态，给予深切的同情和有效的鼓励，尽全力为患者提供适应新生活的帮助。此外，重视家属在术后心理支持中的作用，帮助家属了解患者的病情，理解鼓励患者，使患者勇敢地克服困难并适应新生活。

六、癌症患者

（一）心理反应特征

当患者得知癌症的诊断消息后，心理反应一般分为以下五个阶段：

1. 震惊－恐惧期（shock-fear）　患者突然得知自己确诊为癌症时，这一强烈的心理刺激会使其感到心慌、气短、眩晕，甚至呆若木鸡，巨大的恐惧感使其表现出惊恐万分、悲伤痛哭、烦恼不安、茶饭不思等情绪反应。

2. 否认－怀疑期（denial-doubt）　当患者从剧烈的心理刺激中平静后，常以否认的心理防御机制来应对疾病所带来的紧张和痛苦。怀疑医生的诊断或检查的结果有错误，特别是对那些以往身体很好而自觉症状又不明显的人，对诊断结果会更加怀疑，否认自己得病的事实，并要求多次检查。

3. 愤怒－发泄期（anger-vent）　当患者意识到自己的癌症诊断已无法改变时，情绪会变得激动，对世间的一切都有无限的愤怒和不平，有被生活遗弃、被命运捉弄的感觉，并把这种愤怒向周围的人发泄。如表现为与亲人、医护人员发生争吵，感到事事不如意、不顺心，心烦、愤怒的情绪有时会引起攻击性行为，患者日常的生活节奏和规律也因此被打乱。

4. 悲观－沮丧期（pessimism-depression）　这一时期，手术所带来的痛苦和化疗的副作用，常常使患者陷入趋避式冲突之中，加剧了心理应激。患者感到悲观沮丧，甚至产生抑郁自杀行为。此期患者惦念着最放心不下的问题，如自己还未完成的工作和事业，亲人及子女的生活、前途，而自己又无法顾及，会产生难以言状的痛楚和悲伤；有的还写好遗嘱，想尽早结束生命，害怕难以承受以后癌症的折磨而生不如死。

5. 接受－适应期（acceptance-adaption）　患者经历了上述复杂的心理过程后，基本上接受了患癌的现实。疾病的反复、病程的迁延，使患者对自己疾病预后有了模糊或清醒的认识。有的患者情绪高涨而积极配合治疗；有的患者认识到惧怕死亡是无用的，能以平静的心情面对现实；有的患者因治疗效果不佳而产生失望、孤独、漠视一切等沮丧情绪或不配合治疗等现象。

（二）心理护理

1. 适时地告知病情　一旦患者的癌症诊断明确无误，医护人员和家属立即面临是否将诊断结果告知患者及如何告知的困扰。国内目前对癌症患者的病情一般都是先告知患者家属，在征得家属同意的情况下再决定告诉或不告诉患者本人。对于是否应告知患者诊断结果至今观点不一，大多数学者，包括世界卫生组织均主张在恰当的时机给癌症患者提供诊疗的真实信息。这样，既有利于患者了解自己的病情，接受癌症诊断的事实，及时进入角色适应，又有利于患者积极配合治疗，对治疗中出现的各种副作用、并发症及预后有心理准备。告知时应根据患者的人格特点、应对方式、病情及对癌症的认识，预测患者得知诊断后的心理反应，灵活审慎地选择告知时机和方式。如对采用现有医疗手段能取得根治性疗效者及病变处于早期、恶性程度不高、治疗效果较理想者或五年治愈率较高者，可考虑及时客观地告知病情，以期积极配合治疗，实现治愈目标；对于性格内向、情感脆弱、意志薄弱的患者可采取逐步引导的方法，告知患者长了肿瘤，但性质还未确定，需进一步检查确诊，使患者做好接受癌症诊断的心理准备。

2. 指导患者正确认识癌症　患者的许多消极心理反应均来自"癌症等于死亡"的错误认识，不了解癌症的可治性，不知如何积极有效治疗。应帮助患者建立对癌症的正确认识，一方面承认癌症的危害性，另一方面要让患者相信积极的治疗、良好的心态是可以战胜癌症的。护士可通过宣传手册、集中讲课、一对一讲解等多种方式，为患者提供有关疾病的性质、程度、治疗方案、放化疗、饮食指导等相关知识，也可请已治愈的患者现身说法，使患者能够正确认识癌症，减轻压力，增强战胜癌症的信心。

3. 及时干预患者的负性情绪 大多数癌症患者都深受负性情绪的困扰，护士应针对不同阶段患者的情绪反应特点及时给予心理干预，及时减轻和消除负性情绪对治疗的不利影响。①震惊-恐惧期：指导患者认识癌症的可治愈性，采用情绪宣泄和转移注意力等方法帮助患者逐渐减轻对癌症的恐惧。②否认-怀疑期：允许患者在一定时期内采用否认、合理化等心理防御机制，但时间过长或强烈的否认可能延误治疗，应加以引导。③愤怒-发泄期：用耐心倾听的技巧，鼓励患者宣泄心中的疑虑、不安和烦恼，给予恰当安慰，使患者情绪稳定，防止负性情绪的继续发展。④悲观-沮丧期：采用非言语沟通技巧表达对患者的关心，如握握手、拍拍肩膀；鼓励患者表达自己的情绪和情感，及时疏泄；鼓励或强化患者保持人际交往，进行力所能及的活动，提供尽可能多的社会支持资源。⑤接受-适应期：引导患者意识到心理因素对治疗癌症的重要性，激发患者发挥主观能动性，树立与癌症坚持斗争的信念，奋起抗癌，争取延长生命。灵活采用各种心理疗法，如放松疗法、想象疗法、暗示疗法等，在患者手术、放疗、化疗阶段减轻其躯体疼痛、不良反应、心理应激及各种负性情绪所带来的痛苦。

4. 根据患者的性格特点进行心理护理 对性格内向、抑郁的患者，护士应给予理解和支持，满足患者的要求，耐心引导患者面对现实，鼓励患者宣泄心中的疑虑、不安和烦恼，给予恰当安慰，可事先征得家属的同意，做不同程度的病情隐蔽；对性格外向、开朗的患者可主动向其介绍所患疾病，并指出情绪稳定、积极配合治疗对恢复健康的重要意义，使患者能够积极乐观地对待癌症并树立战胜癌症的勇气和信心。

5. 提供广泛的社会支持 医护人员和家属是癌症患者心理支持的重要来源。减少和忘记疾病所带来的痛苦，并使患者从中获得与疾病抗争的力量；患者对手术和其他治疗方法的安全感的满足；患者对接纳、理解、尊重需要的满足；患者对关怀、爱护、陪伴、照顾等的满足，都需要家属和护士积极配合、共同参与。同时，病友之间的交流感受、沟通体会、相互倾诉、相互帮助也会使患者感受到病友之间的友爱，减轻孤独感。

七、瘫痪患者

（一）心理反应特征

1. 情绪波动强烈 当患者面临突然由健康变为瘫痪这一残酷事实时，心理上遭受沉重打击，担心瘫痪肢体不能恢复，病情严重无法治疗，失去生活能力，因此情绪十分不稳定。有的患者表现为焦虑、紧张、恐惧、愤怒、抑郁；有的患者表现为痛哭、拒食、拒绝见人、拒绝治疗护理，甚至有轻生念头；有的患者伴有攻击性行为，如破坏物品等。

2. 自卑 经过一段时间，患者在心理上对瘫痪有了一定的认识和消极适应，对疾病的无可奈何使他们表现出情感淡漠、情绪消沉、强压内心痛苦，认为自己给单位和家庭带来很大负担，对生活失去信心，从而不愿接受治疗或自行体罚。

3. 意志薄弱 瘫痪患者由于失去生活能力，遇事欲做不能，经过治疗效果不佳，需长期卧床和他人照顾，因此自己丧失了对疾病治疗的意念，对生活失去兴趣，意志薄弱，有的甚至会产生轻生自杀的念头。

4. 孤独 患者因生活环境突然改变，感到与世隔绝，度日如年，因瘫痪、生活不能自理，整日躺在病床上，身边亲人和朋友较少，孤独感增强，希望亲人、朋友多来探望自己。

（二）心理护理

1. 稳定患者情绪 负性情绪容易使大脑皮质的功能受到抑制，从而严重影响病情的康复，因此对患者进行有效的心理疏导，消除其负性情绪，是病情康复的基础和保证。护士应因人而异，不失时机地及时疏导患者的不良情绪，鼓励患者说出心中的苦闷和烦恼，使其产生共鸣和被理解，保持良好的情绪，增强恢复健康的信心。

2. 帮助患者重建合理认知 不合理认知会进一步加剧患者的负性情绪，阻碍患者康复。护士应帮助患者正视现实，接受自身实际情况；引导患者认识并改变自己的不合理信念，如"我瘫痪了，没有用了"，合理的信念应该是"躯体的残疾不等于无用，残疾人同样可以实现个人价值，如张海迪"；"我现在是家庭的累赘，家人都很讨厌我"，正确的信念是"我虽然因为疾病发生了一些改变，但家里人还是很关心我"。

3. 做好患者日常生活护理 护士要从帮助患者的日常生活困难着手来表示关怀与体贴，并给患者心理上的启迪，解除或减轻其精神痛苦。给患者安排舒适与安全的体位；帮助患者床上活动或按摩，减少肌萎缩；积极预防压力性损伤、便秘、泌尿道感染等并发症的发生；有步骤地安排患者进行户外活动，接触大自然，舒畅其情怀，激励其对生活的向往；为患者提供音乐、电影电视、文学艺术作品等进行欣赏，使其愉悦精神、减轻疾病痛苦。

4. 增强社会支持 患者家属的行为对患者的康复有决定性作用。护士应教育说服患者家属理解、体谅患者的各种负性心理反应，给予患者耐心细致的关怀照料。可选择患者最信赖且对患者最具影响力的人来陪护，陪护者要同医护人员步调一致，谈论病情及预后要说法一致，说话应慎重，避免暗示性。同时，患者单位和社会给予的心理支持也很重要，如帮助其解决经济和生活上的困难，使其感受到集体和社会的温暖，也有助于患者的康复。

八、临终患者

（一）心理反应特征

美国心理学家库布勒 – 罗斯（Kubler-Ross）将临终患者的心理活动分为五个阶段：

1. 否认期（denial） 当患者得知自己病重将面临死亡时，常显得十分震惊，接着会极力否认，"不，那不会是我"，这时患者不承认自己病重，对可能发生的严重后果缺乏思想准备，希望是误诊或是有奇迹出现以挽救生命。有的患者不但否认自己病情恶化的事实，而且还谈论病愈后的设想和打算；有的患者佯作快乐和不在乎的神态，通过掩饰自己内心的极度痛苦来减轻亲属的难过和痛苦；有的患者忌讳别人谈及他的病情，更不愿讨论身心之事。

2. 愤怒期（anger） 当患者的否认无法再持续，意识到死亡将不可避免地降临到自己身上，终将独自一人离开人世时，常常会产生愤怒反应。常表现为气愤、愤恨、烦躁、暴怒、怨天尤人，不愿与人接触，敌视周围的人，拒绝治疗，患者常会问："为什么是我？"有的患者会迁怒于医护人员和家属，以谩骂等破坏性行为发泄其内心的愤怒，也可指向食物、医疗器械等。

3. 妥协期（bargaining） 又称讨价还价期。患者开始承认已存在的事实，但祈求奇迹发生。患者常表现为不再怨天尤人，会提出许多承诺作为交换条件，例如"如果让我多活一年，我会……""请让我好起来，我一定……"。此时，患者能顺从地接受任何治疗，要求生理上有舒适、周到的护理，希望能延缓死亡的时间。

4. 抑郁期（depression） 当患者自觉身体状况日趋恶化，知道讨价还价无效后，即将来临的死亡威胁和身体条件的每况愈下使其产生悲伤、失落甚至自杀的想法，常表现为沉默、哭泣、情绪低落、食欲不振等，有的患者为避免亲人的悲伤而暗自流泪。此时患者不愿多说话，但又不愿孤独，要求与亲朋好友见面，希望有他喜爱的人陪伴照顾。

5. 接受期（acceptance） 当感到一切办法都不能改变生命即将终结这一事实时，患者不再有恐惧、焦虑、痛不可言的情绪，对死亡已做好充分准备，"是的，是我，我已经准备好了"。此时患者显得平静、安详，身体极度衰弱，常处于嗜睡状态，情感减退，静待死亡的到来。

患者临终时的心理反应过程因人而异，并非每个患者都遵循此规律发展，五个阶段可能同时发生，可能重复发生，可能提前、推后或停留在某个阶段。

（二）心理护理

1. 满足临终患者的各种需要 第一，护士应了解和尽可能帮助患者满足各种生理需要，最大限度地减轻疾病给患者带来的躯体上的痛苦，尽可能使患者处于舒适状态；第二，护士应了解和理解患者的心理需要，尽可能帮助患者满足他们未完成的愿望；第三，护士应尊重患者的人格，指导患者认识生命的价值，使患者尽可能享受最后的生命时光。

2. 针对各期不同的心理特征，采取对应的心理护理措施

（1）否认期　护士应了解否认是一种心理防御机制，可以使患者有充分的时间面对自己的死亡，但要避免任何可能延长否认期或使患者退缩的行为。此期护士可保持沉默或采取附和语气让患者产生认同感，保持坦率、诚实、关心的态度，为进一步沟通做准备，并劝说家属尽量避免在患者面前表现出悲伤情绪。

（2）愤怒期　宽容和接纳是对此期患者最好的心理护理。患者发怒的对象通常是他最可信赖的人及不会弃他不顾的人，护士应理解愤怒是患者心理调适的反应，是发自内心的恐惧和绝望，而不是针对护士本人。此时护士应平静耐心地应对患者的愤怒，包括做好患者亲属的引导工作，做好家属的心理疏导，使之给予患者理解、宽容和关爱。

（3）妥协期　此期护士应注意观察患者的反应，主动关心患者，尽可能满足其各种要求，使之能更好地配合治疗，缓解症状，减轻痛苦，让患者在充分感受真情关爱中坦然面对死亡。

（4）抑郁期　此期应让患者适度地发泄自己的哀伤情绪，允许他有悲伤、哭泣和表达失落的机会。应尽量满足患者的合理需求，安排亲朋好友见面、相聚，尽量让家人陪伴身旁，提醒家属控制情绪，不要再增加患者的悲痛。此期还应注意预防患者的自杀倾向。

（5）接受期　此期应严密观察患者的病情变化，做好生活护理。护士应提供舒适、安静的环境，减少外界对患者的干扰，尽量让家属陪伴。尊重患者，维护其尊严，允许患者冷静、安静和独立，协助患者安静、平和地离开人世。

3. 做好临终患者家属工作 在患者即将死亡时，家属的心情既纷乱又悲痛，尤其是一些突发性的疾病时，家属没有思想准备，护士要注意做好家属的心理支持工作，安慰和劝说他们注意自己在患者面前的言谈举止，以免给患者带来不良刺激。

【知识链接6-4：姑息治疗】

姑息治疗在欧美等国家被称为"palliative care"，起源于hospice（临终关怀）运动，最早起源于4世纪。从20世纪60年代hospice开始，经过几十年的发展，姑息治疗目前在世界范围内已成为肿瘤防控体系的重要环节。世界卫生组织对姑息治疗的定义是为那些对治愈性治疗不反应的晚期患者进行积极的、全面的治疗和护理，以控制疼痛及有关症状为重点，并对心理、社会和精神问题予以重视。提升患者和家属的生活质量，是姑息治疗的最终目标。在治疗和护理过程中，需要考虑躯体、心理、社会和灵魂等多方面的需求。专家指出，姑息治疗是一种为癌症患者提供全方位治疗的理念，应贯穿治疗的全过程。

【复习思考题】

1. 试述临床针对患者角色偏差类别给出的相应护理措施。
2. 请简述患者心理活动与疾病严重程度的关系给护理工作的启示。
3. 试述患者需要的主要内容。
4. 试述癌症患者有哪些心理需要。
5. 试比较门诊患者和急诊患者心理异同点。
6. 根据患者术前的心理反应，试述对其心理问题的干预措施。
7. 试述临终患者在临终前的心路历程。

第七章
护士职业心理

扫一扫，查阅本章数字资源，含PPT、音视频、图片等

随着社会的不断发展，人类对于健康有了更多的需求，对护士的要求也越来越高。一个好护士，不仅仅要具备扎实的护理专业知识和娴熟的操作技能，还要具备良好的职业心理素质。这不仅有助于良好护患关系的建立，也有益于护士身心健康的维护。护士职业心理素质更专业的表述形式为护士角色人格。护士角色人格形成与发展的理论，是护理心理学理论体系的重要组成，也是护理心理学区别于其他学科的显著标志。

第一节　护士角色人格概述

护士角色人格是护理心理学的特定概念，是个性心理学的人格、社会心理学的角色人格等概念的外延。护士角色人格概念的界定，关系护士职业角色化发展及人才培养目标，对护士职业心理素质的优化具有导向性。

一、护士角色人格的概念

每个人都在社会大舞台上扮演各种角色。社会心理学中，角色（role）或社会角色（social role）表明了一个人在社会结构或社会制度的特定位置，以及应负有的责任，是人的社会属性及其在社会团体中显现的特性。

个体取得社会团体中某种身份并依照其角色性质与特征显现出的行为，称角色行为（role behavior）。如女性一生大多要扮演女儿、妻子、母亲等家庭角色；还以学生、职业人等角色现身社会。无论哪种角色，都有其特定内涵，个体的行为模式均受制于其角色特征。如某30岁女性，面对其父母或儿女，同一人可显现判若两人的角色形象。对父母是女儿，她可自然流露出依赖、服从等人格特质；对儿女是母亲，她则更多地表现支配、专制等人格倾向。由角色特征所决定的人格倾向和行为模式，即称角色人格（role personality）。

护士角色人格的特有内涵，必然制约护士个体的职业行为，影响其角色形象。

（一）护士角色人格的定义

1. 角色人格　指具有某种社会特定地位的人们，共同具备并能形成相似角色行为的心理特征的总和。即指人们在某种特定、重复的社会经历中，形成比较固定、共性化的人格特征。千差万别的个体，因扮演同一角色而具有相似的行为模式和角色形象，此共性化人格特征一经形成定势，就被用以衡量扮演某角色的个体行为。如人们总把母亲与慈爱相系，常将父亲与严厉等同。人们常根据个体的言谈举止，对其所从事职业做出一定判断。如教师的自律，商人的精明，艺术

家的浪漫，记者的敏捷等，都是其角色人格的典型表现。

2. 护士角色人格　特指从事护士职业的人们，共同具备并能够形成相似的角色适应性行为的心理特征的总和。定义中的适应性，是区别于角色人格的关键词，还隐含护士的个体人格与角色人格的匹配要求，也是该定义特定内涵的体现。如为人父母之角色人格虽有其特定内涵，但却不可能剥夺某些不称职父母的角色权利。而职业角色人格隐含的适应性行为特征，则要求从事某职业的个体必须具有角色适应性行为。

（二）护士角色人格有别于道德概念

护士角色人格的内涵与惯用概念护士职业心理素质相同，但与护士职业心理品质有本质区别。品质属道德概念，如护士职业心理品质较多涉及无私奉献、善良、崇高、坦诚、人道等道德术语。

虽然任何职业角色人格的形成，都受其职业道德水准的影响，但是任一职业群体，成员均来自社会各层次，受教育程度、家庭背景等参差不齐，其道德水准有优、良、中、差，有英模人物、积极分子和一般群众之分。若忽略职业人群的道德水准差异，以英模的职业境界要求一般群众，必然造成管理失当。无私奉献等道德评价，并无职业特异性，是各行业先进分子共同追求的较高职业境界。

职业角色人格有鲜明的职业特异性，须与个体人格匹配。若某人的个体人格与其职业角色人格不匹配，其道德水准再高，仍无法胜任其职业角色。职业角色人格与职业品质，在个体的职业行为模式中并非成正比。若某教师具有较高师德（爱岗敬业、乐于奉献等），却不具备良好教学特质（擅长表达、循循善诱、富感染力等），不一定能成为好教师。其师德属于职业道德，教学特质属于职业角色人格。一般认为，道德水准高者无论从事何职业，都崇尚和追求较高职业道德标准；但最终能否胜任职业角色，则主要取决于其个体人格与职业角色人格的匹配。

护士角色人格只涵盖护士从业者所需具备的心理特征总和，不涵盖品质等道德判断标准。

（三）护士角色人格以职业经历为前提

社会角色人格，需个体在各种社会角色扮演中去体验、寻找较恰当感觉，不断巩固、发展和完善。如女性从姑娘到人妻、人母，均有对新角色的适应过程，个体适应职业角色亦然。

任何职业角色的适应性都是相对的，多数个体具有适应多种职业角色的潜能，但人们不可能经历多种职业的体验后再选择最恰当职业。若无职业经历，职业角色人格的形成和发展便无从谈起。

职业经历是护士角色人格形成的前提条件，护士职业角色人格随职业经历不断丰富，逐渐走向成熟。如初到急诊室的新护士，面对分秒必争的紧急救治，可能出现慌张、冲动行为，或因高度紧张出现技术操作失败或不准确等。多次经历急救场面，就能沉着冷静、迅速有序地应对，驾轻就熟地胜任本职。又如有经常处理复杂人际冲突等职业经历的护士，其人际交往能力、语言表达能力等可显著增强。

（四）护士角色人格与个体人格之间的内在联系

个体人格与角色人格的内在联系，指角色人格并非万丈高楼平地起，而是建立于个体人格构筑的基本框架。著名职业指导专家霍莱指出：每种性格类型的人，都会有其相对应的感兴趣、易适应的职业。如感情丰富、喜欢想象者，多对作家、艺术家等职业有兴趣，易适应；喜欢冒险、乐于竞争者，易对企业管理等工作产生兴趣；保守刻板、力求务实者，比较适应财会、档案、文秘等办公室的工作。个体人格是职业角色人格的基础，职业角色人格是个体人格的拓展和完善。

有爱心、观察细致、感情丰富、善解人意等个体人格特征，都是护士职业角色的基本组成和良好基础。随着护士职业的社会职能不断增强，其角色人格内涵更加深邃，情绪稳定性、社会适应性、人际关系主导性等人格特质，已成为护士角色人格不可或缺的核心成分。若某个体有护士角色人格核心成分的严重缺陷，很难成为称职护士。若某童年曾有亲子关系障碍、成年后有社会适应困难或较显著人际能力缺陷的女性，极可能是其从事护士职业难以逾越的鸿沟。

护士角色人格更深远的意义，还包括护士个体人格的发展和完善。职业经历的耳濡目染、潜移默化等，使护士自身的某些人格特质可不断强化、较快地趋于成熟。如充满稚气的护士，经历了复杂人际关系的职业环境，大多比其他职业的同龄女性少年老成。

二、护士角色人格的形象及其历史演变

护士角色人格以其特有职业角色形象呈现，并随时代发展、社会需求不断演变，其角色形象逐步赢得了社会广泛认可。

（一）护士角色人格的历史形象

据史载，护士的最初称谓是看护，首创于 4 世纪第一所大教会病院，看护、照料患者的人，便形成了护士这个新职业群体。此后，漫长的 10 多个世纪中，护士主要经历了三种典型的历史形象：

1. 母亲形象　战争、瘟疫等导致大批受伤病折磨的人迫切需要关怀、照顾，护士在民间被视为母亲。希腊文 natricius 含有体贴、保护、照顾的意思，英文 nurse 可译作乳母。最初护士主要以温柔、慈祥等角色人格特征，塑造了慈母般职业角色形象。

2. 宗教形象　受宗教影响，教会中一度视照顾患者伤残与拯救人的灵魂为同等重要。中世纪的欧洲，许多教会设置医院，众多修女、基督徒从事医疗、护理工作，护士被赋予宗教形象。教会倡导的护士应奉行独身，长居修道院，超尘脱俗，严守纪律等观念，使护士常以宗教化身面向公众，故职业角色形象具有浓重宗教色彩。

3. 仆人形象　16～19 世纪，当时的宗教势力视疾病为对罪恶的惩罚，把患者看作罪有应得，连同对患者的照料、救护，也是非仁慈的、卑贱的。当时护士大多出身贫寒、家境潦倒，其社会、经济地位低下，有的诊所甚至为生存而无法顾及名声，低薪聘用妓女、酒鬼，这段时间护士职业经历了最暗淡的历史时期，这个时期护士的角色形象被视为奴仆。

（二）护士角色人格的现代形象

自 19 世纪 60 年代南丁格尔创立第一所护士学校以来，护士角色人格形象日渐鲜明。中世纪的护理仅以母爱、保姆式的生活护理为主，而在生物医学模式下，护士的角色仅仅是医生的助手，在病房执行医嘱，为患者发药、注射并照料患者。今天，在生物－心理－社会医学模式的指导下，普遍受过高等教育、具有较高知识水平的护士所承受的工作和责任也日益扩大及增加，护士成为医生的合作者，护理不仅是对病，而且对人；护理的任务不仅是治，还要致力于防；护理的手段不仅是技术操作，还担负着心身整体护理及社会防病治病的任务。护士已经可以在很多方面独立地发挥作用，扮演多种角色。

1. 健康照护者　保持身心健康是每个人的基本需求。作为人类健康的照护者，护士应具有丰

富的专业知识、高度的责任感和敏锐的观察力，能敏锐地观察和发现患者的需求和困难，在专业知识的指导下，及时应用娴熟的护理技能照顾患者。如满足患者日常生活的基本要求，帮助患者保持舒适、清洁、安全，为患者创造有利于休养、治疗和康复的环境等。健康照护者的角色不仅仅局限于医院临床护理活动中，还涉及对个人、家庭、社区和社会的全面照护。其照护的范围也从个体扩展到群体，从治疗扩展到预防，如为糖尿病患者提供饮食营养指导，以提高患者生活质量等。应该注意的是，在提供照护的同时，护士还应考虑生理、心理、社会等诸多因素对患者的影响，通过态度和行为等的表达，把对患者的理解、支持和心理关怀融入健康照护过程中。例如某心衰患者，夜里突发呼吸困难，夜班护士巡视病房时发现其大汗淋漓、脉搏细弱、烦躁不安，立刻判断为左心衰竭，在安慰患者的同时，迅速通知医生，给予氧气吸入、取半坐卧位等措施，值班医生赶到时，患者症状已经缓解。该病例充分展示了护士照护患者健康和生命的作用。

2. 健康教育者　健康教育是提高全民族文化和健康的一个重要手段，也是整体护理的重要组成部分，是现代社会为满足个体健康需求而赋予护士的重要职责。一方面，作为临床健康教育的主要承担者，护士有责任帮助患者了解有关健康与疾病关系的科学知识，了解所患疾病的发病机制、治疗、护理及如何避免再次发作的预防与潜在的问题等，使患者能积极主动地配合治疗和护理，促使其心身康复；另一方面，护士还有责任对全民开展健康教育，促进全民健康水平的提高。健康教育开展得如何，在很大程度上取决于护士素质、形象及知识水平的高低。因此热爱本职工作、尊重患者、自觉培养职业素质、提升修养水平和语言沟通能力是履行健康教育者角色的基本要求。

3. 健康咨询者　健康咨询可以针对健康人，也可以针对患者及其家属。通过健康咨询，健康者可获得相关的知识信息，从而更好地预防疾病、维护健康；患者通过咨询可得到情绪支持及健康指导，学会照顾自己，以提高生活质量；患者家属也可以通过咨询，学会更好地关心照顾患者，促使患者尽快康复。例如一位糖尿病患者，向护士咨询有关家庭调养的问题。护士首先帮助其分析病因，告知其通过运动锻炼可促进糖代谢；又讲解如何进行饮食调整，以防止血中糖含量升高；最后护士与来访者共同制订日常饮食的种类和数量，制订运动计划。

4. 管理者　护理工作的连续性强，24 小时工作不间断。因此，病房的管理不仅仅是护理领导者的责任，还需要护理群体的策划与参与，可以说每个护士都在承担着管理的职责，如患者的管理、患者休养环境的管理、药物的管理、仪器的管理等。良好的护理管理可以使护理系统得到最佳运转，同时逐步向人性化的管理和服务推进。

5. 协调者　护士与其他健康专业人员之间、医患之间、护患之间甚至护理对象与其家属之间的关系融洽与否，直接影响医疗环境的和谐程度，对疾病的防治效果产生明显作用。上述成员之间良好的关系能为患者带来安全感和信赖感，这是实施医疗护理方案的必要前提。在这些关系的沟通协调中，护士充当着重要的角色，护士的协调可使大家相互协作、密切配合，使整个护理工作处于有机和谐的运转中。

6. 权益维护者　医疗卫生行业与患者的切身利益密切相关。当护士向患者提供服务时，就成了患者在医院环境中的生命委托人。护士的每一项侵入性的治疗与护理操作都与患者的安全息息相关。因此，护士要对患者的生命和安全有高度的责任心，保护患者的合法权益。如认真准确地执行医嘱，认真细致地观察病情，为患者提供正确的诊断和治疗等。

7. 护理研究者　当前护理专业面临着多元化的发展趋势，护理有自身独特的服务范围和知识体系，护理学专业的自主性和独立性不断扩展；同时，护理队伍中具有高级职称的人数在逐渐增加，受过高等教育的护士也逐渐补充到护理队伍中来，护理队伍的文化层次和专业水平在不断提高。以上两个因素的存在，促进了护理研究的开展。护士应该认识到，只有依靠科学研究才能使护理临床和教学适应学科的发展和社会需求。作为研究者，护士可以通过研究检验所执行的护理活动是否正确及适宜；还可以运用整体的、综合的观点研究疾病与社会心理、身份地位、文化、行为、生活方式之间的关系；研究护理工作范围与人群健康需求的关系等。

8. 社会工作者　现代护理学是向个人、家庭和社会提供卫生保健支持，以预防疾病、增进健康和提高生命质量为主要目标的专业。护理工作已经从封闭式的医院服务转向开放式的社会服务，护士已经从医院走向社会和家庭，护理的服务对象包括任何个人或团体，并非一定是患者，护士作为社会工作者，将成为保障人类健康的社会主力军。

第二节　护士角色人格的要素特质

特质论者认为，特质是构成人格的基本单位，决定着个体行为；人格特质在时间上具有稳定性，在空间上具有普遍性；通过了解人格特质，可预测个体行为。借鉴特质论，要素特质可视为护士职业角色人格的基本单位，并决定护士个体的职业角色行为。

一、护士角色人格要素特质的概念

任何职业角色人格，都有其角色适应性要素特质，且需以此为职业化人格的基本结构。如军人以服从为天职；科学家以探索、创新为准则；演员以富于表达为特长。服从、探索、富于表达等人格特质，分别是军人、科学家、演员的职业角色人格的要素特质。同样，有爱心、同情心等是护士角色人格的要素特质，对个体能否胜任护士角色具有主导作用，是护士角色人格整体结构的核心。

（一）护士角色人格要素特质的定义

护士角色人格要素特质特指那些在护士角色人格的形成和发展过程中不可缺少、起决定作用、随时可能影响职业角色行为模式的人格特质。护士角色人格特质，如同人格描述，可有温柔、体贴、细致、周到、敏捷、宽容、热情、冷静等诸多词汇。其中，有些特质是护士角色人格的核心成分，具有鲜明的职业特点，为个体胜任护士角色所必备；有些特质是护士角色人格的非核心成分，含丰富的个性化色彩，允许个体间存在程度、内容等较显著差异。护士角色人格要素特质即指从事护士职业的个体必须具备的人格特质。

（二）要素特质是护士角色人格的基石

美国心理学家奥尔波特（G.W.Allport）根据特质对整个人格的影响和意义不同，将其区分为三个交叉重叠的层次：首要特质、主要特质和次要特质。其中，首要特质最重要，代表整个人格，影响个体的全部行为；主要特质由几个彼此相联系的特质共同组成，是人格的基本构件，也是行为的决定因素；次要特质则是在特定情境下表现出来的特质，不是人格的决定因素。根据奥尔波特的特质分层理论，护士角色人格要素特质，即护士职业角色行为的决定性因素，亦是护士角色人格的基石。

（三）护士角色人格要素特质具有相对的职业特异性

护士角色人格要素特质，既是胜任护士角色不可缺少的，又与整个人格结构交叉重叠，故其所具有的相对职业特异性有两层含义：一是强调护士角色人格要素特质的职业化特征有别于其他职业，一些护士角色的必备特质对其他职业角色可能是非必备特质。如人际能力对护士职业至关重要，对财会、电讯等职业却并非举足轻重。二是要素特质与一般特质相辅相成，即职业角色的要素特质，不能脱离一般特质而孤立存在，其发展以一般特质为基础，又反作用于一般特质。如某个体一向合群，这便为其建立良好护患关系打下基础；但其日常人际交往技巧、语言表达能力的增强，也得益于职业经历。

二、护士角色人格要素特质的主要内容

美国心理学家奥尔波特指出，特质具有可测性、一贯性、动力性、相对独立性、独特性、普遍性等基本特点。

护士角色人格的要素特质，应该是具备特质基本特点，同时又包含益于护士个体顺利完成职业角色化的若干成分。护士角色人格的要素特质，主要包含以下几个内容。

（一）忠于职守并富于爱心

忠于职守是护士职业的特殊性所决定的。护士个体无论置身何时何地，都必须自觉遵守各项规章制度、职业法规，即要求护士具有较强的自我约束能力，能够持之以恒地在没有任何监督的情况下，自觉地维护职业准则。富于爱心是指护士为维护患者的权益，能随时给予受病痛煎熬的患者最大的热忱与关心，护士有时甚至需要为患者奉献一些出入不平衡的情感。

（二）高度责任心与同情心

护士长期接受患者反复、持续的相似信号，易出现职业倦怠。但治病救人的神圣职责要求护士具备高度责任心和同情心的特质，对患者的各种刺激始终保持高敏状态，及时、准确地对患者的报警信号做出迅速反应。

（三）良好的情绪调节与自控能力

特殊的环境氛围及工作性质，易使护士产生情绪问题；另外，特定的工作对象要求护士始终保持稳定的情绪状态，为患者营造积极的情绪氛围。具备良好的情绪调节与自控能力，是重要的护士角色人格要素特质。如一位老年胃癌术后患者，在输血治疗过程中，护士发现输血管路脱落，大量血液渗至床单上，护士立即面色苍白，不知所措，最终昏倒。患者及家属见状随即出现相似症状。可见护士若存在情绪调控等角色人格要素特质的明显缺陷，极易导致其职业角色的不适应行为。

（四）出色的人际沟通能力

人际沟通能力是护士胜任职业角色的最主要因素。护士与患者密切接触，处于护患关系的中心，是连接各种复杂人际关系的纽带。在与不同年龄、文化层次、个性的患者交往过程中，护士的沟通技巧需因人而异、因势利导地把患者引入有益其身心健康的良好人际氛围中。

（五）健全的社会适应性

护士的职业属性要求其无论置身在何种环境中，都能够做到沉着应对，方能保持良好适应。如门诊、急诊护士需具备健全的社会适应性，才能日复一日冷静、耐心地处理大量迫切就医患者

的纷争。另外，护士的社会适应性，还包括对各种从未体验过的角色适应。在就业前，护士只有子女、学生等角色体验。一旦开始工作，就需要学会体恤各类患者的病痛，尝试适应各种不同的角色。如面对患儿，需成为疼爱孩子的长辈；面对老人，需成为敬老的晚辈；面对痛不欲生的患者，需做好劝导和宽慰，成为患者建立信心的帮助者。

（六）适宜的气质与性格类型

形成理想的护士角色人格，需要具备适宜的气质与性格类型。极端的气质、性格类型，不适合成为护士。比如典型的胆汁质、抑郁质、不稳定内向个体，因其缺乏自制力、易怒、过分腼腆、忧郁、悲观等人格特质，与护士职业特质的要求相去甚远。而多血质、黏液质及混合型的气质，稳定外向或内向的性格类型等，具有谨慎、深思、平静、节制、可信赖、活泼、随和、健谈、开朗、善交际、易共鸣等特征，与护士角色人格特质较吻合。

三、护士角色人格的匹配模式

护士角色人格匹配模式是借鉴美国著名职业指导专家霍莱的性格类型 - 职业匹配的理论发展而来的。依据护士个体人格与角色人格的匹配程度不同，主要分为以下4种模式（表7-1、图7-1）。无论属于哪种模式，并无优劣之分，只是反映护士个体对职业角色适应程度的差异。

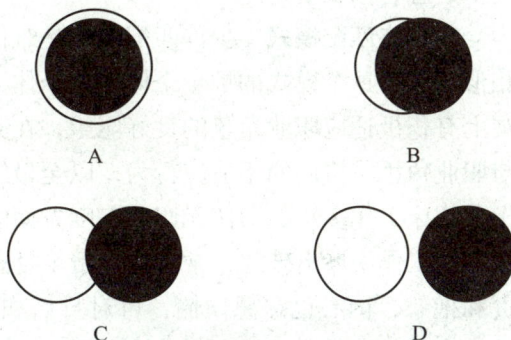

图7-1 护士个体人格 - 角色人格匹配模式图
A.重合匹配模式　B.基本匹配模式
C.少许匹配模式　D.完全不匹配模式

表7-1 护士个体人格 - 角色人格匹配模式的基本特点

模式类型	个体人格与角色人格的匹配特点			人群的符合率
	相似程度	协调性	角色适应性	
重合匹配模式	很相似	很协调	很适应	约占5%
基本匹配模式	较相似	较协调	较适应	约占80%
少许匹配模式	少相似	难协调	难适应	占5%～10%
完全不匹配模式	不相似	不协调	不适应	约占5%

1. 重合匹配模式 重合匹配模式是最协调的匹配模式，指个体人格特质与角色人格特质彼此重合。符合该模式的护士个体，个体人格特质与其从事职业的角色人格特质达到了较高的统一，往往在其职业角色的扮演中多有如鱼得水之感。她们能够在形成和发展角色人格的过程中获得较大的满足体验和乐趣，并通过职业行为最充分地发挥自己的才智和天赋。护士职业群体中也有少数个体属于这种情况。经有关研究报告显示，符合这个模式的护士个体，约占护士群体的5%。但重合匹配模式并不是最理想的匹配模式，有实践表明，符合这个模式的护士个体，往往存在角色适应范围狭窄的问题。如有些个体很适应成为内科护士，却难以胜任外科护士的工作；有的护士个体对上级分配的任何工作都完成得十分出色，可当被调升任护士长后却陷入了窘境，最终因无法胜任而卸任。因此，使用、培养此类模式的护士，重在最恰当地对号入座，方能充分发挥个体积极性。

2.基本匹配模式　基本匹配模式是较协调的匹配模式，指个体人格特质与角色人格特质彼此接近。符合该模式的护士个体，其个体人格与角色人格的匹配程度虽不如重合匹配模式高，却被认为是一类较理想的护士人群，主要产生护士骨干人才。此类护士大多具有较强的可塑性和较大的灵活性，在获得角色适应性行为、实现职业角色化等过程中几乎没有个体人格方面的障碍。或许最初他们的个体人格与护士角色人格并未达到高度统一，但经过努力却可以实现较完美的协调。相关研究表明，符合这个模式的护士个体，约占护士群体的80%。由于自身人格的可塑性和灵活性，此类护士个体大多对角色的适应范围较宽，无论出任哪个具体角色，均能较快适应且表现较为出色，是护士队伍的主力军，其中蕴藏着提高护士职业角色化水平的最大潜力。调动其积极性，使他们较好地认同护士职业的社会价值，一旦有了明确的理想目标，就会心甘情愿地为之追求不息、奉献不止。

3.少许匹配模式　少许匹配模式是难协调的匹配模式，指个体人格特质与角色人格特质略有相似。属于这个模式的护士个体，其个体人格与护士角色人格的匹配程度较低，尽管有些个体主观上有积极适应职业角色的良好愿望，在其职业经历的实践中也付出了努力，却常常会出现一些与职业角色难协调的不适应行为，以至最终难以胜任护士角色。如相关个案分析中发现，少数护士在临床工作多年，即使无职业态度方面的明显偏差，可是专业素质总是难以提高，滞留于较低水平，工作中屡出破绽，常需他人帮忙补救。每当他们在工作中出现失误时，面对人们投来的指责和抱怨，内心也深感懊恼，可对日后如何减少失误却似乎力不从心，这可能与其人格类型有关。有关研究显示，符合这个模式的护士个体最终能否胜任护士角色，取决于其个体人格的可塑性、灵活性等。此类个体，在护士群体中的比例占5%～10%。

4.完全不匹配模式　完全不匹配模式是不协调的匹配模式，指个体人格特质与角色人格特质彼此相斥。符合这个模式的护士个体，其个体人格与角色人格基本上相互排斥。其中某些人具有非常典型的气质类型，也有很好的潜质，可能发展为其他领域的出色人才，却难以成为合格的护士。这类完全不匹配模式的典型个案并非鲜见。相关研究显示，此类护士个体约占护士总数的5%。

【知识链接 7-1：少许匹配模式】

　　某一高校护理学专业本科毕业生，被分配到医院从事临床护理工作，在校时其学习成绩优异，性格外向，待人热情有礼，擅长人际沟通、交往，按照常人理解她一定是个非常优秀的人才，在临床护理工作中也应有一番大作为。可是，到临床工作后她经常丢三落四，做事马虎大意。一次夜班为患者抽血，她忘记将采集好的标本条码进行确认，延误了患者的治疗；还有一次为患者更换肝素帽时，将旧的取下后忘记把新的装上去，导致患者投诉。为此她感到深深的内疚和歉意，也非常想把本职工作做好，同时付出了诸多努力。但是工作一年之内还是接二连三地频频出错，伤心懊恼之余，她向医院递交了辞职信。

第三节　护士职业心理素质的优化

　　在护士角色人格形成与发展中，发挥护士的主观能动性是促使护士角色人格形成的内在因素，而了解护士职业心理素质的影响因素，并因地制宜地进行培养和优化，则是促进护士职业角色发展的外部条件。

一、护士职业心理素质的影响因素

根据护士职业的工作特点，结合临床对护士的要求，以心理素质的结构内容为依据，护士职业心理素质的影响因素包括心理能力、心理品格、心理动力、自我适应能力、环境适应能力五个方面。

（一）心理能力

1. 观察力　临床工作的过程中，很多疾病的发生、发展都是复杂多变的。护士拥有敏锐的观察力是掌握患者病情变化的重要条件。如果护士的观察力较差，患者出现病情变化时没有及时发现，就有可能错过抢救患者的最佳时机。

敏锐的观察力一方面依赖于护士个体的主观能动性，另一方面也离不开临床护理实践的不断塑造。在扎实的专业知识和丰富的临床经验积累的过程中，护士的观察力可以得到不断提升。护士可以通过观察来获得患者各种信息，如面部表情、皮肤颜色、行为举止、卧床体位等，从而进一步判断患者的心理需要和生理需要，并评估将来可能发生的问题，有助于及时发现并解决患者现存的问题，尽可能预防潜在问题的发生。

2. 记忆力　良好的记忆力是护士掌握扎实的专业知识的基础，也是将专业知识正确应用到临床护理实践的保障。护士在临床工作的过程中，需面对很多患者。而每一个患者的个性特点、饮食需求、病情特点、治疗方案及护理措施都有着千差万别。即使同一个患者，其病情也是在不断变化的，治疗方案和护理措施也会随之而改变。同时，护士在操作的过程中涉及相应护理操作规程，在给药时要熟知药物的名称、常用剂量、给药途径、不良反应等。如果护士没有良好的记忆力，很容易导致差错事故的发生，轻则延误治疗，重则威胁生命。

良好记忆力的培养，离不开寻找窍门，分门别类探索规律。护士可以总结工作中所涉及的各类需要记忆的内容，如常用护理操作步骤口诀、常用剂量单位卡片等都为护士准确记忆提供了一定的帮助。

3. 注意力　注意是心理活动对一定对象的指向和集中。注意的品质包括注意的广度、注意的稳定性、注意的分配和注意的转移四个方面。从注意的广度来讲，护士要尽可能地做到眼观六路，耳听八方，能够将不同患者的病情变化捕捉到；从注意的稳定性来讲，要求护士能够沉着冷静地长时间进行某一护理操作；从注意的分配来讲，要求护士在进行某些护理操作的同时能够观察患者病情变化，进行护患沟通，给患者提供整体护理；从注意的转移来讲，要求护士前后护理不同的患者、进行不同的操作时，注意力能够立刻集中于目前所护理的患者及操作中。

4. 思维能力　以整体护理观为主导的护理工作程序要求护士必须具有一定的思维能力。护士须能够根据所掌握的医学知识去评估患者，提出患者存在的护理问题并采取相应的护理措施。如果护士不具备思维能力是没有办法做到这一点，更没有办法成为一个合格的护士。

（二）心理品格

心理品格是指导护士做出正确行为的性格倾向等特性。护士如果没有良好的心理品格，即便拥有渊博的知识、娴熟的操作技能，也将一事无成。而心理品格的塑造，一方面离不开学校教育、榜样示范，另一方面还需要在临床工作实践中不断提高和完善。护士良好的品格包括忠于职守并富于爱心、高度责任心与同情心、良好的情绪调节与自控能力、对患者能够做到一视同仁、踏实稳重、不接受贿赂、清正廉洁、洁身自爱等。

（三）心理动力

随着社会的不断发展，人们对于护士的看法已经发生了很大的改变。护士的工作性质不再是有技术的内、外科医生和卫生官员的奴仆，新时代的护士有了更多的护理特色技能，护士职业形象已经获得社会的承认和赞扬。某些领域甚至已经出现了临床护理专家和专科护士门诊。良好的社会地位和职业发展规划是护士踏实工作，不断进取的心理动力。

（四）自我适应能力

自我适应能力包括良好的身心状态和稳定的情绪。良好的身心状态能够让护士很好地控制自我，提高自身抗挫折能力，沉着冷静地处理患者病情。稳定的情绪既可以使护士自身充满自信和魅力，又能让患者产生信任，帮助患者建立战胜疾病的信心。

（五）环境适应能力

环境适应能力是指护士认知医院环境及处理自身和医院环境关系方面的能力。护士在工作的过程中会遇到形形色色的患者，不同患者的个性不同、社会背景不同、受教育程度不同、病情的轻重缓急也不同。因此，护理环境是千变万化的，人际关系也是相当复杂的。良好的环境适应能力能够让护士很好地适应环境，建立和谐的护患关系、医护关系、护护关系，展现出适应性的护理专业行为。

二、护士职业心理素质的优化途径

护理工作的对象是人，是有健康需求的人。护理工作的特殊性对护士职业心理素质提出具体要求。护士职业心理素质的形成和优化需要合适的培养途径和培养内容，目前主要体现在职业教育和管理两个方面。

（一）职业心理素质的教育

我国护理教育在长期发展的过程中，始终将提高护士职业心理素质的教育放在首位。但是，由于一些守旧的传统观念和狭隘的社会习俗对护士职业心理素质的负面影响尚未完全消除，这又对护士职业心理素质造成了一定的消极作用。虽然很多护理教育者、护理管理者开展了一些优化职业心理素质教育方面的尝试和探索，但是实际效果往往与预期目标仍有一段距离。因此必须积极顺应社会发展的需求，在教育途径、教育模式上不断创新发展、拓展思路，使我国护士人才的职业心理素质的整体水平不断跨越新的高度。

1. 职业态度与价值观的优化教育　职业态度与职业价值观是护士职业心理素质的核心成分，也是当今护士整体素质的首要成分，在护士素质全面优化的过程中起着决定性作用。因此，优化护士职业心理素质的教育途径，最重要的就是要明确如何培养护士积极的职业态度和职业价值观。护生在校学习专业知识的过程中是树立正确的职业态度和职业价值观的关键时期。学校应该高度重视护生的职业态度和职业价值观教育，可以从以下三个结合入手。

（1）教书与育人的结合　护理教师在讲授专业知识的同时，应该把职业态度和职业价值观有机地渗透到教学过程中，并使之成为一项重要的教学目的。同时，护理教师应该以身作则，在教学的过程中应注重体现出护士良好心理素质和职业形象，帮助护生培养崇高的职业理想，树立正确的职业态度和职业价值观。

（2）正面宣教与榜样激励的结合 教师在进行职业态度和职业价值观主题教育的过程中，不能只进行理论上的说教，这样会让护生感到枯燥和无趣。学校应该邀请一些临床医院的优秀护士为护生开展不同类型的讲座，以身边的实例与护生一起分享护理工作生涯和心得，为护生树立榜样。

（3）临床见习与社会实践的结合 教师应积极把护生的职业态度与价值观的优化教育从学校引向医院，从理论引向社会实践，让护生通过临床见习及社会实践的亲身经历，更深切地认识护理职业，从而建立良好的职业态度和职业价值观。

2. 角色人格要素特质的特色教育 护士角色人格要素特质对职业心理素质的形成和发展起着决定性的作用，并可能影响护士个体的职业行为模式。所谓特色教育，就是在护士职业心理素质教育过程中，应该围绕那些支配着护士职业行为模式的要素特质开展。根据护士的个体差异性及因人而异的原则，分别给予具有针对性的职业教育培训，尽可能使每个护士都能形成及稳固符合护士职业特色角色人格的要素特质。如某一护士情绪稳定性较差，一遇到紧急事件就高度紧张、手忙脚乱、不知所措，其职业行为长期下去非常不利于她的身心健康。对这种类型的护士实施特色教育时，就应针对其情绪稳定性欠佳的特点，提供一套系统化的紧张－放松职业训练，帮助其逐步掌握适合于自身的紧张放松法，最终使其能较好地自我调控应激情境中的情绪。

3. 不同学历的分层教育 分层教育是顺应现代护理教育向多层次发展而出现的新事物，主要是强调教育者应根据不同学历的护士确定不同的职业心理素质的优化方案，以指导不同学历的护生在职业角色化过程中顺利实现自我完善。护理人才的教育与培养应该与其学历层次相匹配，实施不同层次的教育与培养方案，为不同学历层次的护生制订不同的教育目标和教育计划，减少教育与培养的盲目性。护理教育能否根据不同学历层次学生的特点采取有针对性的教育与培养，对护生职业心理素质的形成和优化具有决定性的影响。

4. 可操作性系统训练的模拟教育 护士职业角色行为具有较强的可塑性，如果实施积极的职业角色行为训练，可对护士职业心理素质产生良好的作用。有些学校已经将职业行为的模拟教育作为护理教育的必修课。可操作性系统的模拟训练，主要内容可包括以下几方面：

（1）职业仪容的强化训练 较好的职业仪容有助于在患者面前树立良好的护士形象，保持较佳的精神面貌。此类操作性训练，主要涉及护士得体的淡妆、大方的衣着和职业微笑等方面。

（2）言谈举止的规范化训练 主要是帮助护士掌握与他人交往的礼貌体态、交流技巧、合适距离、与不同类型患者相处的基本原则及交往技巧等，提醒护士避免出现不得体的言谈举止。

（3）自我调控情绪的技巧训练 运用心理学知识帮助护生掌握保持良好情绪的技巧，如何调节自己的不良情绪，指导护生通过反复训练，掌握适合自身的情绪反馈性调节技术，以保持良好的心境。

（4）社会模拟情境的适应性训练 教师设计一些可能导致护生出现职业困惑或者心理受挫的模拟化社会情境，护生进行相应的角色扮演，教师通过指导帮助护生增强职业信心，提高其掌握各种复杂环境的应变能力，较好把握所在职业生涯中可能出现的问题的恰当处理方法。

5. 现实形象与理想模式的符合教育 在学校职业教育过程中，往往更注重护生职业角色的理想目标教育，较少关注护士职业的现实形象对护生职业价值观念带来负面影响，导致护生出现职业价值困惑。这种负面影响和职业价值困惑显然对护士职业心理素质的培养是非常不利的。因此，学校应开展现实形象与理想模式的符合教育。教师应该将护士职业理想模式和现实形象清晰地呈现给护生，共同分析导致两种形象出现的因素，引导护生思考如何以积极心态接受现实并通过自身的努力来缩小现实形象和理想目标的差距。另外，临床带教老师的职业言行对护生的职业心理素质的优化起着非常重要的作用。因此，教学医院应该对临床带教老师的选择有较高的标准和要求，她们良好的职业心理素质将成为护生追求职业理想目标的现实楷模。

（二）职业心理素质的管理

一般来说，护士职业心理素质的高低会影响到护理管理者的管理效果，而护理管理者采取科学的管理方式和管理方法可以在一定程度上促进护士的职业心理素质优化，两者之间有着相辅相成的关系。护理管理者可以从以下三个方面着手来促进护士职业心理素质的优化。

1. 明确护士职业心理素质概念的内涵　由于受到传统护理学科理论的影响，一些护理管理者经常把护士职业心理素质这个心理学概念与无私奉献、善良、人道、爱心、高尚等道德概念相混淆，并认为护士职业心理素质等同于护士职业心理品质。在工作的过程中，由于受到混淆概念的误导，护理管理者思考问题的思路会受到影响，结果不仅解决不了问题，反而会引起下属的内心冲突或反感。比如某护士因发现其丈夫出现了外遇而引起其情绪不稳和易激惹，在临床工作的过程中，与患者交流时由于心境不佳可能缺乏耐性，甚至难以控制地与患者发生了冲突。作为护理管理者，如果直接将该护士出现的问题归结为职业心理品质欠佳，并对其批评或责备，会给该护士带来更大的心理压力，而其护理工作质量并不会因此而改善。很多实践已表明，使用职业道德规范来约束护士的职业行为，并不能提高其职业心理素质，护理管理者需要真正把握护士职业心理素质概念的内涵，寻找更多优化护士职业心理素质的管理方法。

2. 关注护士的身心健康　随着社会的发展，人们对于护士的要求也越来越高。老百姓心目中的好护士，不仅要临床技术娴熟，而且要态度温和、有耐心、知识面广等，而很多医院每年也要进行十佳护士的评选。来自社会和医院的双重压力，让护士长期处于工作的超负荷状态，这样很容易导致护士的健康水平下降，甚至会出现心身疾病。据调查显示，护士的身心健康水平与其工作紧张程度、工作量大小、对职业角色的适应性等有密切关系。如急诊、重症监护等科室，护士的工作压力较大；而她们的身心健康状况会反过来影响其工作效果和工作效率。所以，护理管理者应该关注护士的身心健康，并将促进护理人员的身心健康贯穿于管理工作的始终，才能从根本上保证整体管理目标的顺利实现。

3. 教育管理与关心体恤的有机结合　护士职业心理素质的形成离不开职业环境的影响。而护士的职业环境通常面对的是超负荷的工作量、持续性的紧张情境刺激和求医心切、具有冲动性言行的患者等。在面对各种压力时，护士同样会有相应的情感体验和各种内心冲突，心理失衡时有发生。长期处于这样的职业环境中，不可避免地会给护士职业心理素质带来负面影响。因此，护理管理者应该将教育管理与关心体恤进行有机结合。一方面，通过教育管理让护士提高和患者的沟通技巧，提高其应对能力；另一方面，设身处地地体验护士的感触，热忱地帮她们化解窘境和疑虑，多一些关心和体恤，少一些指责和训斥。因此，护理管理者对护士内在潜力的开发和调动，对优化护士的职业心理素质具有不可低估的影响。

【复习思考题】

1. 试述护士角色人格要素特质的主要内容。

2. 试述护士角色人格匹配模式的类型。

3. 试述护士角色人格的形象演变。

4. 试述护士职业心理素质的优化途径。

第八章
社会认知与护患沟通

社会认知是个体社会行为的基础，也是人际关系建立的重要环节。护患沟通有助于获得患者准确的信息，增强患者对护士的信任感，对提高治疗效果和促进患者康复具有积极的促进作用。每位护士都应掌握有效沟通的理论和技巧，以建立良好的护患关系，满足患者需求，提高护理工作质量。

第一节　社会认知

一、社会认知的概念

社会认知（social cognition）是个体对他人的心理状态、行为动机和意向及人与人之间的关系做出理性分析与判断的过程，包括感知、判断、推测和评价等一系列的心理活动过程。社会认知活动的基本途径包括观察他人的言谈举止、仪表神情、行为习惯等，从而形成对他人的初步印象，这是个体社会行为的基础，也是人际关系建立的重要环节。同时，人际交往中社会认知具有一定的规律及偏差性，从而形成了不同的人际关系。

社会认知包括自我认知、对他人的认知和对人际情境的认知等。自我认知是对自己的个性、能力、兴趣、行为及与周围事物关系等的认知，从而对自己做出正确的评价，它是社会认知的前提和基础；对他人的认知是通过外貌服饰、言谈举止等判断他人的需要、兴趣、动机等心理活动的过程，以使自己在人际交往中做出正确的判断；对人际情境的认知包括对外周环境、空间、人际关系等的认知，正确认知人际情境是协调人际关系的必要条件。

二、社会认知的特征

在社会生活中，由于经历不同，每个人都形成了自己特有的社会认知结构。一般认为社会认知具有以下特征。

（一）知觉信息的选择性

人际交往过程中，人们会根据自己的兴趣、价值标准等从众多个体中选择少数人作为认知的对象；同时，每个人会通过其外表、神态、言语、能力、行为等特征，向他人传递有关个人的信息，但认知者并不是接受被认知者的所有信息，而是对信息进行有选择的加工后形成了对被认知者的印象。

（二）社会认知的互动性

在社会认知过程中，认知者和被认知者处于对等的主体地位，不仅被认知者影响认知者，而且认知者也会影响被认知者，从而使社会知觉过程的发生不是单向的，而是双向的。被认知者通过调整自己的装饰、言谈、举止等影响认知者对自己的印象的过程称为印象整饰。如首次交往时，认知者和被认知者均会通过印象整饰给对方留下良好印象，赢得他人的好感。但印象整饰太明显或过分，会使人产生做作的感觉而适得其反。

（三）认知行为的一致性

社会认知是对一个人的特性所形成的印象知觉，个体在进行认知判断时，会综合来自外部的所有信息，包括不一致的甚至相互矛盾的信息，形成对被认知者的一致性认识。例如，我们不会认为某个人既诚实又虚伪、既勇敢又胆怯等。

三、社会认知偏差及影响因素

人际交往过程中，双方的认知会受许多复杂因素的影响，如主观感受、环境、文化背景、当时的心理状态、交往时间的长短等，这些因素会导致对他人的认知发生偏差，从而影响人际判断的准确性，而这些偏差具有一定的社会心理规律。

（一）首因效应

首因效应（primary effect）即日常生活中的第一印象或"先入为主"，是指观察者在首次与对方接触时，根据对方的仪表、打扮、风度、言语、举止、年龄、身材等做出的综合性判断与评价。他人的信息也可能来源于看材料、听他人的描述汇报等间接方式，又称为间接第一印象。心理学研究发现，与一个人初次会面，45秒钟内就能产生第一印象，这一最先印象对他人的社会知觉会产生较强的影响，在认知者的头脑中形成并占据着主导地位。第一印象并非总是正确的，但在个体的记忆中却往往最牢固，会很长时间影响与对方的交往活动。

在首因效应中，外表及身材是第一印象形成的主要因素。在言谈举止中表现出的性格特征也是影响第一印象的重要因素。首因效应在人际交往中到处可见，如新官上任三把火、先发制人、下马威等，都是首因效应现象。

（二）近因效应

近因效应（recent effect）是指最后的印象、最近最新的信息，对人的社会认知具有重要的影响。前后信息间隔时间越长，近因效应越明显，原因在于前面的信息在记忆中逐渐模糊，从而使近期信息在短时记忆中更为突出。

首因效应和近因效应两者并不是对立的，是一个问题的两个方面。在人际交往中，第一印象非常重要，但最后印象也不容忽视。一般认为，当两种信息连续出现，首因效应作用明显，当个体的两种信息断续被感知时，近因效应的作用更为突出；与陌生人初次交往时，首因效应明显；在感知所熟悉的人或分别时间较长的人时，近因效应具有更重要的作用。因此，人际交往中，除了要注意给人留下良好的第一印象外，最近的印象也非常重要。

（三）晕轮效应

晕轮效应（halo effect）又称光环效应或光环作用，主要指人际交往中对一个人的某种人格特征形成印象后，会依此来推测此人其他方面的特征，如日月的光辉，在云雾的作用下扩大到四周，形成一种光环作用。晕轮效应实际上是人际交往中个人主观判断的泛化、扩张及定型的结果，形成以点带面或以偏概全的主观印象。

晕轮效应最明显的表现之一是以貌取人。一个外表特征优秀者，往往被认为有很多其他的优点，而相貌丑陋者，其优点往往会被人所忽视。另外，态度的好坏也容易导致晕轮效应，态度友好热情者，使人心情愉快，会认为他还有更多其他的优点；而态度冷漠者，使人感到不友好，会产生不良印象。比如护士的态度热情，患者会认为她的技术、职业道德等各方面都是好的；而态度冷淡，患者往往会对护士的操作技术产生怀疑，而不愿让她为自己服务。事实上，晕轮效应往往歪曲个体的形象，导致不正确的社会认知。因此，人际交往中应掌握全面的信息，并深入比较、分析，不要凭一时的主观印象做出判断。

（四）社会刻板印象

社会刻板印象（social stereotype）是指在社会文化环境中，对某一社会群体所形成的固定看法，是人们对交往对象据其年龄、民族、职业等分类，按照自己头脑中对不同群体的固定看法而做出判断的现象。社会刻板印象是在认识他人时经常出现的一种普遍现象，如大众公认的商人精明、母亲慈爱、知识分子文质彬彬等，它反映的是群体的共识。

社会刻板印象主要包括：①国民刻板印象：对一个国家的人民形成的印象，如有些国家的人开朗、热情、民主，有些国家的人保守、严谨等。②区域刻板印象：对不同区域、省份的人形成的固有看法，如山东人豪爽直率。③角色刻板印象：对不同社会地位、职业的人的固定看法，如学生好高谈阔论，商人大多精明能干。④年龄刻板印象：一般认为老年人保守传统，年轻人大胆、敢于创新等。

一般社会刻板印象不以直接经验为根据，也不以可靠的事实材料为基础，而是以习惯的思维为基础，形成固定的看法，往往很难改变，因此容易导致偏见。

第二节　护患关系

一、护患关系的概念和特征

护患关系（nurse-patient relationship）是指在特定条件下，护士与患者为了治疗的共同目标而形成的一种特殊的人际关系。护患关系有广义及狭义之分，广义的护患关系是指围绕患者的治疗及护理过程所形成的各种人际关系，包括护士（及其所属单位）与患者（及其家属、陪护人等）的关系。狭义的护患关系是护士与患者之间形成的一种特殊的人际关系。护患关系的特殊性可反映在以下特征中。

（一）专业性与帮助性

护患关系是以解决患者在患病期间所遇到的生理、心理、社会、精神、文化等方面的问题，满足其需要为目的的人际关系，是帮助者与被帮助者之间的关系。因此，护患关系是一种专业性人际关系，又称为治疗性人际关系。研究表明，良好的护患关系能有效减轻或消除患者的压力，有助于治疗和疾病康复；而护患关系紧张，会加重患者心理负担，导致患者情绪恶化，甚至影响治疗和康复。

（二）工作性

护士与患者之间是因工作需要而交往，是一种职业行为，具有一定的强制性。不管面对何种身份、性别、年龄、职业的患者，不管护士与患者之间有无相互的人际吸引基础，护士都应与患者建立及保持良好的护患关系。因此，要求护士对所有患者做到一视同仁，真诚地帮助所有患者。由于工作性质关系，护患关系双方应避免过度的感情卷入，以免影响双方情绪，导致其他非工作关系，或影响护士的工作效率及个人生活。

（三）以患者为中心

护患关系的中心是患者的健康及安全，一切护患交往及活动都是以解决患者的护理问题为目的，以维护和促进患者的健康为宗旨。

（四）多方位性

护患关系不完全局限于护士与患者之间，它涉及医疗护理过程中多方位的人际关系。其中护士群体包括护理管理者、责任护士、护理实习生、护工等，患者群体包括患者、家属、陪护及探视人员等。这些关系会从不同的角度、以多方位的互动方式影响护患关系。

（五）时限性

患者入院，护患关系开始建立，患者康复出院，专业任务完成，护患关系便宣告结束，具有时限性的特征。

二、护患关系的建立与发展过程

护患关系的建立与发展分为以下三个阶段。

（一）观察熟悉期——取得良好"第一印象"

观察熟悉期指患者入院，与护士初期的接触阶段。此阶段的主要任务是与患者建立相互了解及信任的关系。其主要任务是彼此相互了解，护士收集患者的有关资料，使患者熟悉与治疗及护理有关的事项等。此期护士需注意自己的仪表、言行及态度，为患者留下良好的第一印象，使良好的护患关系在短暂的时间内尽快建立起来。

（二）合作信任期——维持信任关系

合作信任期指开始执行护理计划到患者出院之前的这段时间。护患双方在信任的基础上开始了合作，此期的主要任务是为患者解决各种身心问题，满足患者的健康需要。此阶段，护理人员的知识、能力、态度、责任心等是维持患者信任的关键，是保证良好护患关系的基础，也是顺利完成护理工作所必需的。否则，也可能失去之前获得的信任。

（三）结束关系期——留下满意评价

结束关系期指患者康复出院、转院，或者护士休假、调离等情况，护患关系进入终止阶段。此阶段护士与患者需要进行有关评价，如评价护理目标是否达到，患者对自己目前健康状况的接受程度及满意程度，对医院和护理质量的反馈意见等。同时，需要对患者进行健康咨询及健康教育，根据患者的具体情况制订出院计划或康复计划，使患者及家属留下满意的评价。

三、护患关系中的行为模式

根据护患双方在共同建立及发展护患关系过程中所发挥的主导作用、各自所具有的心理方位、主动性及感受性，将护患关系分为三种基本类型。

（一）主动 – 被动模式（active–passive mode）

1. 主要特征 这是在生物医学模式指导下，以疾病护理为主导思想的护患关系模式。护士在护患关系中占据主导地位，具有不容置疑的权威性，通常以保护者的形象出现在患者面前；患者则完全处于被动地位，一切护理事项听从于护士的安排。护患双方的心理为显著的心理差位关系（即人际交往中一方从心理上具有主导性或权威性，彼此之间具有心理上的上下之分）。

2. 适用范围 主要适用于某些难以表达主观意志的患者，如危重、昏迷、休克、全麻、有严重创伤、精神障碍等患者及婴幼儿。一般此类患者部分或完全失去了正常的思维能力，无法参与意见，除了完全服从护士，他们别无选择。

3. 主体作用 "护士为患者做什么"，这一模式需要护士发挥积极主动作用，以良好的职业道德、高度的责任心、爱心、同情心帮助患者战胜疾病。

（二）指导 – 合作模式（direct–cooperation mode）

1. 主要特征 这是在生物 – 心理 – 社会医学模式指导下，以患者为中心的护患关系模式。护士在护患关系中具有相对的主动地位和一定的权威性，但必须建立在患者充分信任和良好合作的基础上，护士通常以指导者的形象出现在患者面前；患者则处于相对被动的地位，根据自己对护士的信任程度有选择地进行咨询和接受指导。护患双方的心理为微弱的心理差位关系（即人际交往中的一方尊重对方的意见，但最终会根据自己的主观意愿决定是否照办）。

2. 适用范围 主要适用于急危重症患者、重病初愈恢复期的患者、手术及创伤恢复过程的患者。此类患者神志清楚，病程较短，由于疾病状态限制了他们能力的发挥，或对疾病的治疗及护理了解较少，需要依靠护士的指导。

3. 主体作用 "教会患者做什么"，此模式需要护士有良好的护患沟通及健康教育技巧，帮助患者早日康复，以良好的职业素质、角色形象赢得患者的充分信任，取得患者的密切配合。

（三）共同参与模式（co–participation model）

1. 主要特征 这是在生物 – 心理 – 社会医学模式指导下，以人的健康为中心的护患关系模式。护患双方地位平等，共同发挥着各自的主动性。护士的主动性突出体现在引导患者的主观能动性方面，常以同盟者的形象出现在患者面前；患者也积极主动地参与自己的疾病过程，能主动寻求与护士沟通，采纳护士给予的各种合理建议等。护患双方相互尊重，相互学习，相互协商，共同承担护理活动及成果，是等位心理关系（即人际关系双方在交往过程中没有心理上的上下之分关系）。

2. 适用范围 主要适用于慢性病患者、心身疾病患者及受到良好教育的患者等。患者参与意识较强，对疾病的治疗及护理有一定了解，但由于受到自身疾病知识、人格特征等主客观因素的影响，会产生一些不适宜的角色行为方式，需要护士提供更多的信息和指导，以便较好地发挥自身的主观能动性。

3. 主体作用 "让患者选择做什么"，此模式需要护士拥有广泛的医学及人文社会科学知识，能为患者设计多层面、较合理的护理计划和方案，并具有较强的人际沟通能力及增进人际吸引的职业魅力，能与不同层次的患者沟通，建立良好的护患关系，尊重患者的自主权，给予充分的选择权，使其更好地发挥自身的主观能动性。

护理工作中，以上三种行为模式并没有好坏之分，选择哪一种行为模式需要综合考虑患者的疾病性质、人格特征、受教育程度等因素。同时，护患关系的行为模式也会随着患者的病情变化而发生变化。例如，某患者因休克住院治疗，初入院时将按照"主动－被动模式"护理患者，随着病情的好转及患者意识恢复后，逐渐转入"指导－合作模式"，当患者进入康复期后，又可以按照"共同参与模式"协助患者自我护理。

第三节 护患沟通

沟通（communication）是指人与人之间的信息传递和交流的过程，是人际交往最主要的形式。有效的沟通是护士工作顺利进行的基础，也是建立良好护患关系的前提。

一、沟通的概念和过程

沟通原是社会心理学名词，有时又称交往、交流等，有广义和狭义之分。广义的沟通是指人际间、人与机器、人与大自然界之间的信息交流；狭义的沟通主要指人际沟通。社会生活中，沟通是信息的发送者与信息的接收者之间的言语或非言语、面对面或非面对面的信息相互作用的过程。在这个过程中，沟通的双方可彼此交流各种思想、情感、观念、态度、知识等。

沟通是动态、多维而复杂的过程。心理学家海因（Hein）1973 年提出沟通过程由七个基本要素构成，即沟通触发体、信息发出者、编码（信息内容转换）、信道（信息传递途径）、信息接收者、译码（信息内容转换）及反馈。

（一）信息背景

信息背景（information background）包括沟通发生的场所或环境（如病房、办公室），沟通的时间（如晨会、治疗过程），参与沟通者的情绪、经历、知识水平、观点等。海因认为：信息的产生，常常会有信息背景，包括信息发出者过去的经历、对目前环境的感受、对未来的预测等。它们将刺激个体产生沟通的需要及欲望，如果想了解一条信息的真正含义，就需要考虑信息背景因素。即使是完全相同的信息，若沟通背景不同，也可能获得截然不同的沟通效果。

（二）信息发出者

信息发出者（message sender）即发出信息的人，又称为信息的来源，在信息论中称为编码者。不同个体其表达水平、表达方式相差甚远，这也是沟通是否成功的关键影响因素。

（三）编码

信息发出者将要传达的信息转化为对方可以理解的载体传递出去，包括语言和非语言行为，如语言、文字、图片、动作、表情等形式，此过程被称为编码（code）。编码方式受信息发出者的教育程度、价值观念、生活背景、表达能力等因素的影响。

（四）信道

信道（information channel）是指信息传递通过的渠道，是信息传递的手段或媒介，主要包括视觉、听觉、触觉、嗅觉及味觉等。如语言、声音信息通过听觉渠道传递，表情、手势、文字等通过视觉渠道传递，拥抱、抚摸通过触觉渠道传递等。如果渠道选择不合适，可能导致信息的中断或缺失。

美国护理专家罗杰斯1986年的相关研究表明，单纯听过的内容能记住5%，见到的内容能记住30%，讨论过的内容能记住50%，亲自做过的能记住75%，教给别人做的事情能记住90%。沟通时信息发出者使用的信道越多，越有利于对方更好地理解信息。

（五）信息接收者

信息传递的对象也是信息接收者（information receiver）和解码者。人际沟通过程中，由于沟通的互动性，信息发出者和信息接收者的角色是不断转换的，尤其在治疗性沟通中，护理人员不仅是信息发出者，也要承担好信息接收者的角色。

（六）译码

译码（transcode）是信息接收者理解信息的过程，也是对所编码的语言及非语言信息符号的翻译过程。译码的方式受信息接收者文化背景、价值观念、情绪、态度等因素影响。因此，在护患沟通中，要注意不同患者的理解能力，以患者可以理解的语言和词汇准确地传达相关信息。

（七）反馈

反馈（feedback）是了解对方是否接收了信息、是否准确理解信息的过程。因为沟通是交互作用的，为保证沟通效果，双方需注意寻找对方对各种语言和非语言的反馈，以确认自己发出的信息是否被准确地接收，以便达到预期的沟通目的。

护理交流时，要及时把患者的反馈加以归纳整理，理解患者的真实需求，获得患者的疾病信息，以制订合理的护理计划，再及时地反馈给患者；同时面对面的沟通反馈更为直接迅速，工作中应加强病房巡视，不能单纯依靠传呼器、监护仪等了解患者病情；沟通时编码不正确，信息没有转化为适当的语言或非语言符号，信道选择不当，信息接收者误解，或沟通双方缺乏共同的文化、知识、经验等，都会发生沟通障碍。

二、沟通的特点

人具有社会属性，任何人的生存都离不开和他人的交往与沟通。人际沟通具有以下特征。

（一）客观性

沟通随时随地都会发生，它不以人的意志为转移。虽然没有语言沟通，但一个人的神态、仪表、举止等也能充分体现个体的风度气质、个性人格、精神面貌。有人认为，我不与别人说话，沟通就不会发生，别人也不会了解我。实际上，这是一种错误的观念，人与人在感觉可及的范围内自然发生的沟通是任何人都无法阻止的。

护理工作中，有的护士为了避免与患者发生冲突，采取不沟通交流、回避的方式。实际上，这一行为反而会导致患者的不满情绪，认为护士态度冷漠，不关心患者。由此可见，即使没有语言交流，但护士的举止行为同样向外传递着丰富的信息。

（二）双向性

沟通过程是双方参与、互动的行为。在沟通过程中，沟通双方通过反馈不断进行角色的互换，一旦沟通一方停止互动，沟通就终止了。护患沟通时，护士应注意及时反馈信息，并调动患者的积极性，以实现有效沟通。

（三）情境性

人际沟通受许多现实因素的影响，如时间、空间及沟通者的情绪、性格、文化、宗教背景等，这些因素都有可能制约和影响沟通的效果。护患沟通前，护士应注意选择合适的时间、地点与场合，根据患者的个体情况选择合适的沟通方式等。

（四）统一性

人际沟通不仅涉及沟通的内容，同时也是双方人际关系的体现。因此，沟通中应保证关系和内容的统一，才能达到有效沟通。否则，将会影响沟通效果，同时也会引起人际关系的紧张或冲突。

（五）整体性

沟通过程不仅是双方信息的交流过程，也是沟通者个性的反映和身心投入的体现。因此，要注意语言及非语言行为在沟通中的重要作用，以获得患者的准确信息。

三、沟通的方式

（一）根据沟通符号分类

按照使用的符号系统可分为语言沟通和非语言沟通。

1. 语言沟通 语言沟通（language communication）是通过语言、文字或符号进行的沟通，是最准确、最有效、运用最广泛的一种沟通方式。根据表达形式不同，又可分为书面语言和口头语言。

（1）书面语言 如书本、文件、报纸、杂志等以文字及符号为传递工具的沟通方式。书面沟通不受时间、空间限制，具有标准性和权威性，便于保存。对于聋哑患者或因诊疗不能说话的患者，可采用书面语言沟通并借助手势，了解患者的需求和病情。

（2）口头语言 以言语为传递工具的沟通，如护患交谈、汇报、电话、讨论等。可直接迅速地获得完整的信息，并能及时获得对方的反馈，是最有效、最富影响力的沟通形式之一。

2. 非语言沟通 非语言沟通（nonverbal communication）是借助于非词语符号，如动作、手势、眼神、表情、距离等帮助表达思想、情感、观点等的方式。美国心理学家艾伯特·梅热比曾提出一个公式：信息的全部表达 =7% 的语言 +38% 的声音 +55% 的表情，由此可见非语言行为在情感、态度表达中占据的重要作用。非语言沟通的表达形式包括以下几种。

（1）面部表情   面部表情（facial expressions）是面部各部位情感体验的反映，可准确地传递个体的情绪状态，是理解对方情绪最有效的途径。护士应注意观察、善于识别患者表情的变化，以获得真实的信息。微笑是最常用、最容易被对方接受的面部表情。微笑能消除陌生感，增加沟通者的信任和安全感，可使患者增添战胜疾病的信心和勇气。

护患沟通中微笑应真诚、自然、不做作、不刻板，是内心情感的真实流露；微笑还应遵循适度原则，根据不同的交往情境、对象、目的等适度应用，不可用于患者疾病发作、身心痛苦之际等不适情境中。

（2）目光接触   眼睛是心灵的窗户，是人际交往中重要的沟通方式之一。眉目传情、瞠目结舌、怒目而视，一个人的喜怒哀乐往往在眼神中表现得淋漓尽致。护士与患者的目光接触（eye contacts），可以产生许多积极的效应，如护士镇定、热情、鼓励、专注的目光，可以使患者得到安全、温暖、自信和尊重，责备、批评的目光则可使人产生内疚感等。

当目光接触时，不同的眼神、注视角度、注视部位及注视时间长短可反映沟通双方的内心感受。①角度：注视他人的角度有平视、侧视、仰视、斜视等，与患者交流应平视，目光与对方在同一水平线上，以体现平等和尊重。②部位：应把目光停留在对方的两眼到唇的倒三角形区域，这是人们在社交服务场合常用的注视区域。③时间：一般交谈时，注视对方的时间应占全部相处时间的 30%～60%。以表示友好、重视、感兴趣。注视异性时，每次目光对视时间最好不要超过 10 秒，长时间盯着对方是不礼貌的表现。

（3）仪表   仪表（manner）包括一个人的着装及修饰等，它可传达个体的内在文化修养、审美情趣、身份、地位、经济实力等信息，同时也会影响对沟通者的感知、第一印象及接受程度。心理学研究表明，一个人仪表端庄、衣着讲究，则个体自尊会上升，更相信自己的能力；相反，衣着简朴、仪表邋遢，则自尊会明显下降，对自己的认知和判断也将趋向消极。

护士的仪表应符合专业角色要求，符合护理工作和礼仪的规范，既能为患者带来视觉上的美感，又能带来心理上的安全感，体现出对患者的尊重。

（4）体态   体态（posture）是人们在沟通时的姿势动作，它体现了个体沟通时特定的态度及当时情境所包含的意义，包括身体运动、姿势和手势。不同的身体运动及姿势常表达不同的含义，如摆手表示否认或制止，双臂外展表示阻挡，搔首表示困惑，搓手表示紧张等。手势可以用来强调或澄清语言信息，包括握手、招手、手指的动作等。在人际交流过程中，个体会形成自己的手势习惯，具有个体差异性。同时手势也会受到社会文化、传统习俗的影响，如竖起大拇指，有些国家表示赞扬，而有些地方被视为猥亵。

（5）触摸   触摸（touch）是通过接触、抚摸的动作来表达情感和传递信息的一种方式。常见形式包括抚摸、握手、搀扶、拥抱、拍肩或做一些手上游戏等，护士在适当的时机和范围内对患者触摸，可使患者感到支持和关注。临床上触摸护理大多用于新生儿、婴幼儿和临终关怀护理中。而对于年轻的异性患者，注意避免引起不必要的误解。同时应考虑对方的社会文化背景，如东南亚一带，人们认为头部包含着一个人的灵魂，是很神圣的，因此无论大人、儿童，都不允许别人随便抚摸自己的头部。

（6）人际距离   人际距离（interpersonal distance）是交往时双方之间的距离。美国人类学家爱德华·霍尔将人与人之间的距离分为四类。①亲密距离：约 0.5m 以内，适用于家人、恋人之间，如果有陌生人突然进入我们的亲密距离，就会引起紧张不安。②个人距离：0.5～1.2m，适用于亲朋好友之间的交谈。③社交距离：1.2～3.5m，是在正式社交和公务活动时可采用的距离。④公共距离：3.5～7m，这是在公共场所进行沟通时采用的距离。

在护理工作中，护士要重视为患者提供合理的空间距离，要有意识地控制和患者的距离。表示亲切关爱时，尤其是对孤独可怜的患者、儿童、老年人，可适当缩短人际距离，进入个人距离，以促进情感间交流；与一般患者或家属交谈时，多采用社交距离；对患者或家属进行集体宣教时，多采用公共距离；一些操作如口腔护理、肌内注射、静脉输液等必须进入亲密距离时，应该向患者解释清楚，使患者有所准备，避免产生紧张和不安。

（7）辅助语言和类语言　辅助语言包括声音的音调、音量、节奏、停顿、沉默等；类语言是指有声而无固定意义的声音，如呻吟声、叹息声、叫喊声等。在人际沟通中，辅助语言和类语言具有十分重要的作用，它能强化信息的语意，护士可借以判断患者的真实感受。

（二）根据沟通渠道分类

按照沟通渠道可分为正式沟通和非正式沟通。

1. 正式沟通　正式沟通（formal communication）是指通过正式的组织程序，按规定的线路和渠道进行的沟通。如会议、汇报、公函等。这类沟通信息传递比较准确，信息具有权威性、约束力，缺点是沟通速度较慢，缺乏互动性。

2. 非正式沟通　非正式沟通（informal communication）是除正式沟通形式之外进行的沟通，一般没有明确的规范和系统，不受时间、地点的约束，信息传递较快，内容不受限制，沟通便捷，缺点是信息内容的真实性有待考证。

（三）根据沟通流向分类

按照沟通流向可分为纵向沟通和横向沟通。

1. 纵向沟通　纵向沟通（vertical communication）指信息在上下级之间进行的信息传递，包括下行和上行沟通渠道两种。下行沟通渠道，即上级对下级传达的指令、政策和任务，具有法定性、权威性和强迫性等特点；上行沟通渠道，又称为反馈，是自下而上的信息交流，具有非命令性、民主性、主动性等特点。

2. 横向沟通　横向沟通（horizontal communication）是信息在组织内部横向部门和人员之间的交流传递，包括平等沟通渠道和斜行沟通渠道两种。平等沟通渠道是组织内同一层次人员进行的沟通，具有双向性、协商性特点；斜行沟通渠道是组织内不在同一指挥链、不同层次的人员进行的沟通，具有主动性、协商性等特点。

（四）根据沟通方向分类

按照沟通方向可分为单向沟通和双向沟通。

1. 单向沟通　单向沟通（one-direction communication）是一方为信息发出者，一方为信息接收者的沟通方式，如演讲、看电视、听广播、做报告等。其特点是信息传递速度快、传播影响面广，但不易进行反馈、容易造成误解等。因此信息传递前应根据接收者的能力选择合适的渠道，准确完整地传递信息。

2. 双向沟通　双向沟通（mutual communication）是指沟通双方互为信息的发出者和接收者，如讨论、聊天、采集信息等，沟通双方通过反馈转换信息发出者和信息接收者的角色，使沟通循环进行，这种方式一般传递信息较为准确，有利于双方情感的交流。

四、护患沟通的目的

（一）开展护理工作的需要

在患者入院评估、确立诊断、制订护理计划、组织实施、效果评价的一系列护理程序中，护士都需要收集资料，得到患者的支持；执行任何护理技术操作、卫生宣教、饮食指导、康复功能训练等，沟通在护理过程中都是不可缺少的要素。有效的护患沟通既可维护患者的利益，又有利于护理工作的开展。

（二）建立和改善护患关系的需要

良好的护患沟通可缩短护患间的心理距离，增强患者和家属对护士的理解和信任，避免护患间许多潜在的冲突或摩擦，防止护患纠纷的发生，提高患者及家属的满意度，提高护理工作质量。

（三）护理人文关怀的需要

现代护理以人为本，即以人道主义精神对患者的生命与健康、权利与需求、人格与尊严的关心与关注，要为患者提供精神的、文化的、情感的服务，以满足患者的健康需求。而良好的护患沟通是人文关怀在临床护理工作中的具体应用，护士真诚、亲切、体贴、耐心的语言及非语言行为是帮助患者树立战胜疾病的信心、积极地配合治疗的重要环节与手段。

五、影响护患沟通的因素

（一）个人因素

1. 生理因素　生理因素包括生理缺陷、年龄、躯体疾病状态等。生理缺陷如聋哑人、盲人、痴呆症者、弱视者等；年龄，如儿童、老年人，要用对方能够理解的语言及方式；若沟通者出现躯体不适症状，如疼痛、呼吸困难、咳嗽、疲劳等，会导致沟通者没有沟通的欲望，注意力不能集中而影响沟通。

2. 情绪因素　情绪会影响沟通的效果。当沟通者处于特定的情绪状态时，如轻松愉快的正面情绪能增强个体的沟通兴趣；兴奋、焦虑、紧张、悲伤、愤怒等，会影响沟通的过程和结果；急躁、猜疑、妒忌等会使不良情绪扩大，直接影响个体的沟通能力。

3. 认知差异　每个人所受教育、生活环境、价值观念、经历、兴趣不同，认知的深度、广度及认知领域等都有差异，因此会出现解码错误甚至不能解码。如果沟通者知识面广、认知水平高，就会容易理解他人。

4. 个性特征　性格开朗大方、热情直爽、善解人意者，容易与人沟通；而性格内向孤僻、固执冷漠、思想狭隘的人，往往难以与人沟通。护士应学会与各种个性特点的患者进行沟通，同时不断修正自己的个性，使其更符合护理职业的需要。

5. 语言技巧　"良言一句三冬暖，恶语伤人六月寒"，语言使用是否得当会影响沟通效果。常见的影响因素有：①语义不明造成歧义，如"请您早晨禁食"，患者理解为"进食"。②使用患者不明白的专业术语，如"请问您有尿路刺激征吗"。③用语习惯不同引起误会。④使用方言，对方不能理解。

（二）物理环境

1. 场所 环境的温度、光线、气味及装饰等会影响沟通效果。若环境中温度过高或过低、光线过强或昏暗、气味难闻刺鼻、环境脏乱等会影响双方的情绪而不利于沟通。

2. 噪声和时间 安静的环境是保证沟通信息有效传递的必备条件。环境中的噪声如人员走动声、与沟通无关的谈笑声等，都会直接影响沟通效果，甚至会导致信息传递错误而产生矛盾或纠纷。此外，沟通时间的选择也十分重要，一般晚上 10 点以后打电话会影响他人休息而引起反感。

3. 隐私 若沟通内容涉及个人隐私时，应注意环境的安全性，避免有人经常出入及无关人员在场，最好选择无人打扰的房间进行。若必须选择大病房，说话声音不可过大，以免他人听到，使患者产生不安全感。

4. 距离 在人际交往中，合适的距离使沟通双方感到自然、舒适，产生良好的沟通气氛。同时沟通的距离不同，也会影响双方参与程度及沟通效果。

护患沟通时，应选择安静的环境，排除噪声干扰，并选择合适的时间，避免手术刚结束、即将睡眠、进行特殊治疗中等患者不方便的时间交谈；谈论隐私问题时，注意环境的安全性；保持护患距离的敏感性，针对不同沟通目的选择适宜的人际距离，既让患者感到尊重和关怀，又不对其造成心理压力。

（三）社会环境

1. 文化背景 文化包括知识、道德、信仰、法律、习俗及个人能力、习惯等。文化背景不同，对沟通内容的行为表达及理解可能存在较大的差异。礼节习俗是随历史的发展，约定俗成、世代相传下来的习惯，具有鲜明的地域性和民族特征。不同国家、不同民族的礼节习俗不同，也会给沟通带来困难。护士要善于和不同文化背景下的患者进行沟通，了解他们的健康观念、求医方式、生活习惯及传统等，为其提供满意的护理服务。

2. 价值观念 价值观是人们对事物重要性的衡量标准，是评价现实生活中各种事物的根本观点。人们的价值观不同，对待事物的态度及个人行为也不同，对问题的看法将会产生差异。在沟通中，应尊重他人的价值观，避免将自己的价值观强加于他人。只有双方互相理解和信任，才能达到良好的沟通。因此，护理人员要做到一视同仁，不可因身份、地位、价值观念而区别对待，引起患者及家属的不满。

第四节 护患冲突与护患关系的调控

一、常见的护患冲突

护患冲突（nurses-patient conflict），即护患交往中，由于种种原因导致护患沟通发生障碍，患者可产生不满、抱怨等情绪，甚至出现语言冲突、过激行为等。导致护患冲突的原因主要包括以下几个方面。

（一）期望与现实的冲突

许多患者对护士职业素质有较高的期望值，而不仅仅只是为他们完成治疗和护理，并以此来衡量护士在工作中的职业行为，他们通常用较高的标准来要求护士个体。当患者认为护士的职业行为与他们的期望存在差距时，就会产生不满、抱怨等，有的表现出冷漠、不合作的态度，有的则出现冲动、过激的言行等。而护士不能了解患者的期望，或者不从自身寻找原因，甚至针对患者的反应表现出完全对立的情绪，认为是患者对自己过于苛求和挑剔等，则有可能导致更严重的护患冲突。

【知识链接 8-1：因欠费而延误取药的患者】

一位患者由于欠费，当天的口服药没有取回科室，患者家属交费后 30 分钟，仍未见到自己的药物，患者及家属极为不满，认为护士工作效率低，不关心自己，担心不能及时服药而延误病情，于是电话投诉到医院领导处。后来经过了解，病房一般是上午 10 点，等医生处理完医嘱后集中到药房取药，由于欠费，上午没有取出患者的口服药，当时正值治疗高峰期，所有护士都忙于护理工作，造成了患者需等待的现象，事实与患者认为缴费后立刻能用上药物的期望出现了偏差，而护士也没有及时觉察患者的心理变化，未能给予及时的解释及处理，导致了护患矛盾。

（二）休闲与忙碌的冲突

住院期间，患者处于专心治病、看似休闲的状态，几乎把全部的注意力都放在对自己疾病的考虑上，甚至出现一点小问题都急于寻求护士解决；而护士必须整天面对大量烦琐、庞杂的工作，还要随时去应对一些突发性的事务，此时患者可能会因自己的请求未得到及时解决而对护士产生不满，个别护士也可能在疲惫状态下对患者失去耐心，埋怨患者不体谅，导致护患冲突发生。

【知识链接 8-2：未能及时输液而愤怒的患者】

一天上午，某科室呼叫铃声此起彼伏，值班护士快速穿梭于病房之间。又一铃声响起，一位男患者大吼："护士，都 9 点了，为什么还没有人给我们输液！快点过来！"但护士没有应声。男患者愤怒了："怎么了，不把我们当人啊？"患者开始劈头盖脸地进行指责……在后来的几天时间里，护士忍受着这位患者家属的指责，尽心尽职地照顾着患者。患者出院那天终于对自己的行为不好意思地表示了歉意。

（三）伤残与健康的冲突

少数患者因丧失健康而感到自卑、沮丧，对他人的健全体魄表现出羡慕、嫉妒，内心可产生激烈的冲突。特别是躯体严重伤残或毁容的患者，在他人面前易感到自惭形秽，有时个别患者甚至难以控制地把伤残的恼怒迁移到与他们交往最频繁的护士身上，对护理工作不合作，对护士的劝说、解释充耳不闻，甚至产生逆反心理等。若护士不能识别患者的情绪反应，则可能出现双方固执己见、互不相让的护患冲突。

【知识链接 8-3：毁容的女患者】

一位 26 岁的女性患者，在火灾中不幸毁容，术后其男朋友也离开了她。残酷的现实使她内心充满了悲伤和愤怒，随后不管护士及家属如何劝慰，患者都拒绝治疗，不输液、不吃饭，将随手可及的东西都砸在地上。护士为她检查伤口、进行治疗时，患者经常发怒、恶语谩骂，尤其是年轻漂亮的护士进入病房，更是引起她的反感。面对患者的种种行为，护士并没有责怪她，仍尽心尽力地照顾她、进行耐心的心理疏导，最终帮助患者正确地面对现实。患者出院时，对自己以前的种种不良行为表示道歉，家属还写了一封感谢信，表达了对全体医护人员的感激之情。

（四）质量与疗效的冲突

一般医疗护理质量好，实际疗效也好。但由于医疗条件、医学发展水平所限，医护人员的精心诊疗护理不一定带来最终理想的疗效，有些患者会认为医院没有尽心治疗，或因为经济原因等而感到委屈。此时若护士与患者没有有效沟通，不能帮助患者分析真实原因，患者可因不理解而与护士发生护患冲突。

【知识链接 8-4：因患者死亡而激动的家属】

一位患有巨大脑垂体瘤的患者，因术后出现下丘脑衰竭，经医护人员全力抢救无效，在医院内死亡。家属无法接受患者去世的现实，聚众到医院吵闹。为了不影响其他患者的休息，护士请他们到办公室交谈，说话小点声，家属情绪特别激动，仍大声叫喊。随后经过一番劝慰，医护人员详细分析了患者的病情，解释手术的方案及过程，并表示对患者家属的理解和同情，最终使一场冲突趋于平静。

（五）内行与外行的冲突

由于强烈的康复动机，患者往往想要全面了解诊疗、护理的每一个细节，但由于对疾病知识了解不多，所提问题常常是在护士看来比较零碎、无关紧要的枝节问题；而护士若不能设身处地体谅患者渴望康复的急切心情，对患者的问题懒于解释或简单敷衍等，将会引起护患冲突。

【知识链接 8-5：因孩子高热而着急的母亲】

一名急性支气管炎的患儿，体温升高的现象反复出现，患儿母亲特别着急。护士向她解释炎症的消退需要一定的时间，必要的时候会使用物理降温的措施。但患儿母亲还是过一会儿就到护士站，急切地问护士孩子的体温什么时候能降下来，而护士的回答仍是与之前一样。患儿母亲认为护士是在敷衍她，不采取措施救治自己的孩子，护士太缺乏同情心了，随即在病房大吵大闹。

（六）依赖与独立的冲突

依赖与独立的冲突常出现在疾病恢复期。一方面，患者经过较长的病程，或多或少会出现患者角色强化，在心理上对医护人员的依赖性增强，有的患者甚至出现回归社会角色的心理障碍。另一方面，护士应帮助患者重建自信、增强独立意识、提高社会适应性。如果护士不能就此与患者有效沟通，引起患者的误解，将导致护患冲突。

【知识链接 8-6：不愿出院的老年患者】

一名冠心病老年患者，住院治疗一段时间后，经复查已基本好转，医生开出医嘱建议患者出院回家休养。但患者认为自己心前区仍有不适感，如果离开医院，没有医护人员的照顾，自己将无法适应，医生让自己出院是不负责任的行为，是为了给其他患者腾床位，内心极度不满。针对患者的不理解，医护人员将诊疗的结果向患者解释，最终患者了解了回家休养是完全可以的，理解了医护人员的用意，表示接受而避免了冲突。

（七）偏见与价值的冲突

有些患者受传统习俗观念的影响，对护理职业的发展缺乏了解，存在偏见，甚至把这些偏见带到护患交往中，话语中流露出对护士职业的不解或不尊重；若护士不能正确处理和对待，很容易与他人当面发生争执，导致护患冲突。

【 知识链接 8-7：对护理职业存在偏见的患者 】

护士将口服降压药发给患者，告诉患者如何服用、作用是什么等。但该患者却说："你一个小护士，打打针发发药就行了，还懂得作用机制什么的吗？你说的对不对啊，一会儿我还是问大夫吧。"面对患者的态度，护士心情急转直下，但还是说："那也行，一会医生查房时您再核对一下，看我告诉您的对不对，不过一定要按时服药哦。"这时患者不知想起了什么，又接着说："我听说你们都是上过大学的，还是本科生，怎么会做护士呢，干这种伺候人的活儿？"此时护士非常反感，开始不自觉地提高了声音与患者辩解起来。

二、护患关系的调控

（一）热情

热情（enthusiasm）是对某种事物肯定的、强有力的、稳固而深厚的情感方式，它是对他人的悦纳而表现出的友好。护患交往过程中，学会恰当地表达热情和关心，是建立良好人际关系的重要策略之一。热情、友善是人际沟通的催化剂，能给患者以温暖，促进患者与护士之间的相互理解，使患者感到放松、愉快，感觉自己是受欢迎的，从而更愿意与护士进行沟通。表达热情时既要友好，又要尊重对方的个人尊严、个性独立，避免对他人过分热情关心，或是干预过多，而令对方反感。

热情可以用语言和非语言的方式表达出来，但更多的是通过非语言行为来实现的。如用微笑传情达意，微笑可直接展示护士的热情开朗，消除患者的警戒心理，表达渴望交流的愿望；专注地倾听、保持目光的接触、轻轻地点头等，都可用来表达护士热情的态度。

（二）尊重

尊重（respect）他人是一种高尚的美德，是个人内在修养的外在表现。行为上主要体现在对所有患者一视同仁，能接受患者的不同价值观念、习惯等。不论患者职务高低、年龄大小、病情轻重、经济贫富、社会关系多少、容貌美丑等，都应受到人格的尊重。对于文化层次低、有不良行为习惯的患者，护士不能用傲慢或不敬的话语去伤害患者的自尊；对于职高权重、经济富裕者，护士也不必以自卑或嫉妒去代替应有的尊重。要为患者创造一个安全、温暖的氛围，使患者愿意最大限度地表达自己的需求，在住院诊疗过程中感受到自己是被尊重、被理解、被接纳的，能够获得自我价值感。

尊重患者是获得患者信任的重要因素。尊重是相互的，尊重患者，也会赢得患者的尊重。当然，尊重并非纵容或听之任之，对某些不讲理、行为有损于他人的患者，应采取合理的、非对抗性的方式加以劝导、制止，而不能采取谩骂或其他攻击性行为。

（三）真诚

真诚（sincere）即真实诚恳、真心实意、坦诚相待，以从心底感动他人而最终获得信任。"人之相知，贵相知心"，真诚是内心的自然流露，不是靠技巧所能获得的。真诚建立在对他人的乐观看法、对他人有基本的信任、对他人充满关心和爱的基础上；临床工作中表现为真心实意地帮助患者，可以坦率地说明能给予的和不能给予的，用适当的方式表达自己真实的感受。

真诚能赢得患者的信任和理解。临床工作中，护士应实事求是，对患者表达的合理需求护士应提供尽可能的帮助，给予充分的满足；而对与康复无关的、不合理的要求，应坦率地告知不能给予满足，并说明其原因。此时，护士真诚的态度往往能获得患者的理解，更能加强患者的信任。护理过程中，有的患者可能不配合，还可能做出一些无理的举动，导致护士烦恼、生气，甚至愤怒。此时，护士无须压抑自己的情绪，应真实地表达出来，可用语言向患者说明自己的感受，如"你这样做，我很生气，但为了你的健康……"等。

护士在工作中要勇于承认自己的不足，不能为掩饰自己在某些方面的欠缺而不懂装懂，例如患者提出的某个问题护士不懂而胡乱编造误导患者，这样将会失去患者的信任。同时真诚并不等于第一时间实话实说，由于保护性医疗原则，有些话语需要确定表达的时机，不恰当的时机往往会收到与其意愿不一致甚至相反的效果，反而损害良好的护患关系。

（四）掌握有效的沟通技巧

1. 注重第一印象　良好的第一印象能使护士在短时间内赢得患者及家属的好感及信任，对护患关系的建立起着事半功倍的效果。因此，如何建立良好的第一印象，对护士而言至关重要，护士应注意以下四个方面。

（1）自我介绍　自我介绍包括主动向患者介绍自己的姓名、职务或身份。

（2）恰当称呼　称呼语是护患沟通的起点，称呼得体，会为以后的交往奠定互相尊重、互相信任的基础。护士称呼患者的原则包括：①要根据患者身份、职业、年龄等具体情况因人而异。②避免直呼其名，尤其是初次见面会显得不礼貌。③不可用床号称呼患者。如护士说："张老师，该吃药了，请您吃药。"若护士大声喊："3床，吃药！"可能会引起患者的不满甚至投诉。④与患者谈及其配偶或家属时，适当用敬称。如"您夫人""您母亲"等，以示尊重。⑤一般不宜以患者的职位来称呼，不利于患者的角色转变，还可能给护士及其他患者带来心理压力。

（3）介绍护理单元　介绍护理单元包括介绍科室的环境结构、病房设备的使用、饮食安排、探视陪护制度等。这有助于消除患者对环境的陌生感，缓解患者初入院的焦虑和恐惧感。

（4）注意外在形象　仪表、举止、言行、态度等对良好第一印象的形成至关重要。护士应做到仪表端正、举止大方、服饰整洁、微笑、语调轻柔等。

2. 倾听　狭义的倾听是指凭借听觉器官接受言语信息，进而通过思维活动达到认知、理解的全过程。广义的倾听是通过语言及非语言行为全面理解对方所表达的全部信息的过程。它需要护士用耳朵听患者的语言及声调，用眼睛注意患者的手势、身体姿势等行为，用头脑去领会患者要表达的潜在信息等。认真倾听是护士对患者关注和尊重的表现之一。要成为一个有效的倾听者，应做到以下几个方面。

（1）聚精会神，避免分散注意力，如左顾右盼、看表等小动作，不因患者的语音、语速等分心。

（2）距离适当，姿势自然，保持眼神交流。

（3）不要无故打断患者说话，不对患者做是非判断。

（4）辅助性地回应。在倾听患者说话时，可以轻声地说"嗯""是的""然后呢"或点头等，表示接受对方所表达的内容，并希望他能继续说下去；或采用如微笑、眼神关注、身体前倾等非语言行为，表现出自己在用心倾听，以引起患者的注意及说话的欲望。

（5）仔细观察患者的非语言行为，有助于护士理解患者真实的想法和感受。当护士开始心不在焉时，可有意识地进行深呼吸，迫使头脑冷静，增加大脑的供氧量，从而保持头脑的清醒，提高倾听的效果。

3. 非语言行为　非语言行为能够准确地反映一个人的思想、态度和情感等。因此，护士擅长运用非语言行为，是调控护患关系的一种非常有用的手段，如面部表情、眼神、身体姿势、人际距离、触摸、辅助语言和类语言等，这些非语言行为是影响护患关系的重要因素。同时也要注意观察患者的非语言行为，以获得患者的真实信息。

4. 善于交谈

（1）充分准备　无论是评估性交谈还是治疗性交谈，都是一种有目的、有主题的谈话，是为了更好地了解患者、获得患者的信息、赢得患者的信赖。护士应在交谈前做好充分的准备，如明确交谈的目的与任务，选择合适的交谈时间、地点，了解患者基本的病情资料。交谈前的充分准备，有助于护士控制交谈过程，避免漫无边际的闲谈。

（2）善于提问　提问是收集资料、核实资料的重要方式，选择正确的提问方式及保证提问的有效性很重要，常用的提问方式有开放式提问和封闭式提问（又称闭合式提问、会聚式提问）两种。开放式提问的范围广，不过分限制回答的内容，表达信息较多，常用"什么""如何""为什么"等词来发问，其优点是护士可获得更多、更真实的资料，缺点是需要时间较长；闭合式提问省时、效率高，只需回答"是"或"不是"或客观的数字，但患者没有机会解释自己的情感、思想或提供其他信息，常在核实或澄清患者的反应时运用。

护士提问时应注意：①一次只问一个问题。②问题应简明、通俗、易懂，用患者能理解的语言提问。③尽量少问"为什么"的问题，以免患者回答不出而感到紧张。

（3）巧避讳语　交谈时，对于患者的诊断结果、治疗方案和疾病预后等问题应谨慎，对不便直说的内容或话题、患者忌讳的事情改用委婉的方式表达，如耳聋或腿跛，可代之以"重听""腿脚不方便"；患者死亡，"死"用"病故""去世"表示，"临死前"改说"临终前"；"尸体"说"遗体"等，以示对死者的尊重。

（4）恰当反应　交谈过程中，护士的反应非常重要，是沟通达到目的的关键要素。常见的反应技巧有：①复述（repeat）：重复患者所述的部分或全部内容，以鼓励患者进一步讲述，并能协助患者表达其思想和感受，使患者感觉到护士的关心。如患者说："我太累了！""我的腿很疼。"护士可问："您累了？""您的腿很疼？"以进一步探索。②澄清（defecate）：澄清是将患者一些模棱两可、含糊不清、不够完整的陈述弄清楚。澄清时，常用"我不完全了解您所说的意思，能否告诉我……""您的意思是不是……"。有些常用的字或词往往需要澄清，如一些、有些、许多、少许、通常、基本等，这些词语不够具体，每个人可有不同的理解，应加以明确。例如患者说："我每天抽少量烟。"护士可问："请问您每天抽几支烟？抽了多少年了？"③沉默（keep silence）：沉默可给患者一个思考和回顾信息的机会，使对方感到被用心聆听，同时也给护士提供观察非语言性行为的时间，尤其是在焦虑或勾起伤心事时，若能保持一段时间的沉默，患者会感到护士很能体会他的心情，感受到被尊重。④共情（empathy）：又称为同感。它要求护士首先能理解和体谅患者的感受或困惑；其次，能用支持的方式将自己的理解表达出来。表现同感能克服个体在疾病时的孤独感，具有一定的治疗功效，一般可用支持性的评论来表述，尤其是将护士的"我"和患者的"您"具体联系起来，如"我明白您……""我能体会到您……""我能看得出您……"等。

（5）小结　顺利地结束交谈可为今后的交谈和护患关系打下良好的基础。在结束前，不要再提新的问题，可事先提醒时间快到；并把本次交谈的内容小结一下，核实有疑问的地方，检验收集资料的准确性；向患者表示交谈很成功，对制订护理计划很有帮助；并相约下次交谈的时间和内容。

5. 记录　每次会谈做好记录是非常必要的。交谈中记录会影响沟通的进行，之后记录又会发生遗漏，最好在交谈间歇过程中及时记录。护士应告诉患者，记录是为了全面收集资料，做好护理计划，以免给患者造成压力，并承诺有关患者隐私的内容会注意保密。

【复习思考题】

1. 试述社会认知偏差对人际交往过程的影响。
2. 简述护患关系中的非语言行为。
3. 分享你与他人沟通成功或失败的经验。

第九章
临床心理评估

心理评估是依据心理学的理论和方法对个体的心理品质及其水平做出全面鉴定的过程。在临床工作中，为使护理工作更具有科学性和有效性，往往需要护士能够准确地把握患者的心理状态，做出正确的评估，进而制订更有针对性的临床护理方案。本章在概述临床心理评估知识之后，主要介绍护理实践中常用的临床心理评估方法与心理量表。

第一节　临床心理评估概述

在疾病过程中，患者经常会出现不同程度的心理变化，如拒不承认自己患病、因担心术后效果而不愿进行手术治疗、在治疗过程中持续焦虑等。在临床护理中，遇此情形须借助于临床心理评估来发现患者的心理问题，根据评估结果制订科学的心理护理方案。

一、临床心理评估的基本概念

心理评估（psychological assessment）是依据心理学的理论和方法对人的心理现象及其水平进行全面、系统和深入的客观描述、分类、评价、鉴定的过程，其中心理现象包括心理过程和个性心理等内容，如情绪状态、记忆、智力、性格等。

临床心理评估（clinical psychological assessment）是指将心理评估的理论与方法运用于临床，以患者为主要对象，通过观察、晤谈及心理测验等手段，评定及甄别患者心理状态的应用性评估手段和技术。与心理评估相比，临床心理评估所涉及的范畴、内容相对局限，更侧重个体身心健康方面的评估，较接近于临床疾病诊断，对有心理问题或心理障碍的个体可做出心理品质的判定和鉴别。

护理领域的临床心理评估是护士应用心理评估的理论和方法，从护理专业角度对护理对象的心理健康状况进行综合评估的过程。其心理评估的内容主要包括：①评估个性心理特征。包括能力、性格、气质等，以作为选择护患沟通方式的依据。②评估个体的压力源、压力反应及其应对方式，帮助患者消除或缓解压力，维系机体健康。③评估心理社会因素对疾病的发生、发展及预后的康复影响等。护理领域的临床心理评估亦遵循心理评估的原理、方法及原则，是融合心理学、医学、护理学、社会学等综合学科的一项专业评估技术。

另外，在实施临床心理评估时，评估者应注意具备两方面的基本条件，即专业知识和心理素质。

1. 专业知识　护理领域的临床心理评估，偏重个体身心健康方面的评估，评估者要对这些内容进行评估，首先就要对其有充分的认识。例如对情绪来说，若不了解情绪的性质、种类、机制及情绪与疾病的关系，既难以正确评估，又无法正确解释结果。

2. 心理素质　良好的评估者要具备适合本工作的一些心理品质。

（1）敏锐的观察能力　心理评估者要善于观察。除面部表情外，动作、姿势、声调等也不可忽视。人类表达感情的方式有许多共同性，但不同民族和不同个体之间也有差异。有人认为东方人的表情比西方人含蓄；有人喜怒哀乐不形于色；在某些病理情况下会出现特殊的表情。

（2）共情　指能感受他人的情感，或者说能设身处地地懂得别人的思想感情和性格。缺乏共情的人，难以做到对被评估者的同情。

（3）智力　智力是作为一个心理评估工作者不可缺少的心理素质。有较高智力水平才能理解弦外之音，善于利用线索及利用经验进行综合评估。

（4）自知之明　认识自己才能认识他人。只有做到无偏见，处理事物时不盲目自信，也不轻信盲从，才能做到恰如其分地评估。

（5）社交技能　情绪稳定、有独立性、受人欢迎、对人有兴趣方可成为好的评估人员。

二、临床心理评估的主要功能

通过临床心理评估，在区分心理正常与异常的基础上，根据评估结果可以为心理护理的实施提供依据。其主要功能体现在以下三个方面。

（一）筛选干预对象

1. 甄别重度心理危机　当少数护士面对众多患者的心理状态评估及干预的需求时，便捷、快速、可操作性强的评估方式便可凸显其价值。如从癌症患者人群中迅速甄别出有自杀意念的个体，及时采取相应干预对策，便可在最短时间内化解患者的心理危机、挽救其生命、避免家庭悲剧的发生。

2. 区分心理干预等级　在确定相应心理评估标准的基础上，依据患者心理反应的轻、中、重，区分临床心理干预等级，可减少临床护士实施心理护理的盲目性，提高心理护理效果。

（二）提供干预依据

临床心理评估不仅需要把握患者的心理状态（心理反应的性质、强度），更需要深入分析患者心理反应的影响因素。如焦虑、抑郁、恐惧、愤怒等负性情绪，并非是某类疾病的特异性心理反应，各类患者均有可能发生。这些不良情绪的影响因素众多，且涉及范围很广，如疾病认知、就医环境、社会支持、人格特征等任何因素均会对患者的心理活动产生影响。因此，护士需根据不同影响因素提供有针对性的护理应对策略。

（三）评估干预效果

针对患者特点实施心理干预后，患者的心理危机是否得到化解，如某癌症患者是否完全打消了轻生念头，一定会在其言谈举止或情绪表现中有所反映。若所制订干预对策明显奏效，患者的负性情绪反应强度便会显著降低，患者将暂时脱离心理护理重点关注的人群；若所制订干预对策针对性不强或力度不够，患者的负性情绪反应呈持续状态便会对其身心健康构成更严重威胁，则需要护士继续将其列为心理护理的重点关注对象，并重新为患者量身制订行之有效的心理干预对策。

三、临床心理评估的实施原则

（一）综合评估原则

临床心理评估包括观察法、访谈法和心理测量法。每种方法各有局限性，因此应避免单独使用一种评估方法。实际工作中可酌情同时或交替使用 2～3 种评估方法，综合多渠道所获得的信息，以较准确地评估患者的心理状态、识别患者心理危机及其影响因素。同样，临床心理评估的结果不可绝对化，需与实际情况相结合，方可做出客观判断。

（二）动态实时原则

患者的心理活动除随疾病进程的变化而波动外，任何阶段都有受到诊疗手段、医院环境、自身人格特征等因素影响而发生心理失衡或危机的可能。故临床心理评估必须贯彻动态、实时的原则。如某患者欲接受择期手术，在刚入院时自认为手术风险不大，评估结果表明其心理反应适度；但随着手术日临近，不良情绪反应接踵而至，实时评估结果反映患者表现出严重焦虑或恐惧。因此对该患者的心理护理不能仅以入院时初次评估结果为依据，而应考虑不同治疗阶段患者的实时、动态的心理状态。只有坚持动态、实时的心理评估，才能随时甄别患者的心理危机，指导护士及时采取有效措施进行心理疏导或干预、因人而异地帮助患者实现有效应对，把心理危机所致的伤害结果降至最低。

（三）循序渐进原则

临床心理评估可借鉴疾病诊疗路径，以先简后繁的方式循序渐进地展开。一般可先确定患者是否存在威胁身心健康的负性情绪状态，若某患者的心理评估结果提示其伴有严重抑郁或焦虑，则需进一步评估该患者发生不良心理反应的主要原因。若某患者经初步心理评估显示其能有效应对疾病而无明显负性情绪反应，便无须做进一步评估。此外，遵循循序渐进原则，还可减少心理评估的盲目性，不会给护士、患者增加过多的负担。

第二节 临床心理评估的常用方法

临床心理评估使用的方法较多，其中常用的有观察法、访谈法和心理测验法。在实际的护理工作中，可根据具体情况综合使用不同的评估方法。

一、观察法

观察法（observation method）是指评估者利用各种感觉器官或借助于一定的科学仪器，在一定时间内有目的、有计划地考察和描述被评估者（如人的各种心理活动、行为表现等），从而获得信息、收集资料的一种方法。

由于观察法考察的往往是观察对象在日常现实生活、工作、学习等活动中形诸于外的真实的、典型的、一般的心理与行为表现，因此常被称为行为观察法。本章中采用行为观察法一词，以明确此特点。

（一）行为观察法的概念和分类

行为观察法（behavior observation method）是指观察者在完全自然或者接近自然的条件下，通过直接或间接的方式对观察对象的可观察行为进行有目的、有计划的观察和记录的一种方法。

临床上常用的观察法，按照不同的分类标准，可分为不同的类型。

1. 按观察的情境条件可分为自然观察法和控制观察法　自然观察法是指在自然生活环境中，在对观察对象不加干预和控制的状态下，观察其各种心理活动和行为表现的方法。控制观察法是指通过人为地改变和控制一定条件，有目的地引起观察对象的某些心理活动和行为表现，并对此进行有目的、有计划地观察和记录的方法。

自然观察法能收集到观察对象在现实生活中的真实、典型、一般的行为表现，但观察者难以控制观察对象的行为举止，难以揭示那些较少在自然状态下表现出来的心理特点。控制观察法能使观察者获得更全面、更精确、更深入的事实和资料，但要求较高，难度较大。在临床心理护理工作中，可根据实际情况选择其中一种方法，或将两者融合起来。

2. 按是否借助仪器和技术手段可分为直接观察法和间接观察法　直接观察法就是评估者直接运用自己的感官对被评估者的行为进行感知的观察方法。其优点是可以获得直接、具体而真实的第一手材料，而且观察者能根据观察目的及时调整观察内容，从而及时抓住许多重要的细节，包括被观察者的情绪反应、语气强弱等行为表现。不足在于，人的感官在认识事物时的局限性会制约这种方法的使用效果。

间接观察法是指观察者借助一定的仪器、设备考察研究对象活动的方法。这些仪器、设备有单向观察屏、摄像机、录音机、照相机等。借助这些仪器、设备，观察者可以克服人感官的局限性，扩大观察范围，提高观察和记录的准确性，同时不必过多地干扰被观察者的行为表现。间接观察法的不足之处是经费支出较大、对相关技术的要求也比较高、仪器的使用可能会使观察对象的行为表现偏离正常状态。

（二）行为观察法的设计

观察法的设计是否合理将直接影响观察的有效性、评估结果的科学性和客观性。因此，在实施观察法之前必须进行科学、合理的观察设计。

1. 确定观察的目标行为　观察的目标行为，必须是与临床心理评估目的有密切关系的患者的行为特征。在实际观察过程中患者的仪表、身体状况、言谈举止、应对方式和应变能力等均可确定为行为观察的内容。通常，在一次观察中不可能全面评估患者的所有行为，只能选择当前最需予以关注的患者外部表现给重点观察，否则容易顾此失彼，达不到观察目的。因此，在进行观察之前首先应明确本次观察的目标行为，并对目标行为给予明确的操作性定义，以便准确地观察和记录。

2. 充分考虑观察情境　观察可在自然环境中进行，如家庭、工作单位等场所，观察者并不干扰被观察者行为的本来方式和目标；也可在实验室情境中进行，但应尽量将实验室模拟为自然情境；也可在特殊环境中进行，如护士在医院中观察患者。同一被观察者在不同情境中所表现的行为不一定相同，因此在使用观察法及评价观察结果的过程中，均应充分考虑观察情境的影响。

3. 选择观察的方法　观察方法主要有三种：①每次仅对少数或单种行为进行严密细微地观察。②先进行综合观察，形成总体的印象后，再侧重少数几种行为的观察。③同时评估几种目标行为时，可结合应用评定量表法。医护人员在明确观察的目标行为与观察情境的同时，可根据临床心理评估的目的和实际情况灵活选择合适的观察方法，并考虑是采用直接观察方式还是借助仪器进行间接观察，如果采用间接观察方式，还需考虑仪器的合理安装使用，以避免患者产生心理抵触。

4. 明确观察资料的记录方法

（1）叙述性记录　可采用笔记、录音、录像或联合使用，也可按时间顺序制成简单的观察记录表。此法不仅可以记录所观察的行为，还可供推理判断。

（2）间隔性记录　又称时间间隔样本，指有规划地每间隔固定时间进行观察和记录。观察的间隔时间根据目标行为的性质和研究需要确定。如类似特别护理记录单，每隔一段时间进行观察记录，只是以心理行为表现的记录替换其中生命体征等项目的记录，此法可较准确地反映目标行为随时间变化的特征。

（3）事件性记录　又称事件样本，指在一次观察期间内对目标行为和事件发生频率的记录。此法常与时间间隔记录结合使用，多用于条件控制较好的观察和实验研究。此外，在自然条件下进行观察时，常发生一些特殊事件且不同程度地干扰目标行为的发生、发展或进程，此时应记录这些特殊事件的具体情况及对被观察目标行为所产生的影响。

（4）评定性记录　根据评定量表的要求进行观察和记录。

5. 制订观察记录表　在观察开始之前还应制订观察记录表，包括确定观察期、观察次数、间隔时间和观察持续时间。若观察期跨越若干天，则每天的观察次数和观察时间都应该保持一致。也可根据实际情况需要确定观察次数，若一天内需要多次观察，应分布在不同时段，以便全面评估被观察者在不同时间及情境下的行为表现。至于每次观察的具体时间，必须根据影响目标行为的时间因素决定，并可借助一些间接手段如录像、录音等监测观察。

（三）行为观察法的注意事项

科学地运用观察法必须注意以下六点：①要有明确的目的、周密的计划。目的明确是运用观察法的基本要求，观察者不仅要明确地提出问题，而且应该详细地规定所要观察的具体行为。周密的计划是指对观察活动的时间、顺序、过程、对象、仪器、记录方式和记录表格等都应预先安排和准备好，以保证观察的质量和效率。②要安排观察预备期。在病房直接观察患者的观察者应该预先出现一两次，每次活动1～2小时，以消除患者的陌生感。③尽可能防止干扰情况发生。干扰可能来自两方面，即观察者和观察仪器设备。如观察者的一个微笑、一句赞扬的话语往往会增加患者与他接触的频率，造成结果不真实。所以，在正式观察时观察者应注意中立、客观，尽可能避免晕轮效应、趋中效应；观察用的仪器设备应隐蔽或伪装起来，不易被观察对象发现。④观察者应熟悉观察内容与记录方法以便及时有效地记录，并应能够区分客观事实与主观解释。⑤如果观察者不止一个，就应该预先训练，提高观察记录的一致性。⑥对同一行为应观察足够的次数或时间，以避免偶然性造成的误差，保证观察结果的可靠性。

（四）行为观察法的特点

观察法与其他常用的心理评估方法相比，有其自身特点，其中既有优于其他方法的优点，又有不足之处。

1. 观察法的优点

（1）所获资料比较真实客观　观察多半在行为发生的当时、当地，尤其是在自然情境下进行的观察，最容易获得被观察者基本、真实的资料，包括被观察者个人行为特征的信息及未报告的行为。所获结果可为护士制订干预计划提供系统、可靠的行为观察记录，并为日后的研究奠定基础。

（2）易于验证已获得的资料　通过行为观察，观察者可对被观察者的亲属或他人所提供其心理特征和状态做客观验证。同时，在较自然的情境下，评价和验证心理测验中所获被观察者的心理和行为特征等评估结果。

（3）可以弥补访谈法和心理测验法的不足　使用访谈法和心理测验法时要求被评估者具备一定的语言表达能力和文化水平，因而无法在婴幼儿、听障者、智障者等特殊人群中应用，而观察法则可弥补这种不足。

2. 观察法的不足

（1）所获资料不易重复　观察法所获得的资料均为被观察者的即时行为，具有很大的偶然性，因而不易进行重复验证。

（2）观察质量取决于观察者的水平　要获得真实而全面的观察资料，观察者除了需要具备扎实的专业知识之外，还需具备较为全面的社会知识和人际交往经验，才能从被观察者复杂多样的外显行为中揭示其内在的真正意义。因此，所获观察资料的质量极易受观察者的水平所影响。

二、访谈法

（一）访谈法的概念

访谈法（interview method）也称会谈法、晤谈法等，是指评估者通过面对面、书信、电话、计算机网络等方式与被评估者进行有目的的对话，是临床心理评估收集资料的一项重要技术。

访谈法分结构式访谈和非结构式访谈两种。结构式访谈是指根据评估目的预先设计一定的结构和程序，谈话内容有所限定，效率相对较高，但过于程序化，易遗漏、忽略相关信息。非结构式访谈也称自由式访谈，是指访谈过程中没有固定的内容和程序，谈话是开放式的，气氛比较轻松，被评估者较少受到约束，但话题比较松散，费时较多。

（二）访谈法的内容

访谈法具有清晰的目的性，访谈的内容和方法都需要围绕访谈目的进行组织，因而不同于一般的谈话和交流。在临床护理工作中，主要涉及的访谈内容如下。

1. 有关症状或问题本身　访谈者应注意被访谈者对症状或问题的描述，如有何不适与困惑、疾病的诱因及结果、持续时间和强度、发生的频率、处理方法等。这些内容有助于访谈者了解被访谈者是个什么样的人，遇到了什么问题，分析其思维与行为之间的关系，也有助于了解和预测被访谈者今后对同类事件的反应。

2. 个人成长史　包括两个方面，一方面是个人的家庭背景，包括被访谈者的生长地、文化背景、经济能力、婚姻状态、父母职业、父母的健康状况、家庭关系、家庭结构等。另一方面是个人的心理成长史，主要包括个体在人生发展各个阶段中与心理发展、成熟、衰退密切相关的内容。了解个体的个人成长史，有助于分析、理解其现状，获取帮助被访谈者理解自身问题的有关信息，还可进一步评估被访谈者对自己、他人及周围环境的看法，了解其所面临的烦恼和困惑。

3. 个体的心理（精神）状况　在进行一般问题和病史的评估性访谈之后，有时还要进行更特殊、专业化的访谈，检查被访谈者的心理（精神）状况。一般情况下，检查应包括以下几个方面。

（1）外显特征 包括被访谈者的行为举止、体格、仪表等。

（2）认知能力 包括被访谈者的感知觉、思维、注意、记忆等认知过程是否出现异常，如感觉过敏、幻觉、思维奔逸、注意减退、错构等认知过程障碍。

（3）情绪和情感 包括被访谈者当前的主导情绪和情感、自控能力及近期心境。如有无情感高涨或低落、恐惧、重度焦虑、抑郁等情感性质改变；有无情感不稳定或淡漠等情感稳定性改变；有无情感倒错或幼稚等情感协调性改变。

（4）定向能力 包括被访谈者对时间、地点、人物的定向力及对自身状态的认知能力等。

（5）智能情况 了解被访谈者的记忆力、注意力、理解力、分析概括能力、计算能力和一般常识的保持能力是否受损，并采用智力测验进一步评价其受损害的程度。

（6）自知力状况 了解被访谈者对其问题或疾病的自我判断能力，即评估其自知力。自知力缺乏，是诊断重性精神病的重要依据。

（三）访谈的技巧

无论哪种形式的访谈，访谈者均具有主导和决定性作用，为保证访谈的顺利实施，访谈者应熟练掌握以下访谈技巧。

1. 真诚沟通 访谈者应真诚、平等地与被访谈者进行沟通，为被访谈者营造一个温馨、和谐的谈话氛围，使被访谈者感到安全、自然、可信，能真实、自然地回答访谈者的提问，为访谈法的顺利实施奠定基础。

2. 注重倾听 访谈中有时听比说更重要。诚恳、耐心、专心地倾听被访谈者的表述，抓住问题的每个环节，便于综合分析、判断被访谈者的基本要求。真正掌握倾听技巧的访谈者，不但会在访谈中注意到被访谈者说了"什么"，而且还能通过被访谈者的声音、表情和姿势等注意其是"如何"说的；从中觉察其尚未说出的深层问题。

同时访谈者还应注意自己倾听时的四种体态，即距离、姿态、举止和语气。适宜的角度和距离，身体稍向前倾的姿态，适时地点头、微笑与注视，简短的赞许性话语等，都可表达访谈者对被访谈者的接受、肯定、关注和鼓励等情感，使被访谈者体验到真诚的关怀。

3. 注意谈话的技巧 谈话有许多的技巧，如尽量使用被访谈者易理解、习惯的词句，避免使用含糊、模棱两可的词汇及专业术语，还应避免被访谈者接受不良暗示。若非首次访谈，应以前次访谈为基础，用结构式陈述告知被访谈者，本次谈话将解决哪些问题，既可减轻被访谈者紧张的情绪，又可提高访谈效率。开放式问题应组织合适，以引导被访谈者回答，如"您近来的感觉如何""请您自己分析一下失眠的原因"等，避免使用裁决式口吻提问。尽量不要打断被访谈者的谈话，注意选择插话的时机。访谈者还可应用以下五种反应，以促进谈话的顺利进行。

（1）重述（repeat） 被访谈者讲完一段话，访谈者可将其中一句含有重要信息的话语重复一遍，可促使被访谈者进一步认清其主要问题和障碍。

（2）释义（paraphrase） 综合、整理被访谈者的观点及所讲述内容，再反馈给被访谈者的过程即释义。释义可使被访谈者得知访谈者是否理解自己所述，提高被访谈者的信心，并再次审视其困扰和问题。

（3）澄清（clarify） 在被访谈者不知怎样形容、表述这个问题时，或模棱两可地表述时，访谈者应根据所获得的信息进行澄清。如"您的意思是说只要工作不顺心就会失眠吗"或"您是说您非常不喜欢现在的自己吗"，澄清可检查访谈者是否听得准确，并鼓励被访谈者更详细地叙述。

（4）概括（generalize） 指简明扼要地归纳被访谈者已谈问题、感受及其原因等信息。概括可促使被访谈者有机会回顾其所谈内容，引导其进一步反省。

（5）情感反应（affective response）　对被访谈者所提供的情感部分予以重新编排，再用被访谈者所能理解的语言形式反馈给他，如"您现在的心情很难过"，使被访谈者审视其情感，并更多地倾诉其情感。

4. 观察口头语言及副语言　在访谈中访谈者应注意观察被访谈者的语言和副语言。应仔细观察被访谈者语言的流畅性、语言的组织、讲话的方式、反应的快慢、所用的词汇、措辞等。讲话的音质、音量、声调、语气、语速属于副语言，它们也能提供重要的信息。

5. 观察躯体语言　面部表情、眼部运动、身体姿势、肢体动作等都属于躯体语言，躯体语言比口头语言更容易流露出被访谈者的真实想法和态度。因此，在访谈过程中，访谈者可从被访谈者的躯体语言解读其所传递的无法用语言表达的信息。

（四）访谈法的局限性

访谈法有利于深入询问被访谈者的某些特殊问题，这是访谈法的独到之处。但无论是结构式访谈还是非结构式访谈都是在比较宽松的条件下进行开放式、弹性较大的谈话，使得访谈法不免存在以下局限性。

1. 易受访谈者的主观效应影响　访谈过程中，访谈者容易对被访谈者形成期望效应、刻板印象、晕轮效应等。这些主观效应能影响访谈结果，导致访谈者得出错误结论。

2. 无法保证信度和效度　访谈法特别是非结构式访谈法的信度、效度往往难以确定，且访谈者掌握访谈技巧的熟练程度、经验等常可对访谈结果产生明显影响。

3. 可能导致理解错误　有些被访谈者谈话过于隐晦或模棱两可，提供不了准确信息，从而导致访谈者错误理解其中含义。还有可能因为谈话双方之间语言不熟悉，同样容易导致错误理解。此外，若民族习惯和文化程度差异很大，也极易造成访谈偏差。

除此之外，访谈法相对需要花费较多的人力、物力和时间，且对环境要求也较高，因而不适于在患者群体中进行大范围调查。

三、心理测验法

（一）心理测验的概念

心理测验（psychological test）是根据一定的法则和心理学原理，在标准情境下使用一定的操作程序对人的认知、行为、情感等心理特征进行客观分析和描述的手段。心理测验多为定量的心理评估方法，与其他心理评估方法相比具有标准化、客观化等优点。

（二）常用心理测验的种类

1. 按测验功能分类

（1）智力测验　以评估智力水平为目的，常用的有比奈–西蒙智力量表、斯坦福–比奈智力量表、韦克斯勒智力量表（包括幼儿、青少年和成人三个版本）、瑞文标准智力测验等。临床应用于对智力发育情况的鉴定及脑器质病变、退行性病变的诊断参考，还可用于某些精神疾病的诊断参考。

（2）特殊能力测验　主要用于测量人的特殊才能，如测量个体的音乐、美术、机械技巧、数学等特殊才能，也是职业指导咨询的常用、有效评估手段。

（3）人格测验　以评估人格为目的，常用的有明尼苏达多项人格调查表（MMPI）、卡特尔16项人格问卷（16PF）、罗夏墨迹测验、主题统觉测验（TAT）、艾森克人格问卷（EPQ）等。

（4）成就测验　主要用于测量经过某种正规教育或训练的个人或团体对知识和技能掌握的程度，即测验学习成就，最常见于学校的学科测验。

（5）神经心理学测验　用于评估脑神经功能（主要是高级神经功能）状态的心理测验，既可用于评估正常人脑神经功能、脑与行为的关系，也可用于评定患者特别是脑损伤者的神经功能。近年来神经心理测验在神经疾病康复和治疗效果评估方面发挥了重要作用。

2. 按测验用途分类

（1）教育测验　在教育领域使用的测验，包括能力测验、人格测验和成就测验。

（2）职业测验　用于职业人员选拔和就业指导，可以是能力和成就测验，也可以是人格测验。

（3）临床测验　主要用于医疗部门，除感觉运动和神经心理测验外，许多能力测验和人格测验也可用于检测智力障碍或精神疾病，为临床诊断和心理治疗工作服务。

3. 按测验方法分类

（1）问卷测验　又称为纸笔测验。常采用结构式问题，让被试者以"是"或"否"，或选择"1、2、3、4、5"的等级作答。一些人格测验、自评量表等均采用问卷测验。

（2）操作测验　测验的形式是让被试者进行实际操作，多用于测量感知觉、运动、特殊操作等能力。

4. 按测验材料分类

（1）文字测验　测验所用材料由文字组成，被试者必须用语言文字回答。此类测验实施方便，应用广泛，但易受被试者文化程度的影响。

（2）非文字测验　此类测验所用材料多为图形、实物、工具、模型等直观事物组成，被试者常用操作和辨认作答。这类测验不受文化水平的影响，但费时费力，不适合团体测试。

5. 按测验性质分类

（1）有结构性测验　此类测验所呈现的刺激及给被试者的任务是明确的，即测验材料的意义清楚、回答确定，有一定评分标准和供解释的常模。其优点是较容易掌握测验操作技术、分析测验结果；缺点是被试者容易获知测验目的，回答部分问题时，容易掩饰而使结果失真。

（2）无结构性测验　又称投射性测验。此类测验的刺激无明确意义，即测验材料的意义模糊，对被试者作答也无统一标准，不限制答案，可做多种理解，无评分标准，一般无常模。其优点是被试者不知测验目的，无掩饰性，结果较真实；但对主试者的测验能力要求高，分析结果时耗时耗力。

6. 按测验人数分类

（1）个别测验　指1名主试者对1名被试者所实施的测验。此类测验的优点在于主试者对被试者的行为反应能进行较详细观察、较多控制，所提供信息较准确；不足之处是费时、费力，要求主试者具备熟练的测量技术，且不易在短期内掌握。

（2）团体测验　指少数主试者对群体被试者实施的测验。此类测验的优点是可在较短时间内搜集较多信息资料，多用于大样本的调查研究；不足之处是对被试者的反应难以深入观察、控制，易造成测量结果的误差。

（三）标准化心理测验的基本要求

标准化心理测验（standardized psychological test）指一套按照严格的科学程序去编制测验内容、制定评分标准、固定施测方法，并具备主要的心理测量学技术指标，达到国际公认水平的心理测验。标准化心理测验的内容、答案、施测的条件、指导语、评分方法及解释都是统一的。标准化心理测验的基本要求如下。

1. 常模　常模（norm）指根据标准化样本测试结果计算而建立的、具有参照点和单位的标准量数，是心理评估时用于比较和解释测验结果的参照指标。

心理测验是评估人心理状态的一种技术手段，如医生通过测量血压，并结合一定判断标准，才能确定血压是偏高、偏低还是正常。心理测验也希望达到类似的评估目的，而常模就是做出评估结论时所依据的判断标准。个体的测验分数必须与该标准相比较后，才能显示出它所代表的意义，明确此个体在其总体中所处的位置。因此，每种标准化心理测验都需建立相应常模。

（1）常模样本　常模作为比较的标准，其有效、可靠性取决于建立常模的标准化样本的有效性。例如，要建立肿瘤病人的情商常模，最可靠的办法当然是对所有肿瘤患者均进行情商的评估。但由于时间、人数、经济等的影响，其现实操作性往往不高。因此，实际上采取的方法是抽取具有肿瘤这一特征的一部分个体作为总体代表。此时，所抽取的部分个体所组成的样本如果能够有效代表总体，则该样本就是常模的标准化样本，简称常模样本。

常模样本必须是测量目标的全域的一个代表性样本，其研究特征明晰，样本容量适当，同时也要考虑影响该测验结果的主要因素，如样本的年龄范围、性别、民族、地区、教育程度、职业等，并根据这些变量在人群中的构成比，按照随机抽样的方法获得常模样本。

（2）常模形式　常模的形式有很多种，常用的标准化心理测验按照使用的统计指标可做如下划分：①均数：即标准化样本的平均值，是常模的一种普通形式。②标准分：不同测验的原始分的全距不同、常模样本中的离散情况不同，因此原始分的意义非常有限，通常不具有可比性。采用参照点固定、单位统一的标准分，则可以避免原始分的弊端。标准分一般由原始分转换而来，其作为常模形式的前提条件是测验分数在常模样本中要呈正态分布。③百分位数：是临床心理评估常用的一种表示结果的非标准方法，它比标准分更容易理解。一个测验分数的百分位数是指在常模样本中低于这个分数的人数百分比。许多测验尤其是成就测验常用百分位数来表示被试者的操作成绩。例如被试者的成绩相当于百分位数75%，说明样本中有75%的个体成绩在他之下（或一样），25%在他之上。④划界分：此类常模常用于筛查测验和临床评定量表。如焦虑自评量表（SAS）40分划为筛查阳性界限。⑤比率（或商数）：此类常模形式较常用于发展量表和神经心理测验量表。

按照常模样本的代表面可做如下划分：①全国常模：常模样本可代表全国范围。②区域常模：常模样本只代表某一区域。③年龄常模：指按年龄段设定的常模。④年级常模：指按学生年级设定的常模。

2. 信度　信度（reliability）指测验工具的可靠性和稳定性，反映同一被试者在不同时间内用同一测验（或用另一套相等的测验）重复测量，所得结果的一致程度。一致程度高，说明此测验的稳定性和可靠性强。信度是评价一个测验是否合格的重要指标之一，也是标准化心理测验的基本要求之一。常用的信度估计方法有以下几种。

（1）重测信度　又称稳定性系数，即使用同一测验，在同样条件下对同一组被试者前后施测两次测验，求两次得分间的相关系数，用以评价时间抽样误差。

（2）复本信度　又称等值性系数，即以两个等值但题目不同的测验（复本）来测量同一群体，然后求得被试者在两个测验得分的相关系数，用以评价测验内容误差。

（3）评分者信度　即随机抽取若干份测验卷，由两位评分者按评分标准分别给分，然后再根据每份测验卷的两个分数计算相关，用以评价不同评分者之间所产生的评分误差。

（4）内部一致性信度　主要反映题目之间的关系，表示测验能够测量相同内容或特质的程度。常用的反映研究材料内在一致性的指标有折半信度、Cronbach' α 系数与 KR-20 值。

3. 效度　效度（validity）是指测验实际测量的内容与所要测量的心理特点之间的符合程度。简单地说，是指一个心理测验的准确性和有效性。效度是科学测量工具最重要的必备条件。常用的效度检验方法有以下几种。

（1）内容关联效度（content-related validity）　指一个测验的内容代表它所要测量的主题。用于系统评估测验项目反映测量目标内容的程度，即测验项目与测量目标内容的相符程度、测验的行为样本能否代表所测量的心理功能及程度。最常用的方法是请有关专家对测验项目与原定内容的符合性做出判断，看测验的题目是否代表规定的内容。该指标主要在设计测验项目时考虑。

（2）效标关联效度（criterion-related validity）　又称实证效度，是指一个测验有其他外部基准（效标）存在时，可根据两者关系确定其效度。如智力测验常使用学生的学业成绩作为效标，临床评定量表常选用临床诊断作为效标。

（3）结构关联效度（construct-related validity）　又称构想效度或构思效度，指测验能够测量到的理论上的构想或特质的程度，即测验的结果是否能证实或解释某一理论假设、术语或构想，解释的程度如何。如编制人格测验，必定依据人格理论，然后看测验结果能够证实该人格理论的程度，即用结构效度检验。因素分析是结构效度检验的最常用方法。

4. 标准化　标准化（standardization）是心理测验的重要条件。所谓标准化，是指测验的编制、施测和计分，以及测验结果解释的一致性。心理测验所测量的是人复杂的心理现象，因此能够引起误差的因素较多。为最大限度减少误差，保证测量结果的稳定与可靠，施测必须标准化。一项好的心理测验要求在测验时对每一个受试者给予相同的题目、相同的施测条件和相同的评分方法。否则，受试者的测验结果将不能互相比较。对于在测验时给予受试者相同的题目，大家容易理解。

标准化心理测验的标准化主要体现在：①实施和计分方法的标准化：心理测验往往需要有标准化的测试题和操作手册。手册中包括施测条件和测验指导语，以及计分原则和标准。②常模样本的标准化：标准化测验要求常模样本具有很好的代表性，能充分反映测验所测量范围人群的构成情况，对明显影响所测量心理特质的各种人口学变量均要进行适当处理。如不同年龄人群的能力发展不同，个性特征也存在明显差异，因此能力、个性测验的标准化一般都按年龄分设年龄常模。③提供测量学分析资料：标准化测验必须提供测验的信度、效度等重要测量学资料，便于使用者通过这些技术参数了解某测验的可靠性、有效性。

（四）心理测验的注意事项

心理测验尤其是标准化心理测验的广泛应用，极大地推动了人们对个体心理差异的客观研究，在各个应用领域都发挥了积极的作用。尽管心理测验科学、有效，但在实践过程中，特别是临床心理评估中如果使用不当或滥用，甚至由不具备资格的人员实施、解释，则会引起不良后果。因此，实施心理测验必须注意以下事项。

1. 由具备资格的主试者施测　心理测验必须由具备相应资格的主试者实施和解释，才能发挥其作用。主试者应具备的资格包括专业知识技能和职业道德两个方面。在专业知识技能方面，主试者应该知晓心理测验理论知识，具有实际操作心理测验的技能和经验，接受过严格、系统的心理测验训练，熟悉有关测验的内容、适用范围、测验程序和记分方法等。在职业道德方面，主试者必须遵守保密原则，严格保密测验内容和被试者的个人隐私；同时须有效控制测验的使用，不可将测验交付给不够资格的人员使用，避免造成测验的滥用和误用。

2. 谨慎选择测验工具　任何心理测验均开始于测验的选择。可选择的心理测验很多，究竟选择哪一种或哪几种心理测验进行施测是测验组织者和使用者首先要考虑的问题。选择测验必须注意两个方面。一方面，要根据测验目的选择合适的测验，例如要了解患者的抑郁程度，可选择 SDS；要了解个体人格有何异常，可选用 MMPI。另一方面，所选测验必须符合心理测量学的要求，包括测验是否经过了标准化，信度、效度如何，常模样本是否符合测试对象，常模资料是否太久而失效等。

3. 做好测验前的准备工作　测验前的准备工作是保证测试顺利进行和测验实施标准化的必要环节。具体包括事先告知被试者测验的时间、地点、内容、范围等，准备好测验所需材料，熟悉测验指导语和具体程序，明确主试者职责并与被试者建立友好、合作的关系。

4. 注意控制影响测验的因素　测验的实施过程中，来自环境和被试者自身的一些因素会给测验分数带来一定的影响，导致测量结果出现不同程度的误差。因此，主试者应该注意控制这些影响测验的因素，最大限度地减少测量误差。如对测验环境进行控制，尽量减少天气、噪声、人为干扰等因素的影响。

5. 正确解释测验结果　尽管心理测验结果在一定程度上反映了被试者在测验的特定环境下表现出的行为特征。但不能机械套用常模，盲目解释测验结果，轻率地做出诊断结论。在进行结果解释和做出诊断之前必须明晰该测验的特点，还须结合被试者的各种临床资料和测验当时的具体情况，如被试者当时的情绪状态、身体状况、环境特点等。只有这样才能对测验结果做出客观、合理的解释。

第三节　常用的临床心理测验量表

一、韦氏成人智力量表

韦氏成人智力量表（简称 WAIS）是目前世界上影响最大、使用率最高的智力量表。它是1949 年由美国心理学家大卫·韦克斯勒编制而成的。中国修订版韦氏成人智力量表（WAIS-RC）是以 WAIS 为蓝本，保持原测验的结构，只对某些不适合中国文化背景的项目做了修改，并通过全国取样，制定了城、乡两套常模，其适用范围为 16 岁以上人口。

（一）量表构成

WAIS-RC 采用分测验形式，包括言语量表（VIQ）、操作量表（PIQ）两大部分。其中言语分量表包括知识（I）、领悟（C）、算术（A）、相似性（S）、数字广度（D）及词汇（V）共 6 个分测验。操作分量表则包括数字符号（DS）、图画填充（PC）、木块图（BD）、图片排列（PA）及图形拼凑（OA）共 5 个分测验。各个分测验的测试目标如下：

知识（I）：主要测量人的知识广度、一般的学习及接受能力。

领悟（C）：主要测量判断能力、运用实际知识解决新问题的能力及一般知识。

算术（A）：主要测量数学计算推理能力及主动注意能力。

相似性（S）：用来测量逻辑思维能力、抽象思维能力与概括能力。

数字广度（D）：主要测量人的注意力和短时记忆能力。

词汇（V）：主要测量人的言语理解能力，也能一定程度上了解其知识范围和文化背景。

数字符号（DS）：主要测量视觉–运动速度和协调性、短时记忆和注意力。

图画填充（PC）：主要测量人的视觉辨认能力、视觉记忆与视觉理解能力。

木块图（BD）：主要测量空间图形的分析综合能力、非言语的概念形成和逻辑推理能力。

图片排列（PA）：主要测量被试者的预期力、计划行动的能力、时间和空间概念。

图形拼凑（OA）：主要测量处理局部与整体关系的能力、概括思维能力、知觉组织能力及辨别能力。

（二）测验评分

1. 原始分的获得

（1）有时间限制项目，以反应速度和正确性作为评分依据。若提前完成，则按提前时间的长短记奖励分。

（2）不限时间项目，则按反应质量给予不同分数。

（3）言语测验中理解/领悟、相似性、词汇和部分知识测题，要求主试者根据评分原则做出主观判断而给分。

2. 标准分的换算

（1）一个分测验中的各项目得分相加，得到测验的原始分（或称粗分）。缺一项分测验时，要计算加权分。分别将言语、操作量表的各分测验原始分相加，得到言语与操作量表的原始分及全量表的原始分。

（2）查粗分换算表，将原始分转化为量表分（标准20分，即平均数为10、标准差为3的标准分），可得到言语量表分、操作量表分及全量表分。

（3）查各年龄组的量表分等值智商转换表，得言语智商（VIQ）、操作智商（PIQ）和总智商（FIQ）。需要注意的是：此时转换所得智商为均数100、标准差为15的离差智商，因为其是根据同年龄的被试者在总体中的相对位置计算出来的，因此获得被试者的智商一定要查相应的年龄组，同时要将城市和农村分清，不能用错表。

（三）结果解释

按照智商的高低，智力水平可分为如下若干等级（表9-1），可作为临床诊断的依据。

表9-1　WAIS-RC智力等级分布表

智力等级	IQ 的范围	人群中的理论分布比率（%）
极超常	≥ 130	2.2
超常	120～129	6.7
高于平常	110～119	16.1

续表

智力等级	IQ 的范围	人群中的理论分布比率（%）
平常	90～109	50.0
低于平常	80～89	16.1
边界	70～79	6.7
智力缺陷	≤ 69	2.2

二、艾森克人格问卷

艾森克人格问卷（Eysenck Personality Questionnaire，EPQ）是由英国心理学家 H.J.Eysenck 等人根据人格结构三个维度的理论编制的，对分析人格的特质和结构具有重要作用。目前 EPQ 有成人（16 岁以上）和儿童（7～15 岁）两种问卷形式，是医学、司法、教育和心理咨询等领域应用最为广泛的问卷之一。我国自 20 世纪 80 年代初至今，众多心理学工作者修订了 EPQ，北京大学的陈仲庚教授修订的版本含 85 个项目；钱明怡的修订本命名为"艾森克问卷简式量表中国版（EPQ–RSC）"，含 48 个项目。本部分主要介绍钱明怡修订的 EPQ–RSC。

（一）量表构成

EPQ 包含 4 个分量表（即 E、P、N、L），其中 E、P、N 分别测量三个彼此独立的人格维度：内外向性、精神质和神经质，具体如下：

E 量表：主要测量外显或内隐倾向，与中枢神经系统的兴奋、抑制的强度密切相关。

P 量表：测量潜在的精神特质，或称倔强。

N 量表：测量神经质或情绪稳定性，与自主神经的不稳定性密切相关。

此外，还有一个效度量表 L，可以测量被试者的说谎和掩饰。另外，它本身也代表一种稳定的人格功能，提示着被试者的社会纯朴性和幼稚程度。

（二）测验评分

量表对每一项都设置了"是"或"否"的选项。如果在正向计分条目选择"是"计 1 分，如果选择"否"便不计分；同理，如果在反向计分条目选择了"否"，则计 1 分，选择了"是"不计分。具体计分方式见表 9–2。

表 9–2 EPQ–RSC 计分方式表

分量表	计分方式	项目
P（精神质）	正向计分 反向计分	10、14、22、31、39 2、6、18、26、28、35、43
E（内外向性）	正向计分 反向计分	3、7、11、15、19、23、32、36、41、44、48 27
N（神经质）	正向计分	1、5、9、13、17、21、25、30、34、38、42、46
L（掩饰）	正向计分 反向计分	4、16、45 8、12、20、24、29、33、37、40、47

四个分量表的各项目得分相加得到每个分量表的原始分（粗分）。P、E、N、L的满分分别为23、21、24、20分。

各分量表的粗分须换算成平均分为50、标准差为10的标准T分。操作时一般根据被试者在各量表上获得的原始总分（粗分），按年龄和性别查标准分转换表换算出T分，便可分析出被试者的个性特点。换算方法请参照成人P、E、N、L的T分表。根据T分数高低绘制坐标图，分析人格或气质特征。

（三）结果解释

各量表T分在43.3~56.7分为中间型，T分在38.5~43.3分或56.7~61.5分为倾向型，T分在38.5分以下或61.5分以上为典型低分或高分。

1. P量表　P分高的人可能具有孤独，缺乏情感和感情投入，不关心他人，不近人情，感觉迟钝，难以适应外部环境，与他人不能友好相处，固执，倔强，喜欢寻衅，具有攻击性等特征。

P分低者往往能与人友好相处，能较好地适应环境，态度温和，不粗暴，善解人意。

2. E量表　E分高为外向，爱社交，广交朋友，渴望兴奋，喜欢冒险，行动常受冲动影响，反应快，乐观，好谈笑，情绪倾向失控，做事欠踏实。

E分低为内向，安静，稳重，不善言谈，交友不广但有挚友，喜瞻前顾后，深思熟虑，做事有计划，生活有规律，做事严谨，倾向悲观，踏实可靠。

3. N量表　N分高，情绪不稳定，焦虑、紧张、易怒，往往又有抑郁，睡眠不好，对各种刺激的反应都过于强烈，情绪波动后难以平复。

N分低，情绪过于稳定，反应很缓慢、很弱，又容易平复，通常是平静的，很难生气，在一般人难以忍耐的刺激下也有所反应，但不强烈。

4. L量表　掩饰量表，测定被试者的掩饰、自我保护及社会性朴实、幼稚水平等，既可测查稳定的人格特征，也是问卷可靠性的重要指标。高分提示被试者可能过分夸大自己的优点，企图给人好印象，但不排除被试者确实具有这些生活信念和生活准则。掩饰可从L与其他量表的关系中看出，当L得分高，若L与N相关也高，说明被试者的掩饰性高；若L与N相关低，这说明被试者掩饰性低。

三、卡特尔16种人格因素问卷

卡特尔16种人格因素问卷（Cattell 16 Personality Factors Questionaire，16PF）由美国伊利诺伊州立大学的人格心理学家卡特尔（R.B.Cattell）根据其人格特质学说，采用因素分析方法编制而成。卡特尔认为，构成人格的内在基础因素是由16个根源特质构成的，通过测量个体的16个根源特质就可知其人格特征。

16PF适用于16岁以上的人，测验共187道题目，每一种人格因素由10~13个测题组成。该测验在国际上颇有影响，具有较高的效度和信度，于1979年引入国内并由专业机构修订为中文版。16PF广泛应用于人格测评、人才选拔、心理咨询和职业咨询等工作领域，也可用于群体间的比较，在临床上常作为心理疾病诊断的辅助工具。

（一）量表构成

16PF量表所测试的16个人格特质为：

乐群性（A）：测试被测者与外界环境间的适应情况和交流情况。

聪慧性（B）：测试被测者的智力及其可发展情况（理性思维）。

稳定性（C）：测试被测者的情绪特征，情绪控制能力。

恃强性（E）：测试被测者的恃强、倔强性情况。

兴奋性（F）：测试被测者的兴奋特质。

有恒性（G）：测试被测者一般做事时是权宜、敷衍还是有恒负责、做事尽责的。

敢为性（H）：测试被测者是否有冒险敢为的人格特征。

敏感性（I）：测试被测者对待外界的敏感程度。

怀疑性（L）：测试被测者的处世怀疑态度。

幻想性（M）：测试被测者的幻想力、想象力。

世故性（N）：测试被测者在为人处世时的世故、老练性情况。

忧虑性（O）：测试被测者是否有忧郁状况。

实验性（Q1）：测试被测者对环境的批评性特征。

独立性（Q2）：测试被测者的独立性能力。

自律性（Q3）：测试被测者处世时的自律、自觉情况特征。

紧张性（Q4）：测试被测者的焦虑、紧张状况。

（二）测验评分

16PF 有原始分和标准分两种计分方式。原始分是个人量表实际得分。量表中每个项目有 a、b、c 三个选项，根据被测者对每一项目的回答，分别计为 0、1、2 分或 2、1、0 分。将每个因素中所有项目得分相加则得到该因素的原始分数。

标准分：对照常模表可将被测者各因素的原始分数转化成标准分数。16PF 的常模采用标准 10 分，其计算公式为：标准 $10=5.5+1.5Z$。

（三）结果解释

16 种人格因素的分数解释以标准分为准，分数范围为 1～10 分，其中 3 分以下（含 3 分）属于低分，8 分以上（含 8 分）属于高分，4～7 分为中间状态。根据各因素高分特征和低分特征的描述（表 9-3），可以大体解释被测者在 16PF 上的主要特点。

表 9-3　16PF 因素命名及特征表现

因素名	低分特征	高分特征
A：乐群性	缄默、孤独、冷淡	外向、热情、乐群
B：聪慧性	思想迟钝、学识浅薄、抽象思考能力弱	聪明、富有才识、善于抽象思考
C：稳定性	情绪激动、易烦恼	情绪稳定而成熟，能面对现实
E：恃强性	谦逊、顺从、通融、恭顺	好强、固执、独立、积极
F：兴奋性	严肃、谨慎、冷静、寡言	轻松兴奋、随遇而安
G：有恒性	苟且敷衍、缺乏奉公守法的精神	有责任心、做事尽职
H：敢为性	畏怯退缩、缺乏自信心	冒险敢为，少有顾虑
I：敏感性	理智的、着重现实，自食其力	敏感、感情用事

续表

因素名	低分特征	高分特征
L：怀疑性	信赖随和、易与人相处	怀疑、刚愎、固执己见
M：幻想性	现实、合乎成规，力求妥善合理	幻想的、狂放任性
N：世故性	坦白、直率、天真、朴实性	精明能干、世故 、机灵性
O：忧虑性	安详、沉着，通常有自信心	忧虑抑郁、烦恼自扰
Q1：实验性	保守的，尊重传统观念与标准	行为自由的，批判激进，不拘泥于现实
Q2：独立性	依赖，随群附和	自立自强、当机立断
Q3：自律性	矛盾冲突，不顾大体	知己知彼，自律严谨
Q4：紧张性	心平气和，闲散宁静	紧张困扰，激动挣扎

四、自评量表

（一）90 项症状自评量表

90 项症状自评量表（Symptom Checklist 90，SCL-90）又称 90 项症状清单，因标准版本有 90 个项目而命名。由 Derogatis 于 1973 年编制，20 世纪 80 年代引入我国。SCL-90 具有容量大、包含症状丰富，能较准确地反映患者自我觉察的症状、病情变化及其严重程度等优点，适用范围非常广泛。原来主要用于衡量神经症、适应障碍等各科心身疾病患者的自觉症状及其严重程度，现今既是心理咨询门诊中应用最多的自评量表，也是国内开展成年群体心理卫生研究使用频率最高的一种心理测评工具（表 9-4）。

【评定时间范围】评定"现在"或"最近一周内"被试者的情况和感受。

【评定内容】由 90 个项目组成。从感觉、情感、思维、意识、行为直至生活习惯、人际关系、饮食睡眠等各个方面入手，包含了较广泛的精神症状学内容，可反映常见的心理症状。

【评定标准】每个项目后按 0～4（或 1～5）级选择来评分。

0= 从无：自觉无该症状（或问题）。

1= 轻度：自觉有该症状，但对被试者并无实际影响，或只有轻微影响。

2= 中度：自觉有该症状，对被试者有一定的影响。

3= 相当重：自觉常有该症状，对被试者有相当程度的影响。

4= 严重：自觉该症状的频度和强度十分严重，对被试者影响很大。

【评分指标】包括单项分、总分、总均分、阳性项目数、阴性项目数、阴性症状均分和 10 个因子分。

1. 单项分　被试者在某一单个项目上的评价分。

2. 总分　90 个单项分相加之和。

3. 总症状指数　也称总均分，是总分 / 项目总数（90）。

4. 阳性项目数　单项分≥ 1（或在 1～5 评分时≥ 2）的项目数。

5. 阴性项目数　单项分 =0（或在 1～5 评分时 =1）的项目数，即项目总数（90）– 阳性项目数，表明被试者"无症状"的项目数量。

6. 阳性症状痛苦水平　总分 / 阳性项目数。

7. 阳性症状均分　阳性项目总分 / 阳性项目数，说明被试者在"有症状"项目中的平均得分，即自我感觉不佳项目的严重程度属于哪个范围。

8. 因子分　每一个因子反映出个体某方面症状痛苦情况，将各因子分所包含的项目评分相加得到因子粗分，再将因子粗分除以因子所含项目数，即得到因子分，通过因子分可了解个体症状分布特点。包括 10 个因子分。

（1）躯体化　包括 1、4、12、27、40、42、48、49、52、53、56、58，共 12 项，主要反映主观的身体不舒适感。

（2）强迫症状　包括 3、9、10、28、38、45、46、51、55、65，共 10 项，主要反映强迫症状群。

（3）人际关系敏感　包括 6、21、34、36、37、41、61、69、73，共 9 项，主要反映个人的不自在感和自卑感，尤其在与他人比较时更为突出。

（4）抑郁　包括 5、14、15、20、22、26、29、30、31、32、54、71、79，共 13 项，主要反映与抑郁症状群相联系的概念。

（5）焦虑　包括 2、17、23、33、39、57、72、78、80、86，共 10 项，主要反映明显与焦虑症状相联系的精神症状及体验。

（6）敌对　包括 11、24、63、67、74、81，共 6 项，主要从思维、情感及行为 3 个方面来反映敌对表现。

（7）恐怖　包括 13、25、47、50、70、75、82，共 7 项，主要反映恐惧症状。

（8）偏执　包括 8、18、43、68、76、83，共 6 项，主要指关系妄想和猜疑等精神症状。

（9）精神病性　包括 7、16、35、62、77、84、85、87、88、90，共 10 项，主要反映幻听、被控制感等精神分裂样症状。

（10）附加项　包括 19、44、59、60、64、66、89，共 7 项。它们主要反映睡眠和饮食情况，在有些资料的分析和调查中，可以提供参考。

根据总分、阳性项目数、因子分等评分结果情况，判定是否有阳性症状、心理障碍，或是否需进一步检查。一般而言，1～5 评分时，总分超过 160、阳性项目数超过 43 项、因子分 ≥ 2 时，均提示被试者存在某种心理不适。

表 9-4　90 项症状自评量表（SCL-90）

症状	从无	轻度	中度	相当重	严重
1. 头痛	☐	☐	☐	☐	☐
2. 神经过敏，心中不踏实	☐	☐	☐	☐	☐
3. 头脑中有不必要的想法或字句盘旋	☐	☐	☐	☐	☐
4. 头昏或昏倒	☐	☐	☐	☐	☐
5. 对异性的兴趣减退	☐	☐	☐	☐	☐
6. 对旁人责备求全	☐	☐	☐	☐	☐
7. 感到旁人能控制你的思想	☐	☐	☐	☐	☐
8. 责怪别人制造麻烦	☐	☐	☐	☐	☐
9. 忘性大	☐	☐	☐	☐	☐
10. 担心自己的衣饰整齐及仪态的端正	☐	☐	☐	☐	☐

症状	从无	轻度	中度	相当重	严重
11. 容易烦恼和激动	☐	☐	☐	☐	☐
12. 胸痛	☐	☐	☐	☐	☐
13. 害怕空旷的场所或街道	☐	☐	☐	☐	☐
14. 感到自己的精力下降	☐	☐	☐	☐	☐
15. 想结束自己的生命	☐	☐	☐	☐	☐
16. 听到旁人听不到的声音	☐	☐	☐	☐	☐
17. 发抖	☐	☐	☐	☐	☐
18. 感到大多数人都不可信任	☐	☐	☐	☐	☐
19. 胃口不好	☐	☐	☐	☐	☐
20. 容易哭泣	☐	☐	☐	☐	☐
21. 同异性相处时感到害羞不自在	☐	☐	☐	☐	☐
22. 感到受骗、中了圈套或有人想抓住您	☐	☐	☐	☐	☐
23. 无缘无故地突然感到害怕	☐	☐	☐	☐	☐
24. 自己不能控制地大发脾气	☐	☐	☐	☐	☐
25. 怕单独出门	☐	☐	☐	☐	☐
26. 经常责怪自己	☐	☐	☐	☐	☐
27. 腰痛	☐	☐	☐	☐	☐
28. 感到难以完成任务	☐	☐	☐	☐	☐
29. 感到孤独	☐	☐	☐	☐	☐
30. 感到苦闷	☐	☐	☐	☐	☐
31. 过分担忧	☐	☐	☐	☐	☐
32. 对事物不感兴趣	☐	☐	☐	☐	☐
33. 感到害怕	☐	☐	☐	☐	☐
34. 我的感情容易受到伤害	☐	☐	☐	☐	☐
35. 旁人能知道您的私下想法	☐	☐	☐	☐	☐
36. 感到别人不理解您，不同情您	☐	☐	☐	☐	☐
37. 感到人们对您不友好，不喜欢您	☐	☐	☐	☐	☐
38. 做事必须要做得很慢以保证正确	☐	☐	☐	☐	☐
39. 心跳得厉害	☐	☐	☐	☐	☐
40. 恶心或胃部不舒服	☐	☐	☐	☐	☐
41. 感到比不上他人	☐	☐	☐	☐	☐
42. 肌肉酸痛	☐	☐	☐	☐	☐
43. 感到有人在监视您，谈论您	☐	☐	☐	☐	☐
44. 难以入睡	☐	☐	☐	☐	☐
45. 做事必须反复检查	☐	☐	☐	☐	☐

续表

症状	从无	轻度	中度	相当重	严重
46. 难以做出决定	☐	☐	☐	☐	☐
47. 怕乘电车、公共汽车、地铁或火车	☐	☐	☐	☐	☐
48. 呼吸有困难	☐	☐	☐	☐	☐
49. 一阵阵发冷或发热	☐	☐	☐	☐	☐
50. 因为感到害怕而避开某些东西、场合或活动	☐	☐	☐	☐	☐
51. 脑子变空了	☐	☐	☐	☐	☐
52. 身体发麻或刺痛	☐	☐	☐	☐	☐
53. 喉咙有梗塞感	☐	☐	☐	☐	☐
54. 感到前途没有希望	☐	☐	☐	☐	☐
55. 不能集中注意力	☐	☐	☐	☐	☐
56. 感到身体的某一部分软弱无力	☐	☐	☐	☐	☐
57. 感到紧张或容易紧张	☐	☐	☐	☐	☐
58. 感到手或脚发重	☐	☐	☐	☐	☐
59. 想到死亡的事	☐	☐	☐	☐	☐
60. 吃得太多	☐	☐	☐	☐	☐
61. 当别人看着您或谈论您时感到不自在	☐	☐	☐	☐	☐
62. 有一些不属于您的想法	☐	☐	☐	☐	☐
63. 有想打人或伤害他人的冲动	☐	☐	☐	☐	☐
64. 醒得太早	☐	☐	☐	☐	☐
65. 必须反复洗手、点数目或触摸某些东西	☐	☐	☐	☐	☐
66. 睡得不稳不深	☐	☐	☐	☐	☐
67. 有想摔坏或破坏东西的冲动	☐	☐	☐	☐	☐
68. 有一些别人没有的想法或念头	☐	☐	☐	☐	☐
69. 感到对别人神经过敏	☐	☐	☐	☐	☐
70. 在商店或电影院等人多的地方感到不自在	☐	☐	☐	☐	☐
71. 感到任何事情都很困难	☐	☐	☐	☐	☐
72. 一阵阵恐惧或惊慌	☐	☐	☐	☐	☐
73. 感到在公共场合吃东西很不舒服	☐	☐	☐	☐	☐
74. 经常与人争论	☐	☐	☐	☐	☐
75. 单独一人时神经很紧张	☐	☐	☐	☐	☐
76. 别人对您的成绩没有做出恰当的评价	☐	☐	☐	☐	☐
77. 即使和别人在一起也感到孤单	☐	☐	☐	☐	☐
78. 感到坐立不安、心神不定	☐	☐	☐	☐	☐

续表

症状	从无	轻度	中度	相当重	严重
79. 感到自己没有什么价值	☐	☐	☐	☐	☐
80. 感到熟悉的东西变成陌生或不像是真的	☐	☐	☐	☐	☐
81. 大叫或摔东西	☐	☐	☐	☐	☐
82. 害怕会在公共场合昏倒	☐	☐	☐	☐	☐
83. 感到别人想占您的便宜	☐	☐	☐	☐	☐
84. 为一些有关"性"的想法而很苦恼	☐	☐	☐	☐	☐
85. 认为应该因为自己的过错而受到惩罚	☐	☐	☐	☐	☐
86. 感到要赶快把事情做完	☐	☐	☐	☐	☐
87. 感到自己的身体有严重问题	☐	☐	☐	☐	☐
88. 从未感到和其他人很亲近	☐	☐	☐	☐	☐
89. 感到自己有罪	☐	☐	☐	☐	☐
90. 感到自己的脑子有毛病	☐	☐	☐	☐	☐

（二）抑郁自评量表

抑郁自评量表（Self-rating Depression Scale，SDS）由 Zung 于 1965 年编制。特点是使用简便，能直观地反映患者抑郁或焦虑的主观感受及严重程度。使用者也无须经过特殊训练。目前多用于门诊患者的粗筛、情绪状态评定及调查、科研等（表 9-5）。

【项目和评定标准】SDS 由 20 个与抑郁症状有关的项目组成。每个项目后有 1～4 的 4 级评分选择：

1= 很少：即没有或很少时间有该症状。

2= 有时：即少部分时间有该症状。

3= 经常：即大部分时间有该症状。

4= 持续：即绝大部分时间或全部时间有该症状。

其中，2、5、6、11、12、14、16、17、18、20 共 10 项，为反向题，按 4～1 计分。由被试者按照量表说明进行自我评定，依次回答每个项目。

【评分指标】SDS 的主要评分指标为总分和抑郁严重指数。

1. 总分 将所有项目累计，即得到总粗分，总粗分超过 41 分可考虑筛查阳性，即可能有抑郁存在，需进一步检查。用总粗分乘以 1.25 后，取其整数部分，就得到标准总分。我国以 SDS 标准分 ≥ 50 设定有抑郁症状，分值越高，抑郁倾向越明显。具体来说，50～59 分为轻度抑郁，60～69 分为中度抑郁，70 分以上为重度抑郁。

2. 抑郁严重指数 即各项目累积分 /80。指数范围为 0.25～1.0，指数越高，反映抑郁程度越重。一般而言，0.5 以下者为无抑郁；0.5～0.59 为轻微至轻度抑郁；0.6～0.69 为中至重度抑郁；0.7 以上为重度抑郁。

表 9–5 抑郁自评量表（SDS）

指导语：下面有 20 条文字，请仔细阅读每一条，把意思弄明白。然后根据您最近一星期的实际情况在每一条文字后的 4 个答案中选一个画勾或画圈。				
	很少	**有时**	**经常**	**持续**
1. 我觉得闷闷不乐，情绪低落	1	2	3	4
2. 我觉得一天之中早晨最好	4	3	2	1
3. 我一阵阵哭出来或觉得想哭	1	2	3	4
4. 我晚上睡眠不好	1	2	3	4
5. 我吃得跟平常一样多	4	3	2	1
6. 我与异性密切接触时和以往一样感到愉快	4	3	2	1
7. 我发觉我的体重在下降	1	2	3	4
8. 我有便秘的苦恼	1	2	3	4
9. 我心跳比平时快	1	2	3	4
10. 我无缘无故地感到疲乏	1	2	3	4
11. 我的头脑跟平常一样清楚	4	3	2	1
12. 我觉得经常做的事情并没有困难	4	3	2	1
13. 我觉得不安而平静不下来	1	2	3	4
14. 我对将来抱有希望	4	3	2	1
15. 我比平常容易生气激动	1	2	3	4
16. 我觉得做出决定是容易的	4	3	2	1
17. 我觉得自己是个有用的人，有人需要我	4	3	2	1
18. 我的生活过得很有意思	4	3	2	1
19. 我认为我死了别人会生活得更好些	1	2	3	4
20. 平常感兴趣的事我仍然照样感兴趣	4	3	2	1

（三）焦虑自评量表

焦虑自评量表（Self-rating Anxiety Scale，SAS）由 Zung 于 1971 年编制。该量表从构造形式到具体的评定方法，都与 SDS 十分相似。可用于评定个体有无焦虑症状及其严重程度。适用于有焦虑症状的成人，也可用于流行病学调查（表 9-6）。

【项目和评定标准】SAS 由 20 个与焦虑症状有关的项目组成，每个项目后有 1～4 级评分选择：

1= 很少：即没有或很少时间有该症状。

2= 有时：即少部分时间有该症状。

3= 经常：即大部分时间有该症状。

4= 持续：即绝大部分时间或全部时间有该症状。

其中项目 5、9、13、17、19 为反向评分，计 4～1 分。由被试者按量表说明进行自我评定，依次回答每个条目。

【评分指标】SAS 的主要评分指标为标准总分。

将所有项目累计，即得到总粗分，总粗分超过 40 分可考虑筛查阳性，即可能有焦虑存在，需进一步检查。在用总粗分乘以 1.25 后，取其整数部分，就得到标准总分。按照中国常模结果，SAS 标准分的分界值为 50 分，其中 50~59 分为轻度焦虑，60~69 分为中度焦虑，70 分以上为重度焦虑。

表 9-6 焦虑自评量表（SAS）

指导语：下面有 20 条文字，请仔细阅读每一条，把意思弄明白。然后根据您最近一星期的实际情况在每一条文字后的 4 个答案中选一个画勾或画圈。

	很少	有时	经常	持续
1. 我感到比往常更加神经过敏和焦虑	1	2	3	4
2. 我无缘无故感到担心	1	2	3	4
3. 我容易心烦意乱或感到恐慌	1	2	3	4
4. 我感到我的身体好像被分成几块，支离破碎	1	2	3	4
5. 我感到事情都很顺利，不会有倒霉的事情发生	4	3	2	1
6. 我的四肢抖动和震颤	1	2	3	4
7. 我因头痛、颈痛和背痛而烦恼	1	2	3	4
8. 我感到无力且容易疲劳	1	2	3	4
9. 我感到很平静，能安静坐下来	4	3	2	1
10. 我感到我的心跳较快	1	2	3	4
11. 我因阵阵的眩晕而不舒服	1	2	3	4
12. 我有阵阵要晕倒的感觉	1	2	3	4
13. 我呼吸时进气和出气都不费力	4	3	2	1
14 我的手指和脚趾感到麻木和刺痛	1	2	3	4
15. 我因胃痛和消化不良而苦恼	1	2	3	4
16. 我必须时常排尿	1	2	3	4
17. 我的手总是温暖而干燥	4	3	2	1
18. 我觉得脸发热发红	1	2	3	4
19. 我容易入睡，晚上休息很好	4	3	2	1
20. 我做噩梦	1	2	3	4

（四）非精神科患者心理状态评定量表

非精神科患者心理状态评定量表（the Mental Status Scale in Non-psychiatric Settings, MSSNS）是 2003 年由第二军医大学心理学教研室编制的（表 9-7）。适用于所有非精神疾病患者（含住院患者），但不适用于精神疾病患者及 16 岁以下未成年人。

【项目和评定标准】选用标准化测试题，评定非精神疾病患者（含住院患者）的焦虑、抑郁、愤怒、孤独的程度及其总体心理状况，采用四级评分法：

1= 没有或很少有。

2= 有时有。

3= 相当多时间有。

4= 绝大部分时间有。

【评分指标】MSSNS 的评分指标主要为总分和 4 个因子分。

1. 总分　为 38 个单项分相加之和。

2. 因子分　将各因子分所包含的项目评分相加得到因子分，得分越高则该负性情绪的程度越明显。MSSNS 4 个因子所包含项目为：

焦虑：包括 1、6、7、9、12、13、18、23、25、26、30、32、35 共 13 项。

抑郁：包括 2、5、8、10、20、21、24、28、29、34 共 10 项。

愤怒：包括 3、4、11、15、16、17、22、31 共 8 项。

孤独：包括 14、19、27、33、36、37、38 共 7 项。

由于各因子所含项目数不同，4 个因子原始分不便相互比较，故将原始分先转换为 Z 分再转换成标准 T 分（T= 50+ 10×Z）。T 分划界值为 60 分，60～ 69 分为轻度异常；大于等于 70 分为中重度异常。MSSNS 总分的解释同因子分。

表 9-7　非精神科患者心理状态评定量表（MSSNS）

指导语：以下有 38 条文字，请仔细阅读每一条，把意思弄明白，然后根据您最近一段时间的实际感觉，用圆圈标出最符合您的一种情况。每题必须选一个答案。				
	没有或很少有	有时有	相当多时间有	绝大部分时间有
1. 我觉得比平常更容易紧张和着急	1	2	3	4
2. 我感到我正在受惩罚	1	2	3	4
3. 我想大叫或摔东西	1	2	3	4
4. 我经常与人争论	1	2	3	4
5. 我经常责怪自己	1	2	3	4
6. 一想到疾病的后果，我就感到害怕	1	2	3	4
7. 我担心会发生不好的事	1	2	3	4
8. 我对将来感到悲观	1	2	3	4
9. 我感到一阵阵的恐惧	1	2	3	4
10. 想结束自己的生命	1	2	3	4
11. 我想找人发泄怒火	1	2	3	4
12. 我感到发抖	1	2	3	4
13. 我感到害怕	1	2	3	4
14. 我感到孤独	1	2	3	4
15. 我有想摔坏或破坏东西的冲动	1	2	3	4
16. 我感到他（她）人对我不公平	1	2	3	4
17. 我感到人们围着我但并不关心我	1	2	3	4
18. 我感到烦乱	1	2	3	4
19. 我希望身边有人陪伴	1	2	3	4
20. 我觉得闷闷不乐，情绪低沉	1	2	3	4

续表

	没有或很少有	有时有	相当多时间有	绝大部分时间有
21. 我认为如果我死了别人会生活得好些	1	2	3	4
22. 我不能控制地大发脾气	1	2	3	4
23. 我对治疗感到害怕（放疗、手术等）	1	2	3	4
24. 我现在对他人毫无兴趣	1	2	3	4
25. 我的思想处于混乱状态	1	2	3	4
26. 当我考虑我目前的病情时，我就陷入紧张状态	1	2	3	4
27. 我感到缺乏交谈	1	2	3	4
28. 我感到我是一个彻底失败的人	1	2	3	4
29. 我感到命运对我不公平	1	2	3	4
30. 我对周围的仪器设施感到害怕	1	2	3	4
31. 我有想打人或伤害他人的冲动	1	2	3	4
32. 我对身体的不适（如疼痛、麻木、恶心等）感到恐惧	1	2	3	4
33. 我感到寂寞	1	2	3	4
34. 对事物不感兴趣	1	2	3	4
35. 我感到坐立不安，心神不定	1	2	3	4
36. 我常常想起过去快乐的日子	1	2	3	4
37. 我害怕一个人待在病房	1	2	3	4
38. 我想找人倾诉	1	2	3	4

（五）应对方式量表

近年来应对方式受到研究者和临床工作者的广泛关注，出现了许多应对方式量表，特质应对方式问卷（Trait Coping Style Questionnaire，TCSQ）是其中应用最广泛的自评量表之一，可反映个体具有特质属性的应对方式，分析其对心理健康所产生的影响（表9-8）。此量表通常在生活事件问卷之后使用，也可独立使用。

【项目和评定标准】TCSQ 由 20 个条目组成，包括两个方面：积极应对与消极应对（各含 10 个条目）。用于反映被试者面对困难挫折时，积极与消极的态度和行为特征。被试者根据自己大多数情况时的表现逐项填写。各项目答案从"肯定是"到"肯定不是"采用 5、4、3、2、1 的 5 级评分。

【统计指标】TCSQ 的评分指标有积极应对分和消极应对分。

1. 积极应对分 将条目 1、3、5、8、9、11、14、15、18、20 的评分累加，即得到积极应对分。一般人群的平均分为 30.22±8.72，分数越高，反映积极应对特征越明显。

2. 消极应对分 将条目 2、4、6、7、10、12、13、16、17、19 的评分累加，即得到消极应对分。一般人群的平均分为 23.58±8.41，分数越高，反映消极应对特征越明显。

在护理工作实践中，消极应对的病因学意义大于积极应对。

表 9-8　特质应对方式问卷（TCSQ）

指导语：当您遇到平日里的各种困难或不愉快时（也就是遇到各种生活事件时），您往往是如何对待的？回答从"肯定是"到"肯定不是"采用 5、4、3、2、1 的 5 级评分。"肯定是"选择 5，"肯定不是"选择 1。				
1. 能尽快地将不愉快忘掉	5	4	3	2	1
2. 陷入对事件的回忆和幻想之中而不能自拔	5	4	3	2	1
3. 当作事情根本未发生过	5	4	3	2	1
4. 易迁怒于别人而经常发脾气	5	4	3	2	1
5. 通常向好的方向想，想开些	5	4	3	2	1
6. 不愉快的事很容易引起情绪波动	5	4	3	2	1
7. 将情绪压在心底里不表现出来，但又忘不掉	5	4	3	2	1
8. 通常与类似的人比较，就觉得算不了什么	5	4	3	2	1
9. 将消极因素化为积极因素，例如参加活动	5	4	3	2	1
10. 遇烦恼的事很容易想悄悄哭一场	5	4	3	2	1
11. 旁人很容易使你重新高兴起来	5	4	3	2	1
12. 如果与人发生冲突，宁可长期不理对方	5	4	3	2	1
13. 对重大困难往往举棋不定，想不出办法	5	4	3	2	1
14. 对困难和痛苦能很快适应	5	4	3	2	1
15. 相信困难和挫折可以锻炼人	5	4	3	2	1
16. 在很长时间里回忆所遇到的不愉快的事	5	4	3	2	1
17. 遇到困难往往责怪自己无能而怨恨自己	5	4	3	2	1
18. 认为天底下没有什么大不了的事	5	4	3	2	1
19. 遇苦恼的事喜欢一人独处	5	4	3	2	1
20. 通常以幽默方法化解尴尬局面	5	4	3	2	1

　　目前的临床病历记录，一般无患者病前 1 年内所经历生活事件和心理应激的记录，也无患者应对方式的资料。在今后的工作中，护士应注意识别患者对躯体症状的无效应对和不良适应，积极采取措施进行心理干预，以防患者出现心理危机及其家庭生活质量下降。

【知识链接 9-1:《黄帝内经》与心理评估】

　　《黄帝内经》分《灵枢》《素问》两部分，是中国最早的医学典籍，它运用分类的方法阐述了个体差异的存在并总结了鉴别的标准，这是中国古代朴素评估思想对个体差异研究的体现。《灵枢·通天》根据个体阴阳量的多少，将人分为太阴、少阴、太阳、少阳、阴阳平和五种类型，详细阐释了由于个体阴阳多少的差异，而导致了其在形态结构、功能活动、心理特征方面的差异（表 9-9）。

表 9-9　五态人格基本特征表

	阴阳多少	生理特征	心理特征	行为特征
太阳之人	多阳无阴	肺大而肝小	居处于于，好言大事，无能而虚说，志发于四野，举措不顾是非，为事如常自用，事虽败而常无悔	轩轩储储，反身折腘
太阴之人	多阴无阳	其阴血浊，其卫气涩，阴阳不和，缓筋而厚皮	贪而不仁，下齐湛湛，好内而恶出，心和而不发，不务于时，动而后之	黮黮然黑色，念然下意，临临然长大，腘然未偻
少阳之人	多阳少阴	经小而络大，血在中而气外	谛谛好自责，有小小官，则高自宜，好为外交而不内附	其状立则好仰，行则好摇，其两臂两肘则常出于背
少阴之人	多阴少阳	小胃而大肠，六腑不调，其阳明脉小而太阳脉大	小贪而贼心，见人有亡，常若有得，好伤好害，见人有荣，乃反愠怒，心疾而无恩	其状清然窃然，固以阴贼，立而躁崄，行而似伏
阴阳平和之人	阴阳调和	血脉和调	居处安静，无为惧惧，无为欣欣，婉然从物，或与不争，与时变化，尊则谦谦，谭而不治，是谓至治	其状委委然，随随然，颙颙然，愉愉然，暶暶然，豆豆然，众人皆曰君子

【复习思考题】

1. 简述临床心理评估的概念、目的及功能。
2. 试述常用的临床评估方法的优缺点。
3. 简述标准化心理测验的基本要求。
4. 简述心理测验的分类及主要的测验量表。

第十章

心理干预

随着社会竞争的日益加剧，越来越多的人承受着巨大的心理压力，对心理咨询和心理治疗等心理干预的需求也越来越迫切。护理的服务对象是人，要想更好地帮助服务对象，护士不仅要掌握医学基础知识，也需要掌握心理学、行为学等学科知识，掌握心理治疗和心理咨询的一般原理与技术。

扫一扫，查阅本章数字资源，含PPT、音视频、图片等

第一节　心理咨询

一、心理咨询概述

（一）心理咨询的概念

咨询一词具有商谈、征求意见、获得帮助的意思。心理咨询（psychological counseling）系指在良好的专业关系的基础上，心理咨询师对前来寻求帮助的人，用心理学的相关理论和技术解决其心理问题，促使其心理健康水平全面提升的过程。

要想正确理解心理咨询的含义，就要把握好以下几点：①心理咨询的主要对象是正常人，也可包括临床治愈的精神病患者。②心理咨询师与来访者的关系简称为咨访关系。咨询成功的关键之一就是咨访关系的建立。在这种关系下，咨询师与来访者之间是一种"求"和"帮"的关系，来访者主动的"求"在先，心理咨询师的"帮"在后。③心理咨询要解决的必须是心理层面的问题，或是由心理问题而引发的行为问题。④心理咨询的最终目的是让来访者获得心灵成长，促成来访者在心理、行为方面的积极改变，生活更加快乐，实现自身价值，最终达到自我实现的目的。

在临床护理工作中，护士是心理咨询的咨方，来访者主要是患者或寻求心理帮助的人，心理咨询的主要目的是帮助临床患者改善由疾病导致的负性情绪反应，正确认识疾病，调整心态，以进一步提高各种护理措施的有效性，促进患者早日康复。

（二）心理咨询对护理的意义

心理咨询之所以越来越受到人们的重视，是因为许多疾病的发生与心理、社会应激密切相关，此类心身疾病，除依靠生物医学方法之外，还需通过心理咨询澄清疾病性质，采取适当的心理干预措施予以调整。如 A 型性格的人，在生活中易患冠心病，通过心理咨询予以指导和训练，可以预防冠心病的发生与发展。其他各种躯体疾病患者，往往伴随不同程度的不良心理反应，如

糖尿病、高血压等慢性疾病患者常因疾病无法根治而情绪低落或抑郁，冠心病患者怕突发心肌梗死、恐惧死亡等而常有过度焦虑或紧张反应。疾病的治疗和转归与心理社会因素关系密切，患者的情绪状态和心理变化直接影响着疾病的治疗效果和康复程度，因此，在护理工作中开展心理咨询，帮助患者创造有利于治疗和康复的最佳心理状态格外重要。

作为护理人员，掌握心理咨询的相关知识与技能将有助于临床护理工作的顺利开展。首先，利用心理咨询的相关知识，针对不同的患者进行心理护理，可以使护患关系更和谐，对疾病的治愈起到事半功倍的效果；其次，护理工作压力大，许多护理人员自身易患心身疾病，掌握心理咨询相关知识，可以使心身疾病得以避免或缓解；再次，有助于改善医护、护患、护士之间的人际关系，缓解人际交往矛盾与冲突，提高其生活质量，使之生活愉快。

（三）心理咨询的范围

心理咨询的范围非常广泛，凡工作、生活等方面出现的心理问题，均属于其咨询范围。在临床护理中，心理咨询的范围大致分类如下：

1. 对冠心病、高血压、甲状腺功能亢进、消化性溃疡等心身疾病的病因、诊断、治疗及预防等问题进行咨询，帮助患者了解和认识疾病。

2. 对身患绝症及长期慢性疾病患者的心理咨询与指导，提高其战胜疾病的信心，积极配合疾病治疗。

3. 对患者的各种心理障碍做出评估。

4. 对影响疾病的有关婚姻及家庭生活问题的指导；性功能障碍和性心理异常的指导。

5. 儿童患者心理障碍的确诊、治疗及常见心理问题的指导。

6. 介绍心理卫生知识。

（四）心理咨询应注意的问题

心理咨询在中国起步晚，发展不是很完善，加之公众的心理学知识匮乏，对心理咨询的范围和应注意的问题较模糊，为使心理咨询更有效地为患者提供服务，满足人们的需要，在心理咨询过程中应注意以下问题。

1. 尊重来访者的知情权　告知咨访双方的责、权、利。在中国心理卫生知识并不是很普及的情况下，相当一部分人并不明确心理咨询工作的性质及其相关问题，在初诊时护士应明确告知患者有关双方的责、权、利，这有利于患者的接受与配合。

2. 注意来访者的文化背景　来访者的文化背景差异决定了不同的咨询方式。护士在临床中如要进行心理咨询，只有了解了不同患者的文化背景，才能根据其情况做进一步的交流与探索，以利于问题的解决。

3. 把握咨询时间　一般情况下，每次咨询时间为50分钟至1小时，每周时间频率固定，除非有特殊情况，否则不能随意延长或间隔咨询时间。心理障碍的形成是逐渐长期的过程，并非一日所致，所以不要期望通过1~2次的咨询、晤谈就能解决问题，而是需要有一个长期的过程。

4. 延期做出重大决定　心理咨询期间，由于来访者情绪不稳，原则上应该劝其不要做出重大决定。在咨询结束后，来访者的情绪得以稳定、心情得以调整以后再做决定。

5. 做好转介工作　咨询中，咨询师一定要清楚自己的工作范围，不属于工作范围的应及时告知来访者，经其同意后给予转介。在咨询过程中，若发现咨询对象有精神病或疑有器质性病变，应尽快考虑转介。一方面，防止耽误来访者的治疗，另一方面这也是一种自身保护手段，可防止日后出现问题时发生纠纷。

二、心理咨询的主要形式与原则

（一）心理咨询的主要形式

心理咨询的形式有很多，根据咨询对象数量，可分为个体咨询和团体咨询；根据咨询途径划分，有门诊咨询、电话咨询、网络咨询、信函咨询、专题咨询和现场咨询。临床中，常用的形式有以下几种。

1.门诊咨询（outpatient counseling） 门诊咨询是心理咨询中最常见、最主要、最有效的形式，现在已经不限定在医院门诊，也可在专业心理咨询中心进行。护士与患者的沟通中，不仅可以了解身体疾病的情况，也可以面对面地进行心理咨询，这类咨询的特点是能及时对求助者进行各类检查、诊断，及时发现问题，及时进行妥善处理（如转诊、会诊等）。

2.电话咨询（telephone counseling） 电话咨询是利用电话给求助者进行支持性咨询，在20世纪50年代的发达国家中开始使用，不愿意面谈和不愿暴露身份的人可以通过电话进行沟通以解决问题。早期多用于心理危机干预，防止心理危机所导致的恶性事件，如暴力事件、自杀等。它是一种快捷、方便、有效的咨询形式，对处理心理危机有很好的效果。

3.网络咨询（network counseling） 这是一种新兴的咨询形式，具有方便、快捷，不受时间、地域限制的特点。护士可以通过互联网即时与患者沟通，可以凭借行之有效的软件程序对患者进行心理问题的评估和测量；可以将咨询过程全程记录，便于深入分析患者的问题及进行案例讨论。护士还可以通过网络对住院患者出院后心理身体的康复治疗进行指导。

4.专题咨询（column counseling） 针对患者和家人关心的身体、心理等问题，通过医院报纸、杂志、信息栏等媒体进行专题指导和答疑。该形式的优点是宣传面广，具有心理卫生知识宣传、心理问题的预防和治疗功能。

5.现场咨询（on-site counseling） 到存在普遍性问题的机关、学校、部队、厂矿企业等进行现场指导，或出现突发事件后迅速介入进行危机干预，目前这种形式越来越受到重视。如2008年5月12日的四川省汶川大地震及2015年8月12日的天津滨海大爆炸等，事件发生后就有很多心理专家从全国各地赶赴灾区，在第一时间为灾区人民开展心理危机干预等心理方面的救助工作。临床中，护士对患者进行的心理咨询大多属于此类。

（二）心理咨询的原则

心理咨询的原则既是指导心理咨询的基本原理，也是咨询工作的规律概括和经验总结，对咨询工作具有现实指导意义，现将其中重要原则介绍如下。

1.保密性原则（principle of confidentiality） 此原则要贯穿于心理咨询的始终，是做好整个咨询的前提。咨询人员要保守来访者的内心秘密，妥善保管来往信件、测试资料、咨询档案等材料，不在任何场合谈论来访者的隐私，除非征得来访者的同意，不向来访者的单位领导、同事、同学、父母、配偶等谈及来访者的隐私。如因工作等特殊需要不得不引用咨询事例时，也须对材料进行适当处理，不得公开来访者的真实姓名、单位或住址。

2.助人自助的原则（principle of win-win） 咨询师在咨询过程中，不能替来访者做任何决定，而是通过咨询帮助来访者澄清问题的所在，帮其找出解决问题的方法。这样通过咨询，来访者的心理能够得到成长。因此，心理咨询是授人以渔，而不是授人以鱼。

3. 尊重来访者的原则（principle of respect for visitors） 尊重来访者的需求和选择权利，无论是在咨访关系确立的时候，还是在咨询过程中，或是在咨访关系终止时，是否结束或继续接受心理咨询完全尊重来访者个人的选择，咨询师不得强求。但对于一些特殊来访者如迫于父母或教师等的要求而来访的也要接待。

4. 来访者自愿的原则（principle of voluntariness for visitors） 是否接受心理咨询必须出于来访者自愿，这是确立咨访关系的先决条件。没有咨询愿望和要求的人，咨询师不应主动去找他（她）并为其做心理咨询。只有自己感到心理不适，为此而烦恼并愿意找咨询师诉说烦恼以寻求咨询者的心理援助的人，才能够获得问题的解决。

5. 中立性原则（principle of neutrality） 咨询师在咨询过程中应保持中立的态度和立场。咨询过程中，如果咨询师以自己的人生经历和价值取向作为解决问题的参照点，容易将个人情绪带入咨询之中，进而阻碍对事件判断的客观性。因此，咨询师对咨询中涉及的各类事件均应保持客观、中立的立场，不把个人的观点强加于患者。

第二节　心理治疗

一、心理治疗概述

（一）心理治疗的概念

心理治疗（psychotherapy）也称精神治疗，是指专业人员通过心理学的理论和技术，对患者的心理障碍和行为异常进行干预，达到改善心理状态和行为方式的治疗过程。

护理领域中的心理治疗，是在良好治疗关系的基础上，由接受一定专业训练的医护人员运用心理治疗的相关理论和技术，对患者的心理障碍和行为异常进行干预，以增强患者的抗病能力，改善或消除患者的病态心理和由此引起的各种躯体症状，恢复和重建个体与环境之间的平衡，从而达到治疗目的。

护理领域中的心理治疗主要包括以下要素：

1. 治疗者具备一定的心理学知识和技能。

2. 被治疗者是患者，不仅包括有精神疾病或行为障碍的患者，还包括其他心因性疾病、躯体疾病的患者。

3. 使用各种心理学的理论和技术，并按一定程序实施治疗。

4. 中介物是言语、表情、姿态和行为，以及特意安排的情境或药物。

5. 心理治疗的目的是通过影响患者的认知、情绪和行为，调动主体的积极性，增强抗病能力，改善或消除病理状态，使病情得到好转或康复。

广义上讲，在临床上凡是能改善患者心理状态和对疾病康复过程产生良性作用的措施都含有心理治疗的意义。

（二）心理治疗对护理的意义

以往临床各科医生和护士在对患者进行治疗和护理时，只重视药物、手术和理疗等方式，并未认识到心理治疗的重要性和必要性。实际上，医护人员在接触和诊治患者的过程中，其言语、行为都会影响到患者的心理活动，如果医护人员能有意识地利用这种影响来改善患者的心理状态，消除或减轻其心中的痛苦，改变其对人对事的态度和行为方式，就会起到心理治疗的作用。随着医疗技术水平的提高，人们也越来越重视临床护理中的心理治疗，其配合药物、手术治疗及基本护理，可以提高疗效，并能促进患者康复，改善护患关系。

很多人的患病感觉或感到不适的主观体验可以由心理社会因素引起，理解和消除这些症状，不能单用生物医学方法，必须采用心理治疗。尤其是一些慢性疾病患者的增加，带来了越来越多的社会心理康复问题。护理人员在进行护理的同时，恰当地运用心理治疗的一些方法和技巧，对疾病的治疗和康复具有重要的意义。

（三）心理治疗的基本原则

心理治疗的过程并不是任意进行的，需要遵循心理咨询和一定的心理治疗原则，在这些原则的指导下，运用恰当的心理治疗方法对患者进行心理治疗，从而帮助患者重新建立健康的心态，现将其中重要的原则介绍如下。

1. 接纳性原则（principle of acceptance） 即对所有求治的心理"患者"，不论心理疾患的轻重、年龄的大小、地位的高低、初诊和再诊都一视同仁，诚心接待，耐心倾听，热心疏导，全心诊治。施治者应持理解、关心的态度认真听取患者的叙述，以了解病情经过，听取患者的意见、想法和心理感受。因此该原则又可称为"倾诉"或"倾听"原则。

2. 支持性原则（principle of support） 患者患病后必然会产生一种受挫的心理，但又无可奈何，常常是经历了一番磨难或痛苦的挣扎后才不得已来求治。有的患者可能是辗转多家医院但疗效不好，有的患者是已感到绝望或仅抱有一线希望，所以他们在求治时常常询问："我的病能治好吗？"为此，治疗者要不断地向患者传递支持性信息，说明疾病的可治性，并可列举成功的例子，以解除他们因缺乏相关知识而产生焦虑不安的情绪，增强同疾病做斗争的信心和勇气。当然提供支持性信息的方式应该让患者感到有科学依据，态度要坚定、慎重、亲切可信。

3. 真诚性原则（principle of sincerity） 疾病能否治好，是患者、家属及治疗者十分关心的问题。对于治疗者来说，应当以真诚的态度，认真地了解患者的症状、发病机制、诊断及治疗过程中的反应，并在慎重地确定治疗方案之后，根据具体情况不断地进行修正和完善。在与患者沟通时可据此做出科学的、实事求是的解释和保证，使患者放心并有信心进行治疗。当然，也需要向患者说明，任何保证都需要患者积极配合，发挥主动，遵守医嘱，否则会影响治疗。对治疗过程中患者取得的进展，也应及时给予肯定和赞赏。

4. 针对性原则（principle of pertinence） 即通过有的放矢、对症下药、精心医治以解释求治者的心理症结及痛苦，促进其人格健康发展、日臻成熟。在心理治疗的全过程中，应逐步对求治者的身心症状、不良心理、社会因素和性格等心理缺陷的病理机制加以说明、解释和保证；同时辅以药物等其他综合防治措施，促使疾病向健康转化。

5. 计划性和灵活性原则（principle of planning and flexibility） 心理治疗应在周密检查、明确诊断的前提下对治疗方法、治疗程序、实施时间、治疗目标形成计划。在治疗过程中应详细记录各种变化，形成完整的病案资料，同时密切注意患者的身心变化过程，若出现了与事先制订的方案不同的病情变化时，要注意及时调整治疗方案，贯彻灵活性原则。

以上这些原则是相辅相成的，它们共同构成一个有机的整体，医生在进行心理治疗的过程中要将其进行结合，在其指导下对患者进行倾听、开导，尊重患者的人格，对其进行鼓励和支持，帮助患者重新拥有健康的心理。

（四）心理治疗的范围

心理治疗应用的范围越来越广，从临床心理学的角度，心理治疗在医学临床的主要应用范围有以下几个方面。

1. 社会心理刺激引起的各种适应性心理障碍 诸如患者未能处理好人际关系、突然遭受一定生活事件的刺激等，而出现心境不悦、自责自卑、悲观失望等消极情绪或心理障碍。

2. 综合医院临床各科患者的心理问题 包括各类急慢性疾病的患者，如内科患者患有躯体疾病而没有求治欲望或治愈信心，或者将自己疾病看得过分严重；肿瘤患者对生活失去信心，出现自残、自杀；糖尿病、高血压等慢性病患者因长期服药或对身体的担心而出现抑郁、焦虑等情绪。

3. 心身疾病 心身疾病患者的发病过程中带有明显的心理社会因素的影响，心理治疗尤为重要。通过帮助患者消除或减少心理应激反应，可以减轻其病症，改变疾病发病过程，促进身体康复。常见的心身疾病如冠心病、原发性高血压、心律失常、支气管哮喘、消化性溃疡、溃疡性结肠炎、心因性肥胖症和偏头痛、雷诺病及类风湿性关节炎等。

4. 神经症性障碍 常见的神经症性障碍有神经衰弱、癔症、强迫症和恐怖症等。

5. 精神分裂症恢复期患者 对精神分裂症恢复期患者的心理治疗，主要目的是帮助患者提高对疾病的认识，促进自知力的恢复，巩固疗效以防止复发。

6. 病态人格 常见的病态人格如偏执性人格障碍、反社会性人格障碍、依赖性人格障碍等，对病态人格患者进行心理治疗，帮助他们认识个性的缺陷所在，并指导矫正行为的方法。

7. 性心理障碍、阳痿和早泄等性功能障碍 性心理障碍如异装癖、恋物癖、窥阴癖等，对此类患者可以用性治疗，包括性教育、性感集中训练等。

8. 酒精中毒和药物依赖等 对此类患者可用家庭治疗、厌恶疗法和环境改变等治疗。

9. 其他精神科问题 如儿童行为问题，神经性厌食症和神经性贪食症，精神发育不全，口吃，书写痉挛症等。

二、心理咨询和心理治疗的异同

心理咨询和心理治疗是两种不同的专业活动还是一种专业活动的两种不同说法？在国内外，人们对两者之间有无不同一直存有争议。在这方面，哈恩（M.E.Hahn）的话很有代表性，他说："就我所知，极少有咨询工作者和心理治疗家对于已有的在咨询与心理治疗之间的明确的区分感到满意……意见最一致的几点可能是：①咨询与心理治疗是不能完全区分开的。②咨询师的实践在心理治疗家看来是心理治疗。③心理治疗家的实践又被咨询师看作是咨询。④尽管如此，咨询和治疗还是不同的。"目前来看，在这个领域中学者们较为一致的看法是心理咨询和心理治疗在本质上是一致的，同时也承认两者的区别。

（一）相似之处

心理咨询和心理治疗在许多重要之处都相互重叠，其相似之处有：

1. 本质相同 心理咨询和心理治疗都是专业的助人活动。都强调在良好的人际关系基础上，运用心理学的方法，通过一种专门的帮助关系来解决当事人心理或行为上的问题。如帮助当事人了解自我，培养积极态度，改变行为模式等。二者在咨访关系、改变机制、解决的问题等方面都是一致的。

2. 理论相同　心理咨询和心理治疗把心理学理论体系中的一些重要流派作为共同的理论基础，如精神分析理论、行为理论、认知理论、人本心理学理论等。这些理论流派的治疗方法，如理性情绪疗法、系统脱敏疗法等，在心理咨询和心理治疗中也是通用的。

3. 原则相同　无论是在心理咨询还是在心理治疗中，尊重、助人、保密等基本原则都是必须遵守的原则。

（二）区别

由于心理咨询和心理治疗的历史渊源不同，两者仍然保留着一些区别。但这些差异都不是本质的差异，而是程度、范围或侧重点的不同。

1. 对象不同　心理咨询的对象较偏向于正常人群，主要解决他们在适应和发展方面的障碍，如人际关系问题、学习问题、婚姻家庭问题等。心理治疗的对象主要是严重心理障碍和心理疾病的患者，尤其是针对在医院精神科的门诊患者中可以做出精神障碍诊断的人，如人格障碍、行为障碍、心身疾病、性心理异常等。

2. 干预特点不同　心理咨询强调教育和发展的原则，重视帮助当事人发掘、利用自身潜在的积极因素，自己解决问题。心理治疗强调行为方式的矫正，改善患者的人格，重视症状的消除。

3. 时间长短不同　心理咨询所需时间比心理治疗要短，从一次到数十次不等，而心理治疗费时较长，从数周到数年不等。

三、常用的心理治疗方法

在临床护理工作中，常用的心理治疗方法有以下几种。

（一）支持疗法

支持疗法（supportive therapy）又称支持性心理疗法，是支持、帮助求治者适应目前状况，正确面对现实的一种治疗方法。此疗法是由 Thorne 于 1950 年首先提出的，是目前我国使用很广的一种心理治疗方法。一般是医护人员合理地采用劝导、启发、鼓励、共情、支持、评理、说服、消除疑虑和提供保证等交谈方法，帮助患者认识问题、改善心境、提高信心，从而促进心身更好的康复。

1. 理论基础　个体在遭受挫折或严重压力后会产生紧张状态，出现一系列的心理生理表现。个体常通过心理平衡调节系统来摆脱困境。当心理社会因素超出了心理平衡系统的调节能力时，就产生了疾病。支持性疗法就是增强心理平衡调节系统的功能，利用治疗者与患者之间建立的良好关系，积极应用治疗者的权威、知识与关心，来支持患者，使患者能发挥其潜在的能力来处理问题，协助患者适应目前所面对的现实环境，以渡过心理危机，避免精神崩溃。

2. 临床应用　支持疗法是一种基本的心理疗法，可融入其他模式的心理治疗方法共同使用。该疗法适宜的情况有：①求治者遭遇严重的事故或心理创伤，面临精神的崩溃，急需他人的支持来渡过心理上的难关。②求治者的自我能力脆弱或未成熟，需他人给予长期心理支持，以免精神状态恶化；或者，较严重的精神疾患才刚恢复，需要适应现实的康复期。③在开始心理分析性治疗或其他特殊模式治疗之前，使用支持性心理疗法，有助于建立求治者与施治者之间的良好关系，稳定求治者的情绪，为特殊性的治疗做准备。④施治者未接受特殊的心理治疗训练，或临床经验不足时，宜使用基本的支持疗法。

3. 治疗方法　支持疗法在治疗过程中，常用的方法如下。

（1）解释（interpretation） 对于因缺乏知识或受到不正确观念的影响产生烦闷苦恼的患者，医生提供正确的知识，予以说明指导，改善其知识观念，形成较合理的适应方式；根据问题的实质和患者所具备的潜能和条件，向患者提出切合实际的真诚的解释和劝告，用通俗易懂的语言多次讲解；当患者的行为问题单靠语言无法说服，可利用一些行为治疗方法，如角色扮演、社交技能训练。

（2）鼓励（encouragement） 主要是针对缺乏自信、消极悲观的患者。大多数慢性病患者需要经常性的鼓励，结合生活或疗养中的具体处境和实际问题给予适当鼓励对此类患者最为有效。但鼓励患者时不能信口开河，治疗者可用经验或者其他患者过去的成功实例予以鼓励，不宜鼓励患者去做实际上做不到的事，以免适得其反，挫伤患者的积极性。

（3）保证（guarantee） 在患者处于焦虑、苦恼时，给予一定保证可让患者消除疑虑。在回答对疾病的预后时，治疗者如果有点把握，就尽可能向好的方面回答，但要附上几条对患者的希望。保证必须在详细了解其病情和充分检查之后有根据地提出，才能使患者接受。

（4）指导（instructions） 在治疗中治疗者要帮助患者看到自己的长处与优点，恢复其自信心，但不能包办代替患者。治疗者要以冷静的旁观者身份帮助患者分析问题，提出意见和劝告，让患者自己找出解决问题的方法，并鼓励其走出第一步。

【知识链接 10-1：护士的共情能力】

共情，是一种能够深入了解他人的内心世界，了解其感受的能力，简言之就是设身处地，感情移入。共情与护理领域中的"人文关怀""心理护理""优质护理"等概念显示了高度的一致性，成为现代护理专业领域的核心概念之一。护士共情能力指在临床护理实践中，能站在患者的位置，正确地感知自己和患者的情绪，准确地识别和评价患者的情感状况，并能将这种理解反馈传达给患者，以期更好地理解需要帮助者，最终形成有效的护理干预，以满足患者的躯体需要和减轻其心理痛苦的一种情感体验能力。护士高水平的共情能力有助于建立和谐融洽的护患关系，减少护理差错，减少护理纠纷，降低护理风险，提高患者的满意度，提高护理质量。从而促进患者表达内心感受，缓解心理压力，降低患者的负面情绪，减轻疼痛、忧郁、焦虑、孤独感，提高患者依从性，促进患者康复。

临床护理实践中，可通过积极参与倾听、情感回应、人际沟通技巧的培训，情景模拟、角色扮演的活动提升共情能力。

（摘自杨希，史瑞芬.护士共情能力的研究现状及展望.护理学杂志，2012，27（16）：86-89.）

（二）精神分析疗法

精神分析疗法（psychoanalytic therapy）又称心理分析疗法，是现代心理治疗的开端，由奥地利精神病学家弗洛伊德于 19 世纪末创立。它是当今世界上最流行的理论学说之一，也是当代心理治疗与咨询中的重要理论基础。随着其深度和广度的不断发展，我们将弗洛伊德及具有现代精神分析取向的各种疗法，统称为心理动力疗法（psychodynamic therapy）。

1. 理论基础 精神分析的基本理论包含意识和无意识理论、人格结构理论、本能理论和心理防御机制理论四个方面。该学派特别强调动力因素的重要性，提出人的心理障碍是某些幼年时期所受的精神创伤压抑在潜意识中所导致的。经典精神分析疗法是通过各种心理治疗技术，帮助患者通过自身领悟来改变原来的行为模式，重建其人格，以达到治疗目的。精神分析治疗采用自由联想、释梦、阻抗分析、移情分析、解释等技术，寻找症状背后的无意识动机，使之意识化，即通过分析治疗使患者自己意识到其无意识中的症结所在，产生意识层次的领悟，使无意识的心理过程意识化，以使患者真正了解症状的真实意义，从而促使症状的消失或减弱。

2. 临床应用　在临床应用方面，精神分析治疗的目的是通过对早年情绪问题的解决和人格再建来消除症状。即在分析症状产生和发展的过程中，启发患者的自我意识，澄清无意识冲突的影响，通过解释使其领悟，转变态度，纠正其人格中不成熟的情感体验，消除神经症性的心理防御机制，最终达到症状明显改善或消除的效果。精神分析法的适应证主要是强迫症、恐惧症、焦虑症、癔症等神经症及某些心身疾病。其禁忌证是偏执型人格障碍、精神分裂症和严重的抑郁症。此外，对实施精神分析的患者的自身条件也是有选择的，如要求患者有一定的文化和智力水平，具有内省能力，有求治和改变现状的动机，接受或同意自己的症状与精神因素有密切联系的观点等等，且年龄不宜过大。

3. 治疗方法　精神分析的治疗技术有以下五种。

（1）自由联想（free association）　就是让患者很舒适地躺着或坐好，集中注意于头脑中出现的任何念头或想法，不论其如何微不足道、荒诞不经，都不加评论地如实说出这些思想。鼓励患者尽量回忆童年时期所遭受的精神创伤。通过自由联想，患者潜意识的大门不知不觉地打开了，潜意识的心理冲突可以被带入意识领域，治疗者从中找出患者潜意识之中的矛盾冲突，并通过分析促进患者领悟心理障碍的症结，从而达到治疗的目的。自由联想是精神分析的基本手段。

（2）梦的解析（dream interpretation）　亦称释梦。弗洛伊德认为，在睡眠中，防御机制转弱，被压抑的感觉会浮现上来，梦具有重要的含义，代表未被承认的愿望，是被压抑的欲望寻求获得满足的手段。由于梦的真实内容和含义被隐蔽和伪装起来，要想了解它们，必须对出现在梦境中的象征形式加以分析和解释。弗洛伊德主张将梦分解，然后让患者进行自由联想，认为这是通向无意识领域的捷径，通过梦的解析可能获得无意识的内容。

（3）解释（interpretation）　亦称阐释、释义、解析等，在治疗过程中治疗者的中心工作就是向患者解释他所说的话的潜意识含义，帮助患者克服抗拒，而使被压抑的心理活动得以源源不断地通过自由联想和梦的分析暴露出来。解释是逐步深入的，根据每次会谈的内容，用患者所说过的话做依据，用患者能理解的语言告诉他的心理症结所在。

（4）移情（transference）　在精神分析会谈中，患者将过去对其有重要影响的人物的情绪不自觉地转移到治疗者身上，这种现象称为移情。移情可分为正移情和负移情。正移情是患者爱怜情感的转移，把治疗者当成喜欢、热爱的对象，表现为对治疗者的钦佩、友好、爱慕或带有性爱成分的情感；负移情是患者对治疗者表现出不满、拒绝、敌对、攻击等情感。移情可使患者重新经历，有经验的治疗者常常能通过对移情现象的观察和分析，理解患者的情感、内心世界和形成其人格特点的根源。当治疗者将这种移情向患者解释时，就将患者的潜意识冲突带入了意识层面。患者在与治疗者的互动关系中重新处理早年未能解决的冲突，以推进治疗进展。

（5）阻抗（resistance）　指患者潜意识中对治疗过程的抗拒力，不愿意将以往被压抑的潜意识内容在意识层面上表达出来。弗洛伊德称："那些妨碍治疗进步的就是阻抗。"治疗者可以通过观察患者在自由联想中的表现，如说话缓慢、中断、局促不安等来发现阻抗之所在。阻抗有各种表现形式，在自由联想时不愿提及的某些想法或体验，不愿深入的某些话题，迟到或擅自取消约会，回避治疗者的问题，或者认为治疗没有意义，终止治疗等。阻抗往往是触及有意义的心理症结。因此，治疗者需要在整个治疗过程中不断识别并帮助患者克服各种形式的阻抗，使患者将潜意识中的冲突和情感释放出来，从而达到治疗目的。

【知识链接 10-2：中国式心理分析——认知领悟疗法 】

认知领悟疗法（cognitive comprehend therapy）由我国心理治疗专家钟友彬先生首创，依据心理动力学疗法的原理，与中国实情及人们的生活习惯相结合而设计的，故又称为"中国式心理分析""钟氏领悟疗法"。是通过解释使患者改变认识、得到领悟而使症状得以减轻或消失，从而达到治病目的的一种心理治疗方法。

在临床护理实践中，护士要用符合患者"生活经验的"解释挖掘患者潜意识的矛盾冲突或致病情结，把它们带到意识层面，使患者对其有所顿悟，从而建立健康的心理结构，以达到为患者缓解痛苦的目的。

（摘自钟友彬，张坚学，康成俊，等.认知领悟疗法 [M].人民卫生出版社，2012.）

（三）行为疗法

行为疗法（behavior therapy）是以减轻或改善患者的症状或不良行为为目标的一类心理治疗技术的总称。行为疗法已有上百年的历史，是继精神分析学派后心理治疗领域中的第二大流派，具有针对性强、易操作、疗程短、见效快等特点。

1. 理论基础 行为疗法是建立在行为主义学习理论基础上的心理治疗方法，该理论认为不良 / 不适应行为是通过错误地学习条件反应形成的，强调通过对环境的控制来改变人的行为表现，其理论基础包括巴甫洛夫的经典条件反射理论、斯金纳的操作性条件反射理论以及班杜拉的社会学习理论等。

（1）经典条件反射　巴甫洛夫经典条件反射理论为行为治疗奠定了重要的理论基础。他发现，当一个无关的中性刺激与无条件刺激在时间上反复结合，就可以使原本的中性刺激转换成为条件刺激，形成新的条件反射，也是一个新的行为模式形成的过程。此外，他还发现，一种条件反射巩固后，再用另一个新的中性刺激与条件刺激相结合，还可以形成第二级条件反射，以及条件反射的泛化和消退等规律。同样，还可以形成第三级条件反射。他用这些实验结果，很好地解释了行为的建立、改变、消退等问题。

（2）操作性条件反射　斯金纳认为，强化（reinforcement）就是能够增强行为反应频率的行为结果，强化物（reinforcer）则是能够增强行为反应频率的刺激或事件。强化可以分为两类，一类是正强化（positive reinforcement）或积极强化，是指通过呈现想要的愉快刺激来增强反应频率；另一类是负强化（negative reinforcement）或消极强化，是指通过消除或终止厌恶的、不愉快的刺激来增强反应频率。斯金纳的操作性条件反射实验证明，强化可以提高行为反应的概率，撤销强化则可以消退已经形成的行为反应。在此基础上，斯金纳指出，行为是可以塑造的，强化作用是决定人和动物行为的关键因素，并提出行为矫正技术。

（3）社会学习理论　该理论的代表人物班杜拉，提出了观察学习理论和行为矫正技术。班杜拉认为，与基于直接经验的学习相比，观察学习是一种更普遍、更有效的学习方式。观察学习（observational learning）又称无尝试学习(no-trial learning)或替代学习（vicarious learning），是指通过观察别人的行为结果而习得新的反应，或改变原有的某种行为方式的过程。

2. 临床应用 行为疗法在临床上应用至今已近半个世纪，一般来说，常用于精神科、内科等科室患者心理问题的干预处理。在临床上，行为疗法主要适用于以下方面。

（1）神经症　如恐惧症、焦虑症、强迫症、抑郁性神经症。

（2）心身疾病　如原发性高血压、便秘、消化性溃疡、甲亢、神经性皮炎、风湿性关节

的适应不良　如人际交往不良，性心理障碍，包括恋物癖、窥阴癖、露阴癖、

依赖、药物依赖　包括嗜食性肥胖症、神经性厌食症、烟酒依赖及毒品成瘾等。

疗法　行为疗法常见的有以下几种形式。

统脱敏（systematic desensitization）　系统脱敏是一种减轻恐怖、焦虑、敏感的治疗方脱敏治疗可分为三步：第一步要学会放松。在系统脱敏治疗中关键因素是学会放松，患弛训练学会放松，使之在出现不良反应时能运用放松进行对抗。第二步是恰当划分焦虑把能引起患者焦虑或恐惧反应的刺激情境按焦虑、恐怖强度由弱到强顺序排列。如下面是对猫恐惧症患者的焦虑情境由弱到强的焦虑等级排序：①给患者讲有关猫的知识；②看静止猫的图片；③看猫运动的录像；④看 5m 远的猫玩具；⑤看 1m 远的猫玩具；⑥用手接触猫玩具；⑦看 5m 远的真猫；⑧看 1m 远的真猫；⑨戴手套接触真猫；⑩裸手接触真猫。一般来说焦虑等级的划分不宜太多，一般在 10 级左右。第三步为进行脱敏训练。向患者描述（也可用图片、模型、实物）最低等级的、能引起焦虑的情境，同时让患者放松自己，直到患者能够在焦虑情境中保持放松为止，这时该等级的脱敏治疗即完成，可以进行下个更高焦虑等级的脱敏，如此循序渐进。如果在某一等级焦虑反应过于强烈，就退回到前一等级重新训练。系统脱敏治疗主要适用于各种恐惧症、强迫症，也可用于各种原因的焦虑综合征或躯体症状。

（2）冲击疗法（flooding therapy）　又称暴露疗法，即让患者暴露在感到强烈恐惧或不适的刺激情境中，使其逐渐耐受并能适应，从而达到治疗目的的一类行为治疗方法。与系统脱敏的区别在于：不需要学习放松技术，而且一开始便接触引起强烈焦虑或恐惧反应的情境。此法又称为满灌疗法，即让患者长时间暴露在引起最大焦虑或恐惧反应的情境中，鼓励患者坚持下去，不许逃避，直至焦虑缓和为止，可使恐惧在短时间内消失。冲击疗法因其反应强烈，要事先征得患者同意，谨慎使用。

（3）厌恶疗法（aversion therapy）　即通过与某种不愉快刺激的结合，以消除要戒掉的行为。当某种不适行为出现时，立即给予一定的痛苦刺激，使患者产生厌恶的体验。经反复实施后，不适行为与厌恶体验建立了条件反射，为了避免厌恶体验，患者只有改变原有的不适行为。临床上常用于戒酒、戒烟，也有用于治疗异装癖、露阴癖等性心理异常。

（四）认知行为疗法

认知行为疗法（cognitive behavioral therapy）是根据认知过程会影响情感和行为的理论假设，运用认知和行为技术来改变患者不良认知的一类心理治疗方法的总称。所谓不良认知，是指影响患者保持内心和谐、适应环境，并引起不良情绪反应的思维方式、观念、信念等。不正确的认知常产生不良情绪和行为，如果对此进行改善，则可使症状消除或减轻。20 世纪 60、70 年代，认知行为疗法由美国认知治疗学家贝克及其同事首创，目前已经形成较完整的理论和系统的治疗方法，成为继精神分析、行为疗法之后的第三大流派。

1.理论基础

（1）认知是行为和情绪的中介　认知治疗理论认为引起个体反应的直接原因并不是内外刺激，而是"刺激 - 反应"之间存在的中间过程认知的作用。个体总是先对他人、自己及周围世界的各种客观刺激做出评价和解释，并从中产生各种观念，而正是这些认知观念决定了个体的情绪和行为反应。

感、行为三者之间的关系。③检验不正确的自动性思维的真实性。④使用接近现实的解释替代消极的认知。⑤让患者掌握准确识别和改变错误信念的方法。

（五）当事人中心疗法

当事人中心疗法（person-centered therapy）由美国著名人本主义心理学家卡尔·罗杰斯创立，着重强调运用主体内在的潜能进行自我治疗。

1. 理论基础 罗杰斯的人格理论是当事人中心疗法的理论基础，其核心是自我实现概念，认为每个人都具有生存、成长和促进自身发展的本能的自我实现倾向。罗杰斯认为，治疗者应集中于来访者此时此地的内部心理表现，对来访者始终坚持坦诚和谐、无条件积极关注和共情的基本治疗态度，就能开发这种自我实现倾向，使之成为治疗资源。这是构成治疗有效性的必要和充分条件。因此，不必采用什么治疗技术，更不应采取直接指导的态度对待来访者。

2. 临床应用 此法适用于正常人群的普通心理咨询，可广泛应用于婚姻、家庭、教育、工商和行政经营管理等各种领域的人际关系治疗改善。

3. 治疗方法 在治疗过程中，罗杰斯强调咨询师必须具有以下基本态度。

（1）真诚 这是帮助来访者心理健康成长的最基本态度和条件。所谓真诚，是对来访者开放、坦白、明朗，毫无掩饰和欺骗，而又适当、平静地表白此时此地自己内心的真实情感和态度，说出内心感受，而不是对来访者认定某个事实或做出某种判断。

（2）无条件积极关注 真正把每个来访者都当作有许多心理成长积极资源的人，不加任何评价判断，全面接纳对方积极和消极情感的表达，充分信赖、毫无怀疑地关切，唤起对方的充分信赖，促进自我探索和封闭心态的开放。这就要求治疗者不断保持和发展自己心态的开放，让对方得到这种感觉：你就在我的心里，我可以像对自己那样对你说话。

（3）共情 共情又叫同理心（empathy），共情不是同情，而是治疗者把自己的观点和价值放在一边，毫无偏见、成见地进入来访者内心世界，敏感地领悟对方内心活动的意义。共情既不是力图搜集隐秘资料，也不去揭露浑然不知的情感，既不造成威胁，也不增加依赖，而是作为对方自信心的伴侣，一起逐步进行对内心世界的自我探索和自我发现。这是逐步发挥建设性治疗作用的有效过程。

在操作技巧上，这一疗法反对操纵或支配来访者，主张在谈话中采取不指责、不评论、不干涉的方式，鼓励来访者言尽其意，直抒己见，以创造一个充满真诚、温暖和信任的心理治疗过程。具体做法：①会谈时治疗者不是以一个权威专家的面貌来分析和解释患者在言谈中所暴露的问题，而是以一个朋友的身份鼓励患者发泄内心的情感。对患者所说出来的事件不做任何评价和指引，而是对他所表达的情感做出反应。②在治疗过程中治疗者不做解释，很少提问题，也不回答问题，而是无条件地正面关心患者，使患者感到温暖。不管他暴露什么情感，总是充分理解和信任，犹如治疗者已进入患者当时的情感中，让患者看到治疗者是真诚和表里一致的，对他的谈话是感兴趣的。在这样一种气氛下患者没有顾忌地畅所欲言，逐渐从消极被动的防御性的情感中解脱出来，不再依靠别人的评价来判断自己的价值。由于每个患者都具有对自我实现的健康态度，所以一旦认识自己的问题的实质，就能发挥出自我调节和适应环境的潜在能力，改善了人际关系，达到了治疗的目的。③一般治疗时间和次数不固定，由患者自行决定。这一疗法也可集体进行（10人左右）。每周1～2次，集体治疗时，治疗者只能作为集体的一个成员参加。

（六）森田疗法

森田疗法（morita therapy）是日本慈惠医科大学森田正马教授于 1919 年创立，并由其弟子发扬光大，主要用于治疗神经症的一种心理疗法。它源于森田本人的神经症体验和多年的临床实践，具有浓厚的东方文化色彩，同时也结合了一些西方行为疗法的内涵。该疗法在国际上具有很大的影响，20 世纪 80 年代被引入中国。

1. 理论基础

（1）神经质　森田疗法主要适用于神经症，森田把神经症称为神经质。他认为任何人都存在神经质倾向，只有这种倾向过于强烈才称为神经质。森田正马依据症状把神经质分为三种类型：普通神经质，相当于现代的神经衰弱；强迫观念（含恐惧症）；发作性神经症，相当于现在的焦虑性神经症。

（2）疑病性素质　森田认为，神经症发生的基础是疑病性素质。所谓疑病性素质是指对自己的心身过分担心，是个体生存欲望的外在表现，是人人都有的一种性情。但是这种性情过于强烈时，就会形成一种异常的精神倾向，变成个人的不良素质，即疑病性素质。疑病性素质主要表现在精神内向和害怕患病两个方面。

（3）生的欲望和死亡恐怖　森田认为神经质的人"生的欲望"过分强烈，希望健康的生活、更好的生活、被人尊重、希望成为伟大的人、向上发展等。由于神经质的人"生的欲望"非常强烈，所以"死的恐怖"也非常强烈，形成生与死的矛盾观念。其表现是怕失败，怕患病，怕种种有价值的东西失去等，可以说这是神经质者所特有的心理病理学基础。

（4）精神交互作用　指个体因某种感觉偶尔引起对它的注意集中和指向，那么这种感觉就会变得敏锐起来，而这敏锐的感觉会进一步吸引注意集中于感觉之上，使感觉更加敏锐起来。于是，感觉和注意彼此相互促进，交互作用，致使该感觉越发强大起来。森田正马认为，具有疑病性素质的人，更容易通过精神交互作用形成某种顽固的症状。

2. 临床应用　森田疗法主要适合于神经衰弱、强迫观念、恐惧症、焦虑症以及某些心身疾病的治疗。目前，在日本有人开始将森田疗法用于抑郁症、精神分裂症、酒精依赖以及癌症的治疗。需要注意的是，无论是住院治疗还是门诊治疗，都应选择那些除表现为神经质症状之外，还具有某种程度的内省，自身也在积极做着努力，有从症状中解脱出来的强烈愿望的患者。

3. 治疗原则　森田疗法的治疗原则是"顺其自然"和"为所当为"。森田把与人相关的事物划分为两大类：可控制的事物和不可控制的事物。所谓可控制的事物是指个人通过自己的主观意志可以调控、改变的事物；而不可控制的事物是指个人主观意志不能决定的事物。森田疗法要求神经质症患者通过治疗，以学习顺应自然的态度，不去控制不可控制之事，如人的情感；但控制那些可以控制之事，还是应为所当为，如人的行动。"为所当为"是指在"顺其自然"的态度下，立即去做当下应该做的事情。

4. 治疗方法

（1）住院式森田疗法　传统的森田疗法一般采取住院的治疗形式，整个疗程分为四期，约 40 天。

1）第一期　绝对卧床期，把患者隔离起来，禁止患者与他人会面、谈话、读书、吸烟及其他消遣的活动。除进食和大小便外几乎绝对卧床。绝对卧床期为 4 天至 1 周，1 周仍没有效果的，可延长至 10 天或 2 周。此期间，患者尽可能地去想自己的一切，当所有烦恼的事情都想过后，再没有什么可想的了，就会出现一种无聊的感觉，产生特别想起床活动的欲望，这时便可以进入第二期。

2）第二期　轻作业期，此期继续禁止交际、谈话、外出，每天晚上卧床时间限制在 7 ～ 8 小时，白天一定到户外接触空气和阳光，大概需 4 ～ 7 天。要求患者从第二天晚上开始写日记，但不允许写有关疾病的问题，只写一天都做了什么和有什么体会，治疗师每天对日记进行批注，要引导患者避开对症状的关注，将注意力指向外部环境。当患者开始感到无聊，越来越渴望参加较重的劳动时，即可转入第三期。

3）第三期　重作业期，此期继续禁止患者交际、游戏等娱乐活动，但可随意选择各种重体力劳动，如拉锯、田间劳动、庭院劳动、手工等工作，与此同时继续要求患者读书和写日记，以 1 ～ 2 周为宜。此期主要指导患者在不知不觉中养成对工作的持久耐力，让患者在繁重的作业活动中，体验到"我能行"，同时使患者反复体验工作成功的喜悦，以培养其勇气，唤起对工作的兴趣。

4）第四期　生活训练期（出院准备期），此期患者可以外出参加实际生活和工作，晚上回到医院居住，并继续写日记，可以讨论病情的变化和治疗的体会，治疗师给予必要的指导和适应性训练，为出院后重返社会做准备。

（2）门诊式森田疗法　门诊治疗主要采取"谈话＋日记批改"的形式进行。治疗师与患者以一对一的交谈方式进行，一般一周一次或两次，每次半小时左右。治疗师在掌握患者生活史的基础上，尽可能理解患者的现实情况，鼓励患者面对现实生活，放弃神经质的抵抗症状的立场，认识到事物不以自己的主观愿望而转移，认识到接受症状的本来面目、不试图去控制，症状就会改观。最后鼓励患者要承担自己生活中应承担的责任。每次谈话结束后，要求患者按治疗师说明的道理去实践，并把实践的心得体会写在患者自己的"日记"里。

（3）森田理论集体学习会　指一些神经质患者和森田理论爱好者自发地成立了自助组织——生活发现会，在这个组织里大家一起学习森田理论，一起交流学习实践的体会，互相启发、互相帮助，共同提高。这种组织活动形式每个月一次或每两个月一次，已经成为森田疗法中不可缺少的组成部分。

（七）叙事疗法

叙事疗法（narrative therapy）由澳大利亚心理学家迈克尔·怀特（Michael White）和新西兰心理学家大卫·艾普斯顿（David Epston）于 20 世纪 80 年代末创立，是一种在当代备受关注的后现代心理治疗方法。叙事疗法将生活中人与人之间发生的故事置于治疗过程的中心，通过治疗师的引导性提问，让来访者重新叙述他们的人生经历，从而找到崭新却真实的生活，并获得身心的改变。

1. 理论基础　叙事疗法以后现代主义的思想为基础，挑战了理性主义、权威本位的现代主义世界观。叙事疗法的开创者认为，人们对他人和自己叙说的生命故事对于如何理解世界、选择生活方式、定义自我认同有着最深远的影响。这些生命故事常常被未经觉察和检视的社会规范及专家知识所扭曲。叙事疗法协助人们重新检视生命经验，通过局部知识和经验，产生对于生命经验更丰厚的"对比性描述"，扭转主流价值的影响。叙事治疗师站在一个"去中心化，但具有影响力"的位置，怀揣着好奇心，通过聆听去帮助身处于多元、复杂且在不断变动的当代世界中的人们重新建构生命故事，发掘对于生活的渴望，并且找到自己面对生命处境的方式。

2. 临床应用　叙事疗法可用于不同年龄的个体，目前广泛应用于家庭、社区、团体、企业、学校、临床康复、精神卫生中心等领域。主要适应证包括恐惧症、焦虑症、注意力缺陷／多动症、抑郁症、创伤后应激障碍、物质滥用、婚姻冲突和家庭矛盾等。

3.治疗方法　叙事疗法的治疗技术主要有以下五种。

（1）外化　外化强调的是将人与问题分开，即人不等于问题，问题才是问题。问题形成就是来访者将问题内化为自己的一部分，并产生消极自我认同的过程。外化就是要逆转问题形成的过程，将问题和自我认同剥离开来，让来访者感受到自己和问题是分开的。这时，来访者就会看到自己的技巧、力量、能力与承诺，并开始对问题采取对抗的行动，同时与治疗师合作，重写他们与问题的关系。外化打开了可能性，让人从一个不是充满问题的新位置描述自己、彼此和关系，让人更容易重新看待那些曾经控制他们生活的问题。这样，人就不是问题了，人和问题的关系就成了问题。

（2）解构　人们常常相信他们的问题源于个人缺陷，而不会考量社会、文化、经济和政治等因素对于他们生命和问题的影响。治疗师引导来访者检视、探究上述观点的过程就叫作解构。治疗师邀请来访者探索问题、感受想法的来龙去脉，以及它们的影响力和结果，从而为来访者提供从不同观点和角度看待自己故事的机会，以引出其他可能的叙事。所以，这个过程还有一个名称叫作"打开包装"。解构的目的是帮助来访者摆脱处于强势地位的问题／主线故事的支配。

（3）改写　主线故事增强了两难和冲突，并影响了人们对自己的看法。叙事疗法主张将焦点放在支线故事上，以帮助来访者逃离掌控着个人理解和生命的主线故事的影响。治疗师应对来访者叙说中不符合主线故事的元素保持警觉，通过针对这些元素的询问与讨论，发现人们的特殊意义事件。治疗师鼓励来访者把这些特殊意义事件串联起来，使之成为生命的支线故事，并在这个过程中重新调和主线故事，这个过程就叫作改写。通过改写，使来访者的故事产生新的意义，从而帮助他们重新建构积极的自我认同，并将积极正向的力量和自我认同迁移到现实生活当中。

（4）外部见证人　当来访者开始认同过去未曾诉说的支线故事时，可以通过治疗师组织外部见证人团队来丰富叙说过程。治疗过程可以以界定仪式的形式，由见证人团队分享他们对于来访者生命故事的看法，来访者在一旁聆听，接着团队成员聆听来访者对于他们响应内容的反馈。局外见证人的功能是：分享因来访者叙说而忆起的个人生命经验、丰富并增强来访者的生命故事。无法组成见证人团队的治疗师可以以不同的变通方式进行，例如邀请来访者的朋友或亲人参与治疗过程，或亲自担任外部见证人。

（5）治疗文件　通过对话而丰厚了的生命故事可能在惯性思考下消逝，生命故事的叙说版本也可能再次向最初的问题故事靠拢，此时，能够长久保存的治疗文件可以协助来访者记得刚发掘的支线故事。治疗文件由治疗师、来访者或其他重要他人撰写，记录来访者的进展、发现和新的观点。它可用于庆祝，以及确认改变和成果，也可协助人们摆脱他人强行灌输的专家知识。文件可以根据来访者的年龄和个别情况，选择以信件、宣言、证书或非文字形式呈现。

【知识链接 10-3：叙事护理】

叙事护理指的是护理人员通过对患者的故事倾听、吸收，帮助患者实现生活、疾病故事意义重构，并发现护理要点，继而对患者实施护理干预的护理实践。近年来随着整体护理观的兴起，叙事护理逐渐成为护理领域的研究热点。目前，叙事护理的具体实施方法仍处于探索阶段，学界尚未对此达成共识，主要有以下两种途径。第一种是将叙事疗法的理念和方法运用到临床护理工作当中。第二种则源自叙事医学的理念。叙事医学是由拥有文学博士学位的美国内科学教授丽塔·卡伦（Rita Charon）于2000年正式提出，其定义为"由具有叙事能力的临床工作者所实践的医学"；而叙事能力又是"认识、吸收、解释，并被疾病的故事感动而采取行动的能力"。该理念下的叙事护理通过关注、理解、反思、回应四个阶段对患者开展叙事实践。

第三节 中医心理疗法

中医心理疗法又称意疗，其历史悠久，内容丰富，在中医治疗学中占有重要地位，受到历代医家的高度重视。《黄帝内经》早就指出"心病还需心药医""善医者，必先医其心，而后医其身"；《东医宝鉴》中提到"古之神圣之医，能疗人之心，预使不至于有疾；今之医者，唯知疗人之疾而不知疗人之心，是犹舍本逐末不穷其源而攻其流，欲求疾愈，不亦愚乎？虽一时侥幸而安之，此则世俗之庸医，不足取也"。在长期的医疗实践中，中医总结出了一些简便易行、行之有效的心理疗法，已经成为临床心理治疗中的重要组成部分。

一、情志相胜法

情志相胜法是古代中医学中最典型而系统的心理治疗方法，首载于《黄帝内经》，曰："怒伤肝，悲胜怒；喜伤心，恐胜喜；思伤脾，怒胜思；忧伤肺，喜胜忧；恐伤肾，思胜恐。"

（一）情志相胜法的概念

情志相胜法是通过护士有意识地引发患者一种或多种暂时的情志，以克制、纠正另一种不良情志，有效地调节由情志产生的疾病，从而达到治病的目的。

（二）情志相胜法的治疗原理

情志相胜法是依据五行相克理论而产生的，基于不同情志之间的相互制约关系，通过以情胜情来治疗情志疾病的方法。

（三）情志相胜法的适应证

情志相胜法适用于各种情绪和情感障碍，如各种异常情况下的大喜、愤怒、忧愁、悲哀、思虑、恐惧、惊吓，甚至走向病态的狂喜、暴怒、过忧、极悲、穷思、盛恐、骤惊等，但不适用于严重的精神病患者。

（四）情志相胜法的应用

1. 怒胜思法 怒胜思法是指护士有意激怒患者以克制其病态情绪的一种疗法。"怒则气逆""怒则气上"（《素问·举痛论》）。怒者阳气升发，可治疗思虑过度而气机郁结、忧愁不解而情绪消沉、惊恐过极而胆虚气怯的情志病；也可逐瘀、泻毒以治疗瘀血阻塞、热毒内蕴等躯体疾病。如《后汉书》记录华佗疗郡守瘀疾、《吕氏春秋》记载文挚疗齐王痼疾、朱丹溪以怒制断女子相思（《丹溪翁传》），以及秦昌遇以怒透泻痘毒于肝气（《松江府志》）等案例，都以生动的事实充分证明了怒胜思法的效果。

【 知识链接 10-4：华佗的心理疗法医案 】

《三国志·华佗传》载，曾有一位郡守因思虑过度而患重病，请华佗医治并送以重礼。华佗与郡守之子商定，接受礼物但不予以治疗，不久就不辞而别，留下一封书信大骂郡守。郡守看完书信后大怒，命士卒追杀华佗，却未有华佗踪迹。郡守愤怒之下，吐黑血数升，所患之病却渐愈。事后其子告诉郡守，这是华佗使用的一种心理疗法，利用怒可以胜思、"怒则气上"的特点，治疗思虑过度所致郁结之病。

2. 思胜恐法 思胜恐法是指护士引导患者凝神思考，以摆脱和对抗病态情绪困扰的一种方法。思则气结，气聚而定，故可收敛凝结散乱消沉之气。《续名医类案》记录卢不远治沈君鱼的恐死病。沈某"终日畏死，龟卜筮数无不叩，名医之门无不造。一日就诊，卢为之立方用药，导谕千万言，略觉释然。次日清晨，又就诊，以卜当十日死，卢留宿斋中，大壮其胆，指菁山叩问谷禅师授参究法，参百日，念头始定而全安矣"。

3. 恐胜喜法 恐胜喜法是指护士采用一定语言或手段令患者产生恐惧心理，以消除因过度狂喜所产生的病态的一种方法。过喜则"神惮散而不藏"；"喜乐无极则伤魄，魄伤则狂"（《灵枢·本神》）。《儒门事亲》记述庄先生治一因喜乐过极而生病者，医生切脉后故意做惊讶状，佯装取药一去不返，使患者感到病入膏肓，无药可治而恐惧悲泣，抑制过喜，病则自愈。

4. 喜胜忧法 喜胜忧法是指护士采用各种幽默、逗人的语言，或使人兴奋的语言，使患者愉悦，以治疗悲伤、忧愁、思虑所导致的疾病。"喜则气缓"，"喜则气和志达，营卫通利"（《素问·举痛论》）。积极乐观的情绪能使气血和畅，阴阳调和。张子和治疗一患者因过度悲伤而致心中结块，痛不可忍，药皆无效。张子和学巫医的样子，又唱又跳，又开玩笑，逗引患者大笑不止，几日后结块皆散。张氏云："《黄帝内经》言忧则气结，喜则百脉舒和。又云喜胜悲，《黄帝内经》自有此法治之。"（《儒门事亲》）

【知识链接 10-5：张子和巧治厌食症】

传说金代名医张子和，善治疑难怪病，在当地名声很大。一天，一个名叫项关令的人来求医，诉其夫人患有一种怪病，只知腹中饥饿，却不思饮食，整日大喊大叫，怒骂无常，服用许多药却无济于事。张子和闻后认为此病服药难以奏效，嘱患者家属，找来两名妇女，装扮成演戏的丑角，故作姿态，扭扭捏捏地做出许多滑稽动作，果然令患者心情愉悦。患者一高兴，病就减轻了。于是张子和又嘱患者家属请来两名食欲旺盛的妇女，在患者面前狼吞虎咽地进食，患者看着看着，也跟着不知不觉地吃起来。就这样患者心情逐渐平和稳定，最后终于达到不药而治的效果。

5. 悲胜怒法 悲胜怒法是指护士运用各种语言或方法诱导患者产生悲哀情绪，以克制其原有愤怒过度所致之疾病。《黄帝内经》曰："怒则气上，悲则气下。"朱丹溪弟子贾氏治疗张某劳心之疾，注重情志调理，如恼怒时使其悲伤以制怒、悲伤太过则设法引其高兴等法，用五行相生之理来调节五志，配合针药，终于达到治愈的目的（《古今图书集成》）。

二、言语疏导法

言语疏导法体现了中医辩证唯物的形神一体观，以及心身并治的治疗思想。自古以来，言语疏导法是中医治疗心身疾病的重要方法之一，医生都会自觉或不自觉地运用此法，故其应用范围极广。

（一）言语疏导法的概念

言语疏导法是护士针对患者的病情及其心理状态、情感障碍等，采取语言交流方式进行疏导以消除患者致病心理因素，从而纠正患者不良情绪和情感活动的方法。

（二）言语疏导法的治疗原理

言语疏导法通过正确运用语言工具，对患者进行说理开导、启发诱导来改变患者的不合理认知，调整病态心理环境、强化心理效应，进而达到治病目的。

（三）言语疏导法的适应证

言语疏导法主要适用于因疑神疑鬼、妄织幻想、惊恐迷惑、情志不遂等所致的情绪疾患，或某些轻微小疾，通过解除思想负担、转移情志、调动神气即可治愈的病症，但不适用于严重的精神病患者。

（四）言语疏导法的应用

《灵枢·师传》指出："人之情，莫不恶死而乐生，告之以其败，语之以其善，导之以其所便，开之以其所苦，虽有无道之人，恶有不听者乎？"文中提到四个方面的主要内容：第一，"告之以其败"，即告知疾病产生的原因、疾病的性质、疾病的危害和病情的程度，引起患者对疾病的注意，使患者对疾病有正确的认识和态度；第二，"语之以其善"，即指出治疗疾病的正确途径和有效方法，以增强患者战胜疾病的信心；第三，"导之以其所便"，即根据患者具体情况提出相应的治疗措施和调养方法；第四，"开之以其所苦"，即开导劝慰，排除苦闷，克服消极心理，树立积极态度。

总之，通过言语疏导改变患者的认知状态，使患者能认识所患疾病的原因、性质和规律，改变患者在治病过程中的消极被动状态，充分发挥主观能动性；树立战胜疾病的信心和形成乐观的态度；指导和启发患者消除病后心理因素造成的心理症状。

三、移精变气法

《素问·移精变气论》云："古之治病，惟移精变气，可祝由而已。"移精变气法是古代一种"祝由"形式的心理治疗方法。

（一）移精变气法的概念

移精变气法亦称移情易性法，指护士通过各种方法转移和分散患者精神意念活动的指向，即通过排遣情思，改易心志，移易精气，变利气血，从而缓解和消除由情志引起的疾病的一种心理疗法。

（二）移精变气法的治疗原理

人的注意分为有意注意和无意注意，护士可以通过调动患者的有意注意，也可以利用突然的刺激使患者产生无意注意，从而改变患者原来的注意中心。

（三）移精变气法的适应证

移精变气法可以缓解各种应激情绪障碍，不仅适用于心身疾病患者，而且对一般疾病患者也有积极的治疗作用，如果运用得当，还能治疗多种慢性疾病，对一些器质性疾病也会有较好的效果，但不适用于偏执障碍患者。

（四）移精变气法的应用

移精变气法的原则为移心法，即："人能于病中移其心，如对君父，慎之静之，不药而愈。"（《续医说》）金代医家张子和曰："先问其所好之事，好棋者与之棋，好乐者与笙笛。"其曾治疗一喜爱天文地理的腹泻患者，不与针药，而大谈日月星辰之运行，气候变化的奇观，风土人情的趣闻，使患者入神倾听，竟忘记了腹泻之病，这就是一个生动的案例（《儒门事亲》）。《灵枢·杂病》曾载："哕，以草刺鼻，嚏，嚏而已，无息而疾引之，立已；大惊之，亦可已。"此为用大惊之方法治疗一般的呃逆不止，亦属转移注意力的心理治疗方法。

移精变气法的实施，须结合患者不同的心理特点、不同的病情、不同的爱好等灵活运用，方能获得良好效果。

四、暗示解惑法

（一）暗示解惑法的概念

暗示解惑法亦即意示疗法，是护士采用含蓄、间接的方式，对患者的心理状态产生影响，以诱导患者"无意中"接受医生的治疗性意见，或产生某种信念，或改变其情绪和行为，引导气机的运行，从而达到治疗疾病的目的的治疗方法。

（二）暗示解惑法的治疗原理

与弗洛伊德（Sigmund Freud）的精神分析理论相吻合，暗示解惑法通过条件反射、人的模仿本能、简单联想等方式，使外界信息绕过意识而直接影响潜意识。

（三）暗示解惑法的适应证

暗示解惑法适用于疑病症、癔症、恐惧症、焦虑症等神经症，也可用于疼痛、高血压、哮喘等心身疾病的治疗，但不适用于出现幻觉和妄想的严重精神病患者。

（四）暗示解惑法的应用

中医学中的暗示解惑治疗方法多种多样，如祝说病由、以诈治诈、假借针药、占梦分析等都是以暗示或解惑为主的治疗方法。

祝说病由指医者分析病之缘由，并告诉患者，让其减轻对疾病的精神负担、唤起其乐观情绪的方法。此法虽被巫医所利用披上神秘、迷信的色彩，但其用符号、舞蹈和抓住患者心理的设计技巧，大都包含暗示的原理以取信于病者。虽然人们的心理文化背景各异，然而暗示性则是心理的普遍现象。只要患者对这种疗法具有信念，该疗法或手段就会有效。同时施术者必须具有一定的医学知识和洞察患者心理和病情的能力，善于分析推测、构思设计和应用语言形体技巧等恰如其分的方法来进行治疗，以获得患者的信服，充分发挥暗示的效应。亦即《灵枢·贼风》所说："黄帝曰：其祝而已者，其故何也？岐伯曰：先巫者，因知百病之胜，先知其病之所从生者，可祝而已也。"

诈病是指假病、装病。以诈治诈法源于张仲景的《伤寒论》，章虚谷释其义为："向壁卧，其人安静也；不惊而起，左右眄视，身健心清也；问其病状，三言三止，吞吐支吾，无痛苦可说也；脉之咽唾，无呻吟声，而脉自和，则灼知其为诈病矣。即以危言恐之，彼畏毒药针灸，其病自愈，是以诈治诈之妙法也。"张景岳认为，对此病"唯借其欺而反欺之，则真情自露，而假病自瘳"。

【知识链接 10-6：范文甫善治假病】

清代名医范文甫，人称医林怪杰，不但治病有方，而且治假病更有诀窍。戴某之妻，平素心胸狭窄，常因一些琐碎小事生闷气，且记仇心甚强。一日，戴某匆匆忙忙地来到范医生寓所，称其妻突然患重病，卧床不起，不食不语，要求速去急救。范医生立即随病家前往，经过望形色、察病情、切脉象、观舌苔等细心诊断，一切正常。根据病妇的性格特点，范医诊其为装病。走到戴妻床前，故作惊骇之状说："你病情很危重，重至药物都将无法医治的程度，现配方取药已来不及，须速取粪缸中之陈汁，煎上一大碗灌服，事不宜迟，迟则难以挽救。"说完扬长而去。回到寓所，范医生笑着对他的学生说："今日出诊，见一位装病的妇人，给她开了一剂灵丹妙药，我走后她定会立即起床大骂，今后其再不会装病。"次日，果闻戴某的妻子在医生离开后便从床上跳起，破口大骂而愈。范医生对学生说："诊脉须细心体验，处方要周密考虑，不可胆小，也不可大意，勿因重病而退缩，这样才能治好患者。"

由于疑惑或误解而造成的病症，一般可经过破疑释误、释疑解惑而使真相大白，心因解除后病即可自愈，如杯弓蛇影。又如疑虑深痼，难以轻信解释时，假借针药，以谎释疑，可以奏效。《古今医案》记载吴球治疗一患者，因醉后饮用内有小红虫的水而疑郁成疾。知病生于疑，吴球遂用红线剪断如蛆状，加巴豆作成丸，病者服后将泻出物中的红线误当作蛆虫，疑虑顿失，病渐转愈。

五、顺情从欲法

（一）顺情从欲法的概念

顺情从欲法是护士通过满足患者平凡的意愿、感情和生理需要来达到祛除心理障碍的一种心理治疗方法。

（二）顺情从欲法的治疗原理

马斯洛（Abraham H.Maslow）的需要层次理论告诉我们：人类天生便具有生理需要、安全需要、归属和爱的需要、尊重的需要和自我实现的需要。这五种需要是人类最基本的需要，也是天生的、与生俱来的，并成为激励和指引人类行为的力量，患者亦是如此。当患者的这些需要不能得到有效满足时会引致一定的情志病变，此时可以通过满足患者的需要而予以治疗。

（三）顺情从欲法的适应证

顺情从欲法主要适用于由情志意愿不遂所引起的心身疾病。

（四）顺情从欲法的应用

明代李渔认为，医无定格，救得命活，即是良医，医得病愈，便是良药。所以一物与一事均可以意为医。其《闲情偶寄》曰："一曰本性酷好之物，可以当药。二曰其人急需之物，可以当药。三曰一心钟爱之人，可以当药。四曰一生未见之物，可以当药。五曰平时契慕之人，可以当药。六曰素常乐为之事，可以当药。七曰生平痛恶之物与切齿之人，忽而去之，亦可当药。"

　　古代的养生家认为：对生命的保养要顺从其情绪意志，满足其心身需要，做到欲从愿遂。但顺并非无原则，它应考虑三个条件：①是否合情合理，符合人的正常需要。②是否现实可行。③是否适度适量。也就是说对患者的欲望应加以分析，对于合理的欲望，且客观条件也允许时，应尽力满足其所求或所恶，如创造条件以改变其所处环境，或对其想法表示同情、理解、支持、保证等。

　　从古至今，中医心理疗法已经积累了大量的临床实践经验，广泛用于疾病的治疗和护理当中，许多疗法与现代心理治疗方法有着惊人的相似之处。然而，上述这些传统中医心理疗法与现代心理疗法相比，有着较为明显的自发性、经验性的特点，缺乏系统的理论基础和完善的操作方法。因此，在研究和使用上必须坚持"去粗取精、去伪存真"的原则，形成具有中国本土化的、中医特色的心理治疗体系。

【复习思考题】

1. 简述心理咨询的原则。
2. 简述心理咨询的形式。
3. 试述精神分析疗法常见的心理治疗方法。
4. 简述系统脱敏疗法的主要步骤。
5. 简述森田疗法的临床应用及治疗原则。
6. 试述中医心理疗法与现代心理疗法的异同点。

第十一章
临床心理护理实施

扫一扫，查阅本章数字资源，含PPT、音视频、图片等

随着医学模式的转变，以疾病为中心的功能护理正转向以患者为中心，涵盖生理、心理、社会全方位的整体护理模式。心理护理是整体护理的核心内容之一，其是否有效实施直接关系到整体护理质量。心理护理贯穿于临床护理的全过程，涉及护理实践的各个环节。

第一节　心理护理概述

心理护理的基本理论是指导临床心理护理工作的重要依据，只有弄清心理护理的一系列基本理论问题，掌握心理护理流程与实施步骤的基本要领，才能有效地做好临床心理护理工作，顺利实现现代护理模式的总体目标。

一、心理护理的定义

（一）心理护理的定义

心理护理（psychological nursing）是指护理全过程中，护士通过各种方式和途径（包括主动运用心理学的理论和技能），积极影响患者的心理活动，帮助患者在自身条件下获得最适宜的身心状态。

心理护理的概念有广义和狭义之分。广义的心理护理，是指不拘泥于具体形式，给患者心理活动以积极影响的护士的一切言谈举止。狭义的心理护理，是指护士主动运用心理学的理论和方法，按照程序，运用技巧，帮助患者达成其最适宜身心状态的过程。

帮助患者获得最适宜的身心状态是心理护理的最终目标。但"最适宜的身心状态"取决于患者自身的主观体验和个性特征。每个人的先天素质不同，后天教育和训练、个体成长的环境、生活方式、学习机会、社会实践、个人主观能动性等诸多方面也是不同的，因此形成了个体的独特性。例如：有人偶染微恙就终日愁眉不展，有人身患绝症却始终笑对病魔。所有这些都会造成因其需要不同、动机不同，对待疾病的心理及行为反应也不同。心理护理是在观察疾病发展特点的基础上，了解在疾病发展中所表现的认知、情绪、行为反应的个体特征，以采取有效的心理护理方式，促进患者获得最适宜的身心状态。

患者适宜的身心状态并非是一个绝对值，而是一个动态的相对值，它可能随时因患者的病程或一切可能影响患者主观体验的因素而上下波动。一方面，疾病是一个不断发展的过程；另一方面，人的心理要求和情绪变化也是个动态的过程，随时都会产生新的心理问题。因此，心理护理是随着疾病的发展、生活的变化而解决老问题、发现新问题的动态发展过程。

（二）心理护理概念的内涵

心理护理是整体护理的核心成分，贯穿于临床护理的全过程。心理护理强调运用心理学的理论和方法，充分发挥护士与患者密切接触的专业优势，要求实施者紧密结合临床护理实践，致力于解决患者的心理问题，为患者营造良好的身心健康氛围等。

但仍有人对心理护理内涵的理解存在误区，有人将心理护理等同于心理治疗，认为所有护士均需接受心理咨询与心理治疗等系统培训；有人把心理护理等同于做思想工作；有人强调工作忙，时间紧，无暇顾及心理护理。这些片面理解也阻碍了我国临床心理护理的深入发展。正确理解心理护理的概念应注意以下几个方面。

1. 心理护理不同于心理治疗   心理护理与心理治疗是两个既有联系亦有区别的不同概念。二者虽有共同的实施对象，但各自侧重点不同。心理治疗侧重神经症、人格障碍等精神异常患者的诊治研究，主张运用心理学的理论和技术，协同精神医学专业治疗有精神障碍的患者；心理护理则更侧重精神健康人群的心理保健，强调对心身疾病、躯体疾病而无明显精神疾患的患者及健康人群提供心理健康的指导或干预。心理护理是运用于护理领域，有别于心理治疗的独特概念，实施心理护理，不宜模仿或照搬心理治疗技术，须有自成体系的先进科学理论和规范操作模式。

2. 心理护理不同于政治思想工作   有人将心理护理认为是做思想政治工作，因为政治思想工作是靠谈话来改变人的观点和行为反应。尽管两者有联系，最终目标都是为了培养健全的、为社会所接纳的、能发挥自己潜能的有用之才。但两者的区别是：政治思想工作的理论基础是马列主义、毛泽东思想，而心理护理的理论基础是指导实践的临床心理护理理论；政治思想工作肯定社会和集体的利益，强调个人对社会和集体的适应和服从，而心理护理肯定个人的价值，强调以患者的利益为出发点，帮助患者在自身条件下获得最适宜的身心状态。

3. 心理护理并不限于护患交谈   许多护士把护患交谈作为心理护理或心理干预的唯一可用方法，大多数护士认为心理护理就是耐心地给患者解释和交谈等。护患交谈固然是心理护理的有效方法之一，能在适当时机让患者不良情绪得以宣泄。但是，心理护理不限于泛泛的护患交谈，在护理过程的每个环节，只要能积极地影响患者心理活动的一切举止行为、方式方法、理论技术，都可以称为有效心理护理的措施。

4. 心理护理不同于躯体护理   由于人具有生物和社会的双重性，疾病的发生、发展既受生物因素的影响，又与心理、社会因素密切关联。因此，对患者除必要的躯体护理外，还应做到细致的心理护理。心理护理与躯体护理的目的都是促进康复和增进健康。心理护理强调心理学的理论和方法与护理实践紧密结合，并使之成为心身康复的增强剂。实践证明，心理护理只有与躯体护理紧密地结合，才能在护理的全过程中增进服务对象的身心健康。例如腹壁结肠造口的护理，要求护士教会患者自行处置腹壁肠造口的操作技巧（躯体护理），并对患者关心、体贴（心理护理）。

二、心理护理的目标

人在患病后，病痛困扰及社会角色的转变、住院后环境的改变，均会使患者产生特有的心理需求和反应，这就需要护士在与患者交往过程中，通过良好的言语、表情、态度和行为，影响患者的感受和认知，改变其心理状态和行为。

（一）满足患者的需要

心理护理的基本任务在于察知患者与疾病有关的需要内容和程度，以及需要得不到满足与疾病发生发展的内在联系，以协助患者获得这些需要或正确对待失望和困难。从某种角度来看，康复的过程就是有关需要得到满足的过程。如果患者的需要得不到满足，就会有行为异常的表现，如焦虑、疼痛、感觉剥夺、无能为力、丧失、绝望、敌意、愤怒、孤独、躯体形象改变及对环境适应不良等。因此，满足患者的需要便成为心理护理的一个重要内容。

（二）协助患者角色适应

如果患者的角色行为存在适应问题，在很大程度上会影响疾病的预后和转归。发病初期，应促使患者适应患者角色；在疾病的发展过程中，有的患者病情不见好转，甚至恶化，更严重的是患者得知身患绝症后会产生恐惧、焦虑甚至绝望心理，产生轻生念头，均会导致角色行为异常的发生；有的患者角色行为缺如或减退，病情稍好转即过早活动，致使病情加重；在治疗后期，还要帮助患者做好患者角色向社会角色的转化。

（三）调节患者的情绪

让患者学会调节情绪的方法，包括积极情绪的培养和消极情绪的调整。

1. 培养积极情绪　①创造能表达情绪的环境，如听音乐、与挚友畅谈、给亲朋好友写信等；②发展积极的自我感觉，从生活中去体验积极的感受，如幸福感、愉悦感、对生活充满热情和渴望等；③学会有效地解决问题的方法，并因此感受快乐。

2. 调整消极情绪　①改变对疾病的不合理认知，让患者了解有关疾病的科学知识，增强战胜疾病的信心；②学会面对病情不焦虑、不回避，积极应对，合理解决；③遇到困难时，学会寻求医务人员或家人、朋友的支持和帮助；④疏泄不满情绪，有助于情绪的稳定和解除敌意。

（四）处理患者的身心反应

对患者来说，疾病本身就是一种应激事件，会带来诸多心身反应，如疼痛、失眠等。处理疼痛除了必要时使用止痛药和镇静药外，最有效的办法是心理暗示和采用抚摸、与患者交谈、欣赏音乐、看电视等转移注意力的方法止痛。疾病带来的功能或解剖结构的丧失而导致身体的变化，心理护理的目标即为协助患者接受身体的改变，鼓励其参与治疗，学会自己照顾自己，并争取社会支持和亲属的配合。

（五）增强患者的适应和应对能力

心理护理的最终目标是增加患者的适应和应对能力，调动患者战胜疾病的主观能动性，促进和维护健康。有效的心理护理就是帮助患者建立适宜的适应、应对行为模式。如使患者预先了解所要发生问题的性质，并主动地寻求帮助，采用自我保护的行为来对付困境等。增强患者的适应和应对能力有利于机体向康复的方向转化。

三、心理护理的原则

（一）交往性原则（communication principle）

心理护理是在一系列护患人际交往的过程中实施的，通过交流，护士一方面为患者提供心理支持，有利于减轻患者焦虑、恐惧等心理反应，消除孤寂，提高心理适应能力；另一方面可以帮助患者协调好诊疗活动中的各种人际关系，努力营造充满关爱与鼓励、宽松而融洽的治疗环境。

（二）针对性原则（pertinence principle）

心理护理无统一模式，护理人员应根据患者在疾病不同阶段所出现的不同心理状态，结合其个性特征，分别有针对性地采取各种措施。为此，护士要在交往中善于观察，多与患者交谈，启发患者自诉，必要时还可以使用心理测量方法，及时掌握患者的病情和心理状态。

（三）启迪性原则（enlightenment principle）

心理护理不是一种替代过程，而是协助和促进患者提高对疾病的认识，自觉转化行为，并积极建立和发挥自我护理能力的过程。因此，要求护士：一是通过启迪调动患者的主观能动性；二是帮助患者树立正确的健康观，消除对疾病的错误认识、错误观念，促使其在治疗过程中变被动为主动。

（四）动态性原则（dynamic principle）

心理护理应遵循疾病发生、发展和转归的规律，把握好疾病各阶段患者出现的心理反应，及时调整心理护理的方案与干预措施，灵活有效地运用心理学的知识与技能。因此，护士针对患者心理活动的动态性做出灵活应变的能力也很重要。

（五）保密性原则（confidentiality principle）

心理过程常常涉及患者的隐私和秘密，如生理缺陷、性病、家庭特殊情况等，这些隐私和秘密是在患者充分相信护士会为其保守秘密的前提下才会向护士诉说和讨论的。因此，尊重患者的隐私，为患者保守秘密，既是对患者的尊重，也是护士完整收集资料，深入了解患者心理问题根源的需要，是进行有效心理护理的前提。如护士不得不将患者的具体材料公布于众，在学术活动或教学中需要引用时，应隐去患者的真实姓名等。

（六）尊重原则（respect principle）

被他人尊重是人的基本需要，患者来自社会的各个阶层、各个行业，社会角色也不同，但都仅仅是社会分工的不同，无高低贵贱之分。护士在实施心理护理时，无论患者的年龄、性别、职业、社会地位、国籍、容貌、经济水平如何，都应一视同仁，真诚热情，措辞得当，语气诚恳温和，使患者感受到尊重，切勿区别对待，嘲讽讥笑，伤害患者的自尊心。

（七）自我护理的原则（self-care principle）

美国护理学家 Orem 认为，护理是预防和治疗人的自理缺陷的学科，护理的最终目的是使人达到最大限度的自理。自理原则主要体现在两个方面：第一，通过心理护理消除患者的心理依赖感,使患者达到最大限度的心理自理;第二,自理是心理健康的标志之一,鼓励患者在生活各个方面自理,可促进其心理健康程度的提高。因此,在心理护理中,护士应根据患者的自理需要和自理能力的不同而采取不同的干预策略,突出患者的主体作用,引导患者参与到自身的治疗和护理活动中。

四、心理护理的实施形式

临床心理护理的实施形式可依据不同的方法进行分类,常用的分类形式有以下两种。

(一)个性化心理护理与共性化心理护理

个性化心理护理是指目标明确,针对患者的实际情况,解决个性化的心理问题。要求护士准确了解患者在疾病过程中表现的不良心理反应,采取因人而异的有效干预对策,如针对心肌梗死患者的极度恐惧的心理问题,必须通过个性化心理护理,迅速解除患者的严重心理负荷。共性化心理护理则是针对性不是很强,主要用来解决患者的共性心理问题的心理护理,如手术患者的心理护理、住院患者的心理护理、精神病患者的心理护理等。共性化心理护理要求护理人员善于归纳和掌握同类患者心理问题的共性规律,对其潜在的心理问题做预防性干预,以免患者发生严重心理失衡。心理护理既要把握患者心理的共性问题,又要注意患者的个性化特征。

(二)有意识心理护理与无意识心理护理

有意识心理护理是指护士自觉地运用心理学的理论和技术,通过设计的语言和行为,如有益的暗示、确切的保证、合理的解释等,实现对患者的心理支持、心理调控或心理健康教育的目标。如根据患者的特别需要,运用心理学原理设计规范化指导语,可收到良好的效果。它要求实施者必须具备心理护理的主动意识和接受过专业化培训。无意识心理护理是指在护理程序的每一个环节中,随时可能影响患者的一切操作和言谈举止,包括建立良好的护患关系等,无论护士本身是否已意识到,都可能在发挥心理护理的积极效果,如有患者说"护士的一个微笑,胜过一剂良药",因此要求护士要随时注意自己的一切言谈举止,努力使之成为患者身心康复的强化剂。

五、心理护理与整体护理

(一)心理护理是整体护理的核心成分

整体护理是以现代护理观为指导,以患者为中心,强调护理是发现患者现存或潜在的生理、心理、社会、文化等方面的健康问题,并解决这些问题。随着社会的进步,人们逐渐意识到心理问题与躯体疾病需要同等对待,许多心理问题可直接影响自身的健康水平,有的甚至起到了决定性影响,很多疾病属于心身疾病。在整体护理中,如果没有心理护理消除或减轻患者的不良情绪、及时对心理危机进行干预,就很难取得满意的效果,因此,心理护理在整体护理中有不可替代的作用,已成为整体护理的核心成分。

(二)心理护理在整体护理中具有独特功能

心理护理为患者改善不良情绪,提供心理支持,预防或减少患者身心健康的损害等。心理护理可独立操作,也可与其他护理方法同步展开,但不宜脱离其他护理方法单独存在,而是必须与其他护理方法密切联系,与其他护理方法有机结合,二者相得益彰,才能充分展现心理护理在促进人们身心健康中的独特功能。

（三）心理护理贯穿整体护理始终

患者的心理变化不仅与疾病发展伴随，并且是一个动态发展的过程。如有些"呼吸机依赖综合征"的患者在呼吸机撤除前、后可因心理因素致呼吸中断甚至危及生命。有的患者虽然躯体疾病治愈，但出院后仍有心理困扰。因此，为实现整体护理的目标，心理护理应贯穿整体护理始终，及时发现患者现存或潜在的心理问题，掌握患者心理活动的特点和规律，分析心理问题的主要原因，减轻同时备受躯体疾病折磨患者的心理压力，解决心理问题，促进其身心健康。

六、心理护理的基本要素

所谓心理护理的基本要素是指对心理护理的科学性、有效性具有决定性影响的关键因素，即心理护理的主体（护士）、心理护理的客体（患者）、心理护理过程中问题解决的方法体系（心理学知识）和心理护理的具体目标（患者心理问题）。许多因素都会对临床心理护理的实施效果产生影响，如患者亲属、医生及其他工作人员等，但上述四个基本要素则是启动心理护理运转系统的四个前提条件，它们相互依存，彼此相扣，构成环状的运转系统（图11-1）。

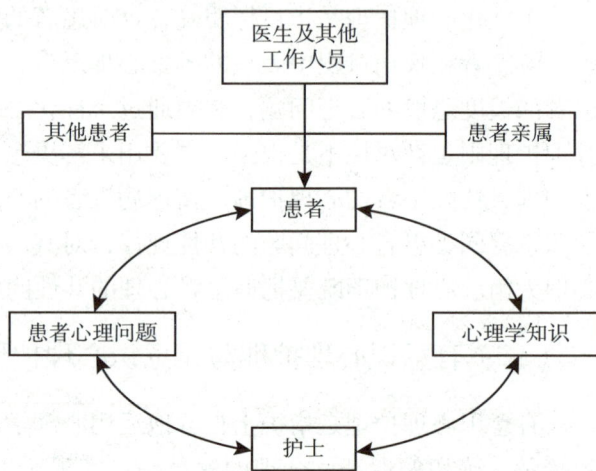

图 11-1　心理护理的基本要素简图

（一）护士

护士积极的职业心态是心理护理氛围优化的关键。护士在职业角色扮演中，应始终如一地保持较稳定、健康的、积极的职业心态，能较主动、富于同情心地关心患者病痛，凡事多替患者着想，擅长把心理护理的效应渗透到护理过程的各个环节。护士积极的职业心态可具体地体现在：职业微笑、对患者病痛的真诚关心、甚至为了患者护士能够忍辱负重等方面。

积极的职业心态被视为"最本质、最基础的心理护理"要素，其作用在于：

1.变"要我做"为"我要做"　无论多么先进的护理模式，都要通过临床护士的主观努力去实现。在实施心理护理的过程中，护士的职业心态越积极，越是能充分调动其巨大的内在潜能，工作就越具有主动性和创造力，工作的水准和质量就越高，护理效果就越好。心理护理的实施及效果在很大程度上受制于护士的职业心态。积极的职业心态，可以变"要我做"为"我要做"，其心理护理效果必定截然不同。因此，积极的职业心态可谓要素中的要素，是要素之本、要素之源。

2.营造和优化"患者身心适宜状态的氛围"　积极的职业心态还将对形成良好护理氛围具有决定性影响。这种特定的人际氛围是直接影响患者身心康复的最重要的社会环境因素。而"患者身心适宜状态的氛围"的营造和优化，又取决于护士积极、稳定的职业心态。因此，只有具备积极职业心态的护士，才会更加关心患者，才会自觉地要求自身言谈举止有益于患者的身心状态，才会散发强烈吸引患者与之交往的人际魅力，从而赢得患者的尊重和信赖。

3.不断提升护理人员自身素质和能力　积极的职业心态还将促使护士努力掌握心理护理的新

理论、新知识、新技术，深入研究患者的心理问题、心理反应规律，主动探索心理干预对策，不断提升护士自身素质和能力，持之以恒地为患者提供心理支持。

（二）心理学知识

临床心理护理是否有效，很大程度上取决于护士能否较好地掌握临床心理护理的理论和新技术，可以说心理学理论和技术是心理护理科学实施的指南。一般的说教或开导、经验之谈的劝慰或保证，均无法替代专业理论知识和操作技能对临床心理护理实践的科学指导。只有较系统地掌握心理护理的专业知识和操作技能，才能较准确地把握患者心理反应的一般规律；才能较深入地分析具有较大个体差异的患者心理失衡的个体原因；才能较科学地评估患者心理问题的主要性质、反应强度及其危害程度；才能较恰当地选择有的放矢的心理干预对策；才能将多年积累的宝贵的临床经验上升到理论高度继而指导实践，最充分地展现心理护理的最大价值，实施心理护理的基本目标才能顺利实现。

【知识链接 11-1：针对一位晚期肝癌患者的不同心理护理方式】

某大学教授，男，45岁，博士生导师，国家重点学科带头人，国家重大科研攻关项目首席科学家，平素身体健康，婚姻美满，家庭和睦，孩子年幼。在一次例行健康体检中，他被确诊为晚期肝癌。一向事业顺利、家庭和美的他一时无法接受残酷的现实，陷入了极度绝望。

此时，面对这位患者，护士该怎样做？通常有以下几种较典型做法：

1. 护士甲：对该患者的处境十分同情和关注，很想用满腔热情帮助患者减轻意外打击造成的巨大心理压力，她对患者较多地采用了"树立共产主义人生观"的宣教。

2. 护士乙：凭借丰富的临床经验，引用心理治疗的基本技术，用"解释、安慰、保证"等方法劝慰患者，用"早期可以治愈"的话语给患者增添生存的希望（保证技术）等。

3. 护士丙：了解此类患者面对突然打击时的强烈情绪反应大多比较短暂，她边守候在患者身边，边观察患者的情绪反应；能即时与患者做适度沟通，较充分理解患者的内心冲突，运用各种方法收集该患者的许多信息，基本判定该患者具有知书达理、热爱家庭、热爱生活等特点；打算选择适当时机，通过进一步的临床观察和必要的心理测验，对患者的人格特征做更深入的了解（内向或外向、乐观或悲观），选择适用于该患者的心理危机干预对策。

针对上述三种典型做法，您是如何理解的呢？

（三）患者心理问题

准确评估患者的心理问题是优选心理护理对策的前提。为此，首先要解决患者心理问题的内涵界定。在当前临床心理护理中，对各类患者心理问题的分析，多关注患者那些一般的、非典型的常见消极心态方面，如焦虑、忧郁、恐惧、担忧等。以恐惧为例，从临床实践中可知，它并非是所有患者心理状态的本质特征。即使患者都具有恐惧这种消极心态，但其性质、程度及对患者造成的负面影响却相差甚远。如果在护理工作中抓不住患者心态的本质特征，不能辨识出各类患者产生恐惧的主导因素，就不能优选出消除患者恐惧的具体对策。因此，针对患者特异性的、个性化的心理特征进行分析，厘清其性质和程度上的个体差异，并探究其成因，才能为患者心理问题的准确评估提供依据，从而便于选择适宜的干预对策。

（四）患者

心理护理的实施能否获得明显疗效，很大程度上取决于患者能否主动积极地配合。如果患者对护士建立了信任，那么其对心理护理的合作性就会加强，心理护理的实施效果才会好。若护士得不到患者的信任与合作，即使她对患者心理问题有较准确的评估和较高明的对策，最终也只是孤掌难鸣、纸上谈兵，难以真正获得实效。能否取得患者的密切合作，主动权掌握在护士手里，护士除需以职业角色的影响力赢得患者信任外，还应注重了解患者的个性特征，尽可能采用其较易接受的实施方式。首先，护士必须尊重患者并保护其隐私。其次，护士在了解患者感受或与患者互动时，应语气温和，多鼓励引导，注意沟通技巧，不可质问患者或对患者不愿提及的事刨根问底。此外，对个别有需要的患者，护士应充分考虑其习惯方式，选择适宜的场合、方式实施个别干预。患者的信任与合作应是主动行为，护士可鼓励、引导、影响、激发其合作意念，但不可强迫，命令患者合作，那样只会适得其反。

第二节　临床心理护理的实施程序

心理护理的实施程序是以护理程序为基础，针对患者现存或潜在的心理健康问题、心理需要及心理状态，应用护理心理学的理论和方法，进行有计划、系统地心理护理，使其达到最适宜身心状态的动态过程。心理护理的程序由建立良好的护患关系、心理护理评估、心理护理诊断、制订心理护理计划、实施心理护理计划、心理护理效果评价、确定新的方案七个步骤组成。

一、建立良好的护患关系

把建立良好的护患关系置于心理护理基本程序的首位，是要求护士在实施心理护理的过程中，始终把建立良好的护患关系放在头等重要位置，并贯穿心理护理过程的始终。此环节主要注意两个方面。

（一）遵循伦理学三原则

护士应奉行心理护理的伦理学三原则，切实做到临床心理评估与干预过程中"无损于患者身心健康，不违背患者主观意愿，不泄露患者个人隐私"，才能赢得患者的信任，赢得患者的友好与合作。

（二）有效的沟通技巧

指护士运用语词沟通和非语词沟通等人际交往技巧，主动与患者建立和谐融洽的关系。语词沟通方面，护士应注重语言修养，如文明礼貌性用语、安慰性用语、治疗性用语、规范性用语；非语词沟通方面，护士应善于应用肢体语言如面部表情、目光接触、健美姿态、恰当手势、人际距离、触摸等技巧，促成患者的适宜身心状态。

二、心理护理评估

心理护理评估是贯穿整个心理护理过程最基础、最关键的一步。护士通过访谈法、观察法和心理测验等方法，有目的、有计划、全面系统地收集资料，将患者的个性特征、心理需要、现存的或潜在的心理社会问题等和异常生理信息有机地结合起来，为下一步心理护理活动提供可靠依据。评估内容主要包括以下几个方面。

1. 一般情况 性别、年龄、民族、文化程度、职业、婚姻及家庭状况、宗教信仰、生活习惯及有无特殊嗜好等。

2. 生理功能

（1）有无躯体疾病评估，体重、营养与代谢、排泄功能、活动与锻炼、过往所患疾病史、家族遗传病史、两系三代有关心理行为问题的情况，是否有酗酒、吸毒、药物滥用等。

（2）自主神经功能评估，了解患者是否有睡眠、食欲、精力、体力、性功能等身体功能的改变。

3. 心理功能

（1）认知方面 ①认知功能障碍的评估，包括感觉障碍（如感觉减退、感觉增强）、知觉障碍（如错觉、幻觉）、注意障碍（如注意力减退）、思维障碍（如思维迟缓、妄想）、记忆障碍（如遗忘、错构）、定向力障碍和智力障碍（如痴呆、精神发育迟缓）等。评估障碍出现的时间、频率、程度，与其他精神症状的关系。②对健康问题和医院环境的感知，如对自身健康问题的感受如何，能否正确认识自己的疾病，是否对住院、诊断、治疗、护理等有不切实际的期望，是否有角色适应问题等。③人格类型及自我认知，包括患者人格属于什么类型，是否有人格障碍，患病对其人格、自尊、自我概念、自我控制力等方面是否造成影响等。

（2）情绪状态 情感过程包括情绪和情感，如果情感活动规律被破坏，人在认识客观事物的过程中所表现出的某种态度上的紊乱，称为情感障碍。可表现为：①心境障碍，如焦虑、抑郁、恐惧等。②情感异常，即客观刺激引发情感反应的速度、强度、持久性发生异常。如易激惹、情感淡漠、情感爆发等。③情感协调性的异常，即情感体验与个体心理活动或环境不协调，如情感倒错等。评估患者有无情感障碍方面的表现及情感障碍的性质、程度与持续性等。

（3）意志和行为表现 ①意志障碍，即个体的意志在主动性、目的性、协调性上有异常。如病态自信，缺乏主动性、进取性等意志减弱的表现。②了解患者在面对重大问题时通常采用何种解决方式（如忽略、退缩、吵闹、喝酒、药物滥用等行为），评估出现的次数、程度、持续性及效果如何等。

4. 社会功能 患病后有无人际交往、角色功能的不适应；有无自尊、自我概念、自我形象方面的变化，是否有归属和爱及应对无效方面的问题，是否发生信仰改变。

心理护理评估是制订心理护理诊断及心理护理计划的重要依据。在信息采集过程中需要注意：①护士必须具有良好的沟通技巧，注意观察，认真倾听，善于引导，适时鼓励，并以和蔼、诚恳的态度，同情、关怀的心情，心平气和地与患者进行交谈。②通过交谈建立良好的护患关系以取得患者的信任。③保护患者的隐私，尊重其人格、自尊、主观意愿和个人习惯等。④必须以科学的、系统的和量化的方式收集资料，获取的资料必须客观、全面、准确，尽量从患者那里获取第一手资料。

三、心理护理诊断

心理护理诊断是对一个人生命过程中心理、社会、精神、文化方面的健康问题反应的陈述，这些问题属于心理护理职责之内，是能用心理护理方法加以解决的。心理护理诊断是心理护理程序中专业性最强、最具有护理特色的一步。

（一）心理护理诊断的步骤

心理护理诊断一般包括五个步骤：

（1）确定患者主要心理反应的性质，如以焦虑为主，还是以恐惧或忧郁为主；同时确定其心理问题是现存的，还是潜在的。

（2）确定患者主要心理反应的强度，如患者的焦虑是轻度、中度还是重度。

（3）确定导致患者心理反应的主要原因，如疾病认知、社会支持、人格特征或环境影响等。

（4）确定诊断的排序。一个患者可能同时存在几种不同的心理问题或心理障碍，护士首先列出患者的所有心理问题，根据功能范围提出护理诊断，按照心理问题的轻重缓急，以一定的次序排列，优先解决最紧急、最重要的心理问题，然后逐项解决其他心理问题。

（5）形成恰当的心理护理诊断结论。

（二）心理护理诊断的陈述

心理护理诊断应采用现象学的方法加以描述，要做到确切、规范、具体，其内容应从生理性、心理性、社会性多角度考虑。一项心理护理诊断只针对一个心理问题。

（1）心理护理诊断结构　一个完整的心理护理诊断一般包括三部分（PES 公式），即健康问题（problem）、产生问题的原因（etiology）、症状或体征（symptoms or signs）。如恐惧（P）、与身体受到威胁有关（E）、哭泣、逃避（S）。不过，也有将心理护理诊断简化为两部分，即 P+E 或 S+E，如睡眠紊乱（P）、与学习压力有关（E）；失眠（S）、与失去工作有关（E）。

（2）常用的心理护理诊断　目前我国临床常用的九个心理护理诊断有：①无效性否认：是指个体有意或无意地采取了一些无效的否认行为，试图减轻因健康状态改变所产生的焦虑或恐惧。②调节障碍：是指个体处于无意改善和调整其生活方式或行为以适应健康状况的改变。③语言沟通障碍：是指个体在与人交往过程中，使用或理解语言的能力降低或消失。亦即个体表现出不能与他人进行正常的语言交流。④自我形象紊乱：是指个体自身结构、外观、功能的改变，在感受、认知、信念及价值观方面出现健康危机。⑤照顾者角色障碍：是指照顾者在为被照顾者提供照顾的过程中，由于所经受的或可能经受的躯体、情感、社会和（或）经济上的沉重负担状态，照顾者感到难以胜任照顾他人的角色。⑥预感性悲哀：是指个人或家庭在可能发生的丧失（如人物、财务、工作、地位、身体各部分等）出现之前所产生的情感、情绪及行为反应。⑦精神困扰：是指个体的信仰、价值观处于一种紊乱的状态。⑧焦虑：是指患者在面临不够明确的或即将出现的威胁或危险时，所感受到的一种不愉快的情绪体验。⑨恐惧：是指患者面临某种具体而明确的威胁或危险时所产生的一种心理体验。

（3）形成心理护理诊断的要点　在形成心理护理诊断时，必须真正理解每条诊断的含义、该诊断的评估要点、症状或体征及相关因素。以无效性否认为例，①概念：见上文。②评估要点：患者是否存在否认的企图或行为（因缺乏知识而表现的逃避行为除外），了解患者具体否定的问题及否认背景。③症状与体征：如拖延或拒绝接受检查、治疗等；有意忽视某些症状、危险；拒绝谈论疾病带来的痛苦，在谈及时做出摆脱的手势或言论；否认疾病对生活、工作所造成的影响等。④相关因素：与产生否认的特定情境（背景）有关；与感受或观察到的疾病的刺激过量有关；与癌症、艾滋病等恶性疾病有关等。

【知识链接 11-2：无效性否认】

患者李某，男，39 岁。在单位组织的体检中，B 超显示肝脏上有占位，同时甲胎蛋白值高于正常。医生怀疑其有肝癌的可能，建议其做磁共振进一步确诊。李某闻此，立即拒绝，说："这不可能！我从未得过肝炎，身体状况也一直很好，还经常参加单位的足球赛呢，你们的检查一定是弄错了。"经心理护理评估，此患者有拒绝接受检查、有意忽视疾病危险等表现，适合做出无效性否认的心理护理诊断。

四、制订心理护理计划

心理护理计划是针对心理护理诊断制订出解决问题的具体方案和相应的心理护理措施，要求措施依据正确、切实可行，并能体现个体化护理原则，是护士运用专业知识来解决患者心理问题的关键步骤。心理护理计划包括制订切实可行的心理护理目标，选择达到目标的最佳护理措施及评价这些目标是否达到的方法。

（一）明确心理护理的目标

心理护理目标是针对患者的护理诊断，以期通过心理护理使患者的心理状况得以改变，促进身心状态的适宜与和谐。心理护理目标同时也是检验心理护理效果有效性的标准。目标确定的根据是心理护理诊断。目标可以是长期的（一般是 6 个月以上），也可以是中期的（一般是 3~6 个月），还可以是短期的（3 个月以内，一般是数小时或数天）。如疼痛的心理护理，其短期计划就是缓解患者因疾病等引起的疼痛，如采用止痛药物或安慰剂等，每天在什么时候进行，如何进行等。或者采用音乐、暗示等方法，如何实施等。长期目标就是指导患者识别疼痛，并能正确判断疼痛程度、性质，以及如何采用学会的方法来有效缓解疼痛，进行自我护理等。

心理护理目标的书写要求：①目标的确定必须以患者为中心，即描述患者行为、情绪、认知等方面的改变，而不是描述护士的行为。②内容必须是患者心理状况及心理需要，必须有确切、可测量的行为动词，不能使用无法测量的行为动词。③必须有相应的确切时间安排。

（二）选择恰当的护理措施

选择心理护理措施需要注意：

（1）科学性 心理护理措施要求以一定的科学理论为依据，近年来美国护理界提倡心理护理措施最好采用循证护理的方式。

（2）可行性 所选择的护理措施必须在时间、地点、经济、实施的难易度等方面具有可行性。

（3）接受性 心理护理措施必须符合患者的人格、价值观、信仰及文化背景、生活习惯等，才能被患者所接受，也更容易产生效果。

（4）力所能及 在选择心理护理措施时，护士必须拥有该护理措施充分的理论及实践技能，以便更好地实施该项措施，反之，则会使自己及患者感觉紧张或烦恼，加重了患者的心理问题。

以慢性疼痛为例，其相应的心理护理计划和措施是：①适当的镇痛药物；②使慢性疼痛患者转移其注意力，创造积极愉快的环境与情绪；③暗示疗法：良好的暗示可以消除疼痛；④生物反馈疗法和松弛疗法：借助于电子仪器或训练引发松弛反应，以使患者心理得以放松，有助于缓解疼痛。

（三）制订切实可行的心理护理计划

心理护理计划应考虑患者的年龄、性别、病情、对改变目前状况的愿望；尊重患者的风俗习惯、宗教信仰等以取得其合作。当然，为增强计划的可操作性，还应评估可利用资源，包括护士的数量、相关业务水平及掌握技巧情况等。

五、实施心理护理计划

心理护理计划的实施就是通过各种护理活动使心理护理计划付诸实践。通过心理护理计划的实施，使患者能有效地应对疾病，改变影响认知的心态和行为，以及由此引起的各种躯体症状，帮助患者消除心理危机，解除疑虑，坚定信心，使患者主动接受和配合治疗。

心理护理计划的实施，除了正确决策之外，心理护理技巧也起着决定性的作用。在实施心理护理计划中，护士应以患者为中心，建立良好的护患关系。在与患者交谈时，要尊重患者人格，让患者对交谈有思想准备，不感到突然和勉强；要善于运用沟通技巧，鼓励患者多谈，吐露自己的真实想法，使护理更有针对性。在实施过程中，护士还应将每一项结果及反应记录下来，在实施过程中不断修改计划，对计划进行评价，对不合理的计划及时修正。

六、心理护理效果评价

心理护理效果的评价，主要是对已实施的各种心理护理措施是否有效、计划目标是否达到做出客观的估计，以检验原定计划的可行性，为修订心理护理计划提供依据。它是随时发生的、动态的，贯穿于心理护理的全过程，而不要刻板地认为是整个护理程序的最后一个步骤。

效果评价包括两个方面：一是由护士长根据患者的病情来评价：评价护士提出的心理护理诊断是否准确、恰当，制订的措施是否有效，评价患者对心理护理措施的反应，评价护理目标是否在预定期限内实现等。若未达到目标，要帮助护理人员一起分析、调整或修改护理计划，使其更加符合患者的实际情况，达到有效解决患者心理健康问题的目的。二是护士的自我反馈和评价：护士在完成整个心理护理程序后，应从心理社会评估直至效果评价，一步步地进行自我检验。要根据各种记录、患者家属的反应及护士长的评价，写出自我评价，找出原计划及计划实施中尚存在的不足，及时修正计划，更换实施方法。若原制订的计划在效果评价中无效，应重新制订。

七、确定新的方案

指护士经心理护理效果评价，小结前阶段的心理护理实施，并能根据不同结果确定新的方案。如对心理护理后获得最适宜身心状态的患者，可暂时中止其个性化心理护理；对消极情绪状态得以部分改善的患者，应巩固或加强心理护理的效果；对消极心态持续未得到控制的患者，则需再做较深入原因的分析，调整其心理护理的对策。

需要指出的是，对患者实施心理护理的效果，不可能一劳永逸；对患者实施心理护理的过程是动态过程。因此，心理护理的程序是相对的，心理护理的步骤是灵活的，心理护理的过程是循环往复的，心理护理的理论需在临床实践中不断地发展和完善。

第三节 患者的心理评估与干预

本节仅介绍非精神疾病患者心理状态的评估与干预，侧重心理护理的可操作性。

一、患者心理评估的目的

（一）甄别性评估

甄别性评估是指通过评估区分患者心理问题的轻重缓急，为实施心理干预提供依据，特别是在人手少，时间有限的情况下能及时锁定心理护理的重点对象，有针对性地进行心理护理。如对评估为"轻度抑郁或焦虑"的癌症患者，仅需以广义的心理护理应对；对评估为"严重抑郁并有明显自杀倾向"的癌症患者，护士必须给予高度关注和紧密跟踪，施以个体化危机干预。

（二）效用性评估

效用性评估是指比较危机干预前后患者的心理状况，评价已实施干预对策的效果。如对"严重抑郁并有明显自杀倾向"的癌症患者实施一系列心理干预后，患者的心理危机是否得以化解，或者其严重心理失衡是否较干预前有明显改善。通过效用性评估可根据患者的心理动态变化及时调整干预对策，增加心理护理的针对性和有效性。

二、患者心理评估的方法和标准

（一）患者心理状态评估的常用方法

临床常用的心理评估方法有观察法、访谈法和心理测验法等。每种心理评估方法各有其优缺点，在实际操作过程中，应根据患者的实际情况选择适宜的评估方法，综合多种评估手段而不应仅限于心理测评，以便更好地全面评估患者心理状态。

（二）患者心理状态评估的标准

1. 定性评估标准 观察法、访谈法所得患者心理状态的评估结果，一般用"正常与否"等定性术语做结论，属于定性评估。如护士观察到患者紧锁眉心，或失眠辗转反侧，或急促不安，便知患者可能处于身心失衡或发生心理危机；如护士经访谈得知患者有厌世念头，或有对其疾病极度担忧、恐惧等主观体验，便可做出患者陷入不良身心状态等判断。

2. 定量评估标准 量表法属于定量评估。此标准应至少具备以下两个要素：①适用工具，指信度和效度均较高的非精神疾病患者心理状态的评定量表；②适宜标准，即对适用量表建立相应的患者常模。

三、患者心理干预的基本原则

实施心理护理，需要兼顾患者心理的共性规律及个体差异，主要遵循以下两个原则。

（一）对症干预

对患者实施心理干预，需根据患者心理反应的强度区分等级，再决定为解决其问题所需投入的时间、人力和方式等，不可将精力和时间平均分配到每一位患者，否则处于严重心理危机的患者可能因得不到及时有效的心理干预而发生不可挽回的悲剧。

患者心理反应的强度区分等级可借鉴现有的临床分级护理模式（依据患者病情轻重区分护理等级，如特级、一级、二级和三级护理），根据患者身心状态的好、中、差，区分轻重缓急地实施心理干预，如对发生严重抑郁或有强烈自杀意念的患者，相当于基础护理的特级护理或一级护理的对象，除了需要即刻对其实施综合性个性化干预措施外，还必须有专人陪伴，防止其因情绪冲动而发生意外，必要时协助或转介患者接受专业化的心理咨询或心理治疗等；对仅现轻、中度心理偏差的患者，相当于基础护理的二级或三级护理对象，护士可通过与患者交流，倾听其诉说，鼓励其宣泄，为患者提供有力的心理支持，引导患者获得适宜的身心状态。此外，还需要随时掌握患者疾病过程中突发事件对患者身心状态的影响，如病情突变或恶化等多种因素可能使原本处于身心适宜状态的患者产生严重的心理危机。

【知识链接 11-3：心理护理的三个层级】

英国学者尼尔克斯（Nichols）在其主编的《临床心理护理指南》中，将心理护理分为三个层级。一级心理护理：为最基础的心理护理，主要为察觉患者的心理问题，鉴别患者的心理需求，以患者为中心的倾听与交流等。二级心理护理：即干预，是一级心理护理的深入和提高。主要为评估患者的心理状态，并记录下来，给予信息和教育护理、情感护理、咨询护理等。三级心理护理：即心理治疗，指护士凭借自身能力不足以应对那些困扰非常大的患者时，把患者转诊给临床心理医生。护士是一级、二级心理护理的承担者，是三级心理护理的组织者但并不是承担者。在三级心理护理中，要求护士具备发现患者是否有精神症状并及时转诊。

（二）对因干预

患者心理反应的主体原因存在个体差异，心理干预需根据患者心理危机的主要影响因素，因人而异地施以相应对策。如两个接受乳腺癌根治术的患者同样限于严重抑郁的心理危机，其主体原因各有不同。一位年轻患者因其已婚未育而对日后的夫妻相处等家庭生活充满担忧；另一位年长患者平素在家中是贤妻良母，家人对她也比较依赖，术后她为不能再照顾家人而深深自责。此时如果护士能走进两位患者的内心世界了解她们各自心理危机的原因，之后所实施的干预措施才有针对性并行之有效，才可能从根本上帮助患者达成其自身条件下的适宜的身心状态。如针对前者，护士可尝试与其丈夫沟通，告知他的态度对患者术后康复的重要性，帮助患者获得其丈夫的社会支持，同时鼓励患者对其丈夫表达自己的情感依赖等；针对后者，可提示患者现在最重要的是为早日回归家庭而养精蓄锐，伤口愈合、体力恢复后，她仍然可以回归其家庭的重要角色。

四、患者心理的主要影响因素

了解患者心理的主要影响因素如同临床疾病的病因分析，可减少护士自行评估的主观性和盲目性，有利于护士在有限时间内有的放矢地对患者进行针对性的心理干预，增强心理护理的有效性和科学性。

（一）疾病认知

由于缺乏疾病的基本常识或接受片面、有误的信息及疾病本身具有诸多不确定性，患者会倾向于对疾病或诊疗过程做出威胁性评价，出现如过度担心预后、惧怕诊疗手段、难以承受疾病诊治过程中可能出现的不良反应等心理反应。疾病认知不当会直接影响患者内心感受和行为，也是造成患者心理问题的根源所在。患者主要的心理问题是对疾病的焦虑，如患者在手术前担心麻醉意外，紧张得一夜睡不好觉，"万一发生在我身上怎么办，再也看不到女儿了……"

（二）人格特征

不同人格特征的患者其心理状态和行为模式也各有不同，如一位患急性粒细胞白血病的患者，凭借良好的心理素质（人格特质）顽强地与恶疾抗争 15 年，重返岗位，把不可能变成可能，创造了生命的奇迹；但也有患者偶染微恙便愁眉不展。具有神经症型或偏执型人格特征的患者，容易出现焦虑、抑郁等心理问题；外向、开朗的患者较容易调整自己的心态，积极面对疾病。护士可以根据患者的人格特征，选择适宜的心理护理手段，并帮助患者意识到自己的心理问题与人格特征的关系。

（三）社会支持

社会支持包括患者亲友、领导、同事对其的关心程度，家庭经济状况、就医的经济来源等。良好的社会支持可缓解患者的心理压力，增加患者战胜疾病的信心。相反，社会支持不足或匮乏不仅不能缓解患者的心理压力，还会使患者产生较多的负性情绪，降低战胜疾病的信心，有的甚至放弃治疗。

（四）就医环境

就医环境包括物理环境和人文环境，且后者对患者影响较大。物理环境如床位的整洁、病房的安静等。人文环境如医护服务质量、医护人员对患者的态度、患者间的关系等。良好的就医环境可减少患者产生负性情绪，反之亦然。

五、患者心理护理的相关技术

借鉴英国学者尼尔克斯（Nichols）主编的《临床心理护理指南》，结合我国临床心理护理的背景和需求，以下侧重介绍较具普适性、可操作性强、为广大护士所熟悉易掌握的干预策略。

（一）心理咨询与心理治疗的相关技术

本教材"第十章心理咨询与心理治疗"已详尽地阐述了心理咨询与心理治疗的相关技术，其中可操作性强、护士熟悉易掌握的技术有解释技术、理性情绪心理疗法、放松技术、系统脱敏技术等。

（二）信息支持

信息匮乏或错误可引起患者对其症状、身体不适或疼痛的错误认识，浪费心理护理的时间和资源，影响患者身心状态。借助信息支持的心理护理，是向患者提供信息，可以促进患者产生符合现实的期望值；减少患者因不了解而产生恐惧、压力和疑惑；引导患者有效地参与治疗和自护。

雷诺兹（Reynolds）等曾采访 67 位癌症晚期患者，发现 91% 的患者希望得到有关诊断的详细信息，92% 的患者希望得到症状的有关信息，88% 的患者想了解预后信息，97% 的患者希望得到治疗和副作用的相关信息。

1. 提供"专业化"信息的关键　主要包括：①适当的时间、地点；②患者已准备好接收信息，且处于适当的情绪状态；③患者真正希望获得的信息。

2. 提供信息支持的要点　①保证信息完整无缺，使患者完整、准确地接收护士传递的信息；②保证信息正确可靠。

3. 提供信息的操作步骤　包括初始核对（initial check）、信息交流（information exchange）、最终的准确性核对（final accuracy check）、反应（reactions），简称 IIFAR 方案。①初始核对，包括患者的认知和情感状态、是否适合接收信息、患者已经具有哪些信息、所需信息的复杂水平；②信息交流，包括将信息打包再间断地进行提问、运用图标和笔记帮助患者记忆信息、核查患者是否存在信息量过大与理解困难；③最终的准确性核对，包括要求患者用自己的话概述信息、核对信息准确性、如果有必要将再次传递信息；④反应，指核对患者对信息的认知、情感反应。

（三）情感支持

情感支持指帮助患者度过情感困苦的时期，如应对损失和悲伤、平息愤怒、应对恐惧和焦虑。情感支持的实施步骤如下。

1. 情感支持的开始　情感支持是针对那些真正需要的患者及家属，总是以鼓励开始，且只有当事人意识到有此需要，并接受鼓励时方可继续。

2. 营造安全情境并允许情绪和情感表达　理想的情感支持情境需要医护人员经过认真思考、精心设计。具体方法为：①选择合适的环境，环境应是可以谈论隐私的、小的、舒适的场所，可以让患者感觉安全，不受监督和打扰，如门上有"使用中"的标志等。②限制参与者，除了医护人员与患者，尽可能限制其他人参与。③缩小社交隔阂，实施者与患者应尽早熟悉，开始以称呼名字的形式谈话等。护患间的间隔以护士觉得合适时可拉起患者的一只手为宜。④明确、自然地接受患者的个人情感，以促使护患得以安全的交流，不让患者觉得其"情感受阻"或不被倾听，不约束患者想要谈论的事情和想要表达的情感。

3. 倾听并易化情感过程　护士应以随和的心态倾听患者情感的倾诉，并给予支持与尊重，鼓励患者参与沟通，从而促进患者更容易地确认和表达自己的情感，增加其情感的满足。

4. 共情　护士有时通过直觉便可获得并未被患者直接告知的某些情感，这种良好的"共情"能力，可帮助患者保持安全感并乐意维持交流关系的深度，促进护患的继续对话。

5. 给予支持　情感支持所包含的技巧，其效果是使寻求情感支持的患者获得一种排遣孤独、从烦恼的情感压力或情形中获得释放的感觉。如患者说："谈话后，我有一种意想不到的轻松感。"

6. 约束情感支持的会谈　最好一开始就让患者注意到时间有限，并营造轻松的会谈氛围。如有时患者讲述些沮丧或烦恼之事，会谈氛围可能会随其情绪改变，护士需要立刻用几分钟将其带回原来的氛围，尽可能给患者留下愉悦的结束印象。在结束时，护士可向患者简单核实会谈后的感觉，并酌情安排下一次接触的方式。

【复习思考题】

1. 简述心理护理的基本要素。
2. 简述心理护理的原则。

3. 简述临床心理护理的实施程序。
4. 简述患者心理状态评估的标准。
5. 简述患者心理干预的基本原则。

教材目录（第一批）

注：凡标☆号者为"核心示范教材"。

（一）中医学类专业

序号	书 名	主 编		主编所在单位	
1	中国医学史	郭宏伟	徐江雁	黑龙江中医药大学	河南中医药大学
2	医古文	王育林	李亚军	北京中医药大学	陕西中医药大学
3	大学语文	黄作阵		北京中医药大学	
4	中医基础理论☆	郑洪新	杨 柱	辽宁中医药大学	贵州中医药大学
5	中医诊断学☆	李灿东	方朝义	福建中医药大学	河北中医学院
6	中药学☆	钟赣生	杨柏灿	北京中医药大学	上海中医药大学
7	方剂学☆	李 冀	左铮云	黑龙江中医药大学	江西中医药大学
8	内经选读☆	翟双庆	黎敬波	北京中医药大学	广州中医药大学
9	伤寒论选读☆	王庆国	周春祥	北京中医药大学	南京中医药大学
10	金匮要略☆	范永升	姜德友	浙江中医药大学	黑龙江中医药大学
11	温病学☆	谷晓红	马 健	北京中医药大学	南京中医药大学
12	中医内科学☆	吴勉华	石 岩	南京中医药大学	辽宁中医药大学
13	中医外科学☆	陈红风		上海中医药大学	
14	中医妇科学☆	冯晓玲	张婷婷	黑龙江中医药大学	上海中医药大学
15	中医儿科学☆	赵 霞	李新民	南京中医药大学	天津中医药大学
16	中医骨伤科学☆	黄桂成	王拥军	南京中医药大学	上海中医药大学
17	中医眼科学	彭清华		湖南中医药大学	
18	中医耳鼻咽喉科学	刘 蓬		广州中医药大学	
19	中医急诊学☆	刘清泉	方邦江	首都医科大学	上海中医药大学
20	中医各家学说☆	尚 力	戴 铭	上海中医药大学	广西中医药大学
21	针灸学☆	梁繁荣	王 华	成都中医药大学	湖北中医药大学
22	推拿学☆	房 敏	王金贵	上海中医药大学	天津中医药大学
23	中医养生学	马烈光	章德林	成都中医药大学	江西中医药大学
24	中医药膳学	谢梦洲	朱天民	湖南中医药大学	成都中医药大学
25	中医食疗学	施洪飞	方 泓	南京中医药大学	上海中医药大学
26	中医气功学	章文春	魏玉龙	江西中医药大学	北京中医药大学
27	细胞生物学	赵宗江	高碧珍	北京中医药大学	福建中医药大学

序号	书　名	主　编		主编所在单位	
28	人体解剖学	邵水金		上海中医药大学	
29	组织学与胚胎学	周忠光	汪　涛	黑龙江中医药大学	天津中医药大学
30	生物化学	唐炳华		北京中医药大学	
31	生理学	赵铁建	朱大诚	广西中医药大学	江西中医药大学
32	病理学	刘春英	高维娟	辽宁中医药大学	河北中医学院
33	免疫学基础与病原生物学	袁嘉丽	刘永琦	云南中医药大学	甘肃中医药大学
34	预防医学	史周华		山东中医药大学	
35	药理学	张硕峰	方晓艳	北京中医药大学	河南中医药大学
36	诊断学	詹华奎		成都中医药大学	
37	医学影像学	侯　键	许茂盛	成都中医药大学	浙江中医药大学
38	内科学	潘　涛	戴爱国	南京中医药大学	湖南中医药大学
39	外科学	谢建兴		广州中医药大学	
40	中西医文献检索	林丹红	孙　玲	福建中医药大学	湖北中医药大学
41	中医疫病学	张伯礼	吕文亮	天津中医药大学	湖北中医药大学
42	中医文化学	张其成	臧守虎	北京中医药大学	山东中医药大学

（二）针灸推拿学专业

序号	书　名	主　编		主编所在单位	
43	局部解剖学	姜国华	李义凯	黑龙江中医药大学	南方医科大学
44	经络腧穴学☆	沈雪勇	刘存志	上海中医药大学	北京中医药大学
45	刺法灸法学☆	王富春	岳增辉	长春中医药大学	湖南中医药大学
46	针灸治疗学☆	高树中	冀来喜	山东中医药大学	山西中医药大学
47	各家针灸学说	高希言	王　威	河南中医药大学	辽宁中医药大学
48	针灸医籍选读	常小荣	张建斌	湖南中医药大学	南京中医药大学
49	实验针灸学	郭　义		天津中医药大学	
50	推拿手法学☆	周运峰		河南中医药大学	
51	推拿功法学☆	吕立江		浙江中医药大学	
52	推拿治疗学☆	井夫杰	杨永刚	山东中医药大学	长春中医药大学
53	小儿推拿学	刘明军	邰先桃	长春中医药大学	云南中医药大学

（三）中西医临床医学专业

序号	书　名	主　编		主编所在单位	
54	中外医学史	王振国	徐建云	山东中医药大学	南京中医药大学
55	中西医结合内科学	陈志强	杨文明	河北中医学院	安徽中医药大学
56	中西医结合外科学	何清湖		湖南中医药大学	
57	中西医结合妇产科学	杜惠兰		河北中医学院	
58	中西医结合儿科学	王雪峰	郑　健	辽宁中医药大学	福建中医药大学
59	中西医结合骨伤科学	詹红生	刘　军	上海中医药大学	广州中医药大学
60	中西医结合眼科学	段俊国	毕宏生	成都中医药大学	山东中医药大学
61	中西医结合耳鼻咽喉科学	张勤修	陈文勇	成都中医药大学	广州中医药大学
62	中西医结合口腔科学	谭　劲		湖南中医药大学	

（四）中药学类专业

序号	书 名	主 编		主编所在单位	
63	中医学基础	陈 晶	程海波	黑龙江中医药大学	南京中医药大学
64	高等数学	李秀昌	邵建华	长春中医药大学	上海中医药大学
65	中医药统计学	何 雁		江西中医药大学	
66	物理学	章新友	侯俊玲	江西中医药大学	北京中医药大学
67	无机化学	杨怀霞	吴培云	河南中医药大学	安徽中医药大学
68	有机化学	林 辉		广州中医药大学	
69	分析化学（上）（化学分析）	张 凌		江西中医药大学	
70	分析化学（下）（仪器分析）	王淑美		广东药科大学	
71	物理化学	刘 雄	王颖莉	甘肃中医药大学	山西中医药大学
72	临床中药学☆	周祯祥	唐德才	湖北中医药大学	南京中医药大学
73	方剂学	贾 波	许二平	成都中医药大学	河南中医药大学
74	中药药剂学☆	杨 明		江西中医药大学	
75	中药鉴定学☆	康廷国	闫永红	辽宁中医药大学	北京中医药大学
76	中药药理学☆	彭 成		成都中医药大学	
77	中药拉丁语	李 峰	马 琳	山东中医药大学	天津中医药大学
78	药用植物学☆	刘春生	谷 巍	北京中医药大学	南京中医药大学
79	中药炮制学☆	钟凌云		江西中医药大学	
80	中药分析学☆	梁生旺	张 彤	广东药科大学	上海中医药大学
81	中药化学☆	匡海学	冯卫生	黑龙江中医药大学	河南中医药大学
82	中药制药工程原理与设备	周长征		山东中医药大学	
83	药事管理学☆	刘红宁		江西中医药大学	
84	本草典籍选读	彭代银	陈仁寿	安徽中医药大学	南京中医药大学
85	中药制药分离工程	朱卫丰		江西中医药大学	
86	中药制药设备与车间设计	李 正		天津中医药大学	
87	药用植物栽培学	张永清		山东中医药大学	
88	中药资源学	马云桐		成都中医药大学	
89	中药产品与开发	孟宪生		辽宁中医药大学	
90	中药加工与炮制学	王秋红		广东药科大学	
91	人体形态学	武煜明	游言文	云南中医药大学	河南中医药大学
92	生理学基础	于远望		陕西中医药大学	
93	病理学基础	王 谦		北京中医药大学	

（五）护理学专业

序号	书 名	主 编		主编所在单位	
94	中医护理学基础	徐桂华	胡 慧	南京中医药大学	湖北中医药大学
95	护理学导论	穆 欣	马小琴	黑龙江中医药大学	浙江中医药大学
96	护理学基础	杨巧菊		河南中医药大学	
97	护理专业英语	刘红霞	刘 娅	北京中医药大学	湖北中医药大学
98	护理美学	余雨枫		成都中医药大学	
99	健康评估	阚丽君	张玉芳	黑龙江中医药大学	山东中医药大学

序号	书 名	主 编		主编所在单位	
100	护理心理学	郝玉芳		北京中医药大学	
101	护理伦理学	崔瑞兰		山东中医药大学	
102	内科护理学	陈 燕	孙志岭	湖南中医药大学	南京中医药大学
103	外科护理学	陆静波	蔡恩丽	上海中医药大学	云南中医药大学
104	妇产科护理学	冯 进	王丽芹	湖南中医药大学	黑龙江中医药大学
105	儿科护理学	肖洪玲	陈偶英	安徽中医药大学	湖南中医药大学
106	五官科护理学	喻京生		湖南中医药大学	
107	老年护理学	王 燕	高 静	天津中医药大学	成都中医药大学
108	急救护理学	吕 静	卢根娣	长春中医药大学	上海中医药大学
109	康复护理学	陈锦秀	汤继芹	福建中医药大学	山东中医药大学
110	社区护理学	沈翠珍	王诗源	浙江中医药大学	山东中医药大学
111	中医临床护理学	裘秀月	刘建军	浙江中医药大学	江西中医药大学
112	护理管理学	全小明	柏亚妹	广州中医药大学	南京中医药大学
113	医学营养学	聂 宏	李艳玲	黑龙江中医药大学	天津中医药大学

（六）公共课

序号	书 名	主 编		主编所在单位	
114	中医学概论	储全根	胡志希	安徽中医药大学	湖南中医药大学
115	传统体育	吴志坤	邵玉萍	上海中医药大学	湖北中医药大学
116	科研思路与方法	刘 涛	商洪才	南京中医药大学	北京中医药大学

（七）中医骨伤科学专业

序号	书 名	主 编		主编所在单位	
117	中医骨伤科学基础	李 楠	李 刚	福建中医药大学	山东中医药大学
118	骨伤解剖学	侯德才	姜国华	辽宁中医药大学	黑龙江中医药大学
119	骨伤影像学	栾金红	郭会利	黑龙江中医药大学	河南中医药大学洛阳平乐正骨学院
120	中医正骨学	冷向阳	马 勇	长春中医药大学	南京中医药大学
121	中医筋伤学	周红海	于 栋	广西中医药大学	北京中医药大学
122	中医骨病学	徐展望	郑福增	山东中医药大学	河南中医药大学
123	创伤急救学	毕荣修	李无阴	山东中医药大学	河南中医药大学洛阳平乐正骨学院
124	骨伤手术学	童培建	曾意荣	浙江中医药大学	广州中医药大学

（八）中医养生学专业

序号	书 名	主 编		主编所在单位	
125	中医养生文献学	蒋力生	王 平	江西中医药大学	湖北中医药大学
126	中医治未病学概论	陈涤平		南京中医药大学	